国家出版基金项目
NATIONAL PUBLICATION FOUNDATION

中医历代名家学术研究丛书

主编 潘桂娟

Academic Research Series of Famous
Doctors of Traditional Chinese
Medicine through the Ages

"十三五"国家重点图书出版规划项目

相宏杰
闫石 编著

陈自明

U0335415

全国百佳图书出版单位
中国中医药出版社
·北 京·

图书在版编目（CIP）数据

中医历代名家学术研究丛书.陈自明/潘桂娟主编；
相宏杰，闫石编著.—北京：中国中医药出版社，
2021.9
ISBN 978-7-5132-1654-8

Ⅰ.①中…　Ⅱ.①潘…　②相…　③闫…　Ⅲ.①中医学
—临床医学—经验—中国—宋代　Ⅳ.① R249.1

中国版本图书馆 CIP 数据核字（2013）第 293774 号

中国中医药出版社出版

北京经济技术开发区科创十三街 31 号院二区 8 号楼
邮政编码　100176
传真　010 64405721
山东润声印务有限公司印刷
各地新华书店经销

开本 880×1230　1/32　印张 8　字数 207 千字
2021 年 9 月第 1 版　2021 年 9 月第 1 次印刷
书号　ISBN 978-7-5132-1654-8

定价　58.00 元
网址　www.cptcm.com

服 务 热 线　010-64405720
购 书 热 线　010-89535836
侵 权 打 假　010-64405753

微信服务号　zgzyycbs
微商城网址　https://kdt.im/LIdUGr
官 方 微 博　http://e.weibo.com/cptcm
天猫旗舰店网址　https://zgzyycbs.tmall.com

如有印装质量问题请与本社出版部联系（010 64405510）

项目来源及国家重点图书出版计划

2005 年度国家 "973" 计划课题 "中医理论体系框架结构与内涵研究"（编号：2005CB532503）

2009 年度科技部基础性工作专项重点项目 "中医药古籍与方志的文献整理"（编号：2009FY120300）子课题 "古代医家学术思想与诊疗经验研究"

2013 年度国家 "973" 计划项目 "中医理论体系框架结构研究"（编号：2013CB532000）

国家中医药管理局重点研究室 "中医理论体系结构与内涵研究室" 建设规划

"十三五" 国家重点图书、音像、电子出版物出版规划（医药卫生）

2021 年度国家出版基金资助项目

中医理论肇始于《黄帝内经》《难经》，本草学探源于《神农本草经》，辨证论治及方剂学发轫于《伤寒杂病论》。在此基础上，历代医家结合自身的思考与实践，提出独具特色的真知灼见，不断革故鼎新，充实完善，使得中医药学具有系统的知识体系结构、丰富的原创理论内涵、显著的临床诊治疗效、深邃的中国哲学背景和特有的话语表达方式。历代医家本身就是"活"的学术载体，他们刻意研精，探微索隐，华叶递荣，日新其用。因此，中医药学发展的历史进程，始终呈现出一派继承不泥古、发扬不离宗的繁荣景象。

中国中医科学院中医基础理论研究所，自 2008 年起相继依托 2005 年国家"973"计划课题"中医学理论体系框架结构与内涵研究"、2009 年科技部基础性工作专项重点项目"中医药古籍与方志的文献整理"子课题"古代医家学术思想与诊疗经验研究"、2013 年国家"973"计划项目"中医理论体系框架结构研究"，以及国家中医药管理局重点研究室（中医理论体系结构与内涵研究室）建设规划，联合北京中医药大学等 16 所高等院校及科研和医疗机构的专家、学者，选取历代具有代表性或学术特色突出的医家，系统地阐释与解析其学术思想和诊疗经验，旨在发掘与传承、丰富与完善中医理论，为提升中医师临床实践能力和水平提供参考和借鉴。本套丛书即是此系列研究阶段性成果总结而成。

综观历史，凡能称之为"大医"者，大都博览群书，学问淹博赅洽，集百家之言，成一家之长。因此，我们以每位医家独立成书，尽可能尊重原著，进行总结、提炼和阐发。本丛书的另一个特点是，将医家特色学术观点与临床实践相印证，尽可能选择一些典型医案，用以说明理论的实践价值，便于临床施用。本丛书列选《"十三五"国家重点图书、音像、电子出版物出版规划》"医药卫生"类项目，收载民国及以前共 102 名医家。第一批 61 个分册，已于 2017 年出版。第二批 41 个分册，申报 2021 年国家出版基金项目已获批准，出版在即。

丛书各分册作者，有中医基础和临床学科的资深专家、国家及行业重点学科带头人，也有中青年骨干教师、科研人员和临床医师中的学术骨干，来自全国高等中医药院校、科研机构和临床单位。从学科分布来看，涉及中医基础理论、中医各家学说、中医医史文献、中医经典及中医临床基础、中医临床各学科。全体作者以对中医药事业的拳拳之心，共同努力和无私奉献，历经数年成就了这份艰巨的工作，以实际行动切实履行了"继承好、发展好、利用好"中医药的重大使命。

在完成上述科研项目及丛书撰写、统稿与审订的过程中，研究团队暨编委会和审订委员会全体成员，精益求精之心始终如一。在上述科研项目负责人、丛书总主编、中国中医科学院中医基础理论研究所潘桂娟研究员主持下，由常务副主编陈曦副研究员、张宇鹏副研究员及各分题负责人——翟双庆教授、钱会南教授、刘桂荣教授、郑洪新教授、邢玉瑞教授、马淑然教授、文颖娟教授、陆翔教授、杨卫彬研究员、崔为教授、江泳教授、柳亚平副教授、王静波副教授等，以及医史文献专家张效霞教授，分别承担或参与了团队的组织和协调，课题任务书和丛书编写体例的起草、修订和具体组织实施，各单位课题研究任务的落实和分册文稿编写和审订等工作。编委会多次组织工作会议和继续教育项目培训，推进编撰工作进度，确保书稿撰写规范，并组织有关专家对初稿进行审订；最终，由总主编与常务副主编对丛书各分册进行复审、修订和统稿，并与全体作者充分交流，对各分册内容加以补充完善，而始得告成。

2016 年 3 月，国家中医药管理局颁布《关于加强中医理论传承创新的若干意见》，指出要"加强对传承脉络清晰、理论特色鲜明的古代医家的学术思想研究"。2017 年 1 月，国务院颁布《中医药发展战略规划纲要（2016—2030 年）》，强调"全面系统继承历代各家学术理论、流派及学说"。上述项目研究及丛书的编写，是研究团队对国家层面"遵循中医药发展规律，传承精华，守正创新"号召的积极响应，体现了当代中医人敢于担当的勇气和矢志不渝的追求！通过此项全国协作的系统工程，凝聚了中医医史、文献、理论、临床研究的专门人才，培育了一支专业化的学术队伍。

在此衷心感谢中国中医科学院及其所属中医基础理论研究所、中医药信息研究所、研究生院，以及北京中医药大学、陕西中医药大学、山东中医药大学、云南中医药大学、安徽中医药大学、辽宁中医药大学、浙江中医药大学、成都中医药大学、湖南中医药大学、长春中医药大学、黑龙江中医药大学、南京中医药大学、河北中医学院、贵州中医药大学、中日友好医院等16家科研、教学和医疗单位对此项工作的大力支持！衷心感谢中国中医科学院余瀛鳌研究员、姚乃礼主任医师、曹洪欣教授与北京中医药大学严季澜教授，在项目实施和本丛书出版过程中给予的悉心指导与支持！衷心感谢中国中医药出版社有关领导及华中健编辑、芮立新编辑、伊丽萦编辑、鄢洁编辑及丛书编校人员的辛勤付出！

在本丛书即将付梓之际，全体作者感慨万千！希望广大读者透过本丛书，能够概要纵览中医药学术发展之历史脉络，撷取中医理论之精华，承绪千载临床之经验，为中医药学术的振兴和人类卫生保健事业做出应有的贡献！

由于种种原因，书中难免有疏漏之处，敬请读者不吝批评指正，以促进本丛书的不断修订和完善，共同推进中医历代名家学术的继承与发扬！

《中医历代名家学术研究丛书》编委会

2021年3月

凡
例

一、本套丛书选取的医家，为历代具有代表性或特色思想与临床经验者，包括汉代至晋唐医家 6 名，宋金元医家 19 名，明代医家 24 名，清代医家 46 名，民国医家 7 名，总计 102 名。每位医家独立成册，旨在对医家学术思想与诊疗经验等内容进行较为详尽的总结阐发，并进行精要论述。

二、丛书的编写，本着历史、文献、理论研究有机结合的原则，全面解读、系统梳理和深入研究医家原著，适当参考古今有关该医家的各类文献资料，对医家学术思想和诊疗经验，加以发掘、梳理、提炼、升华、概括，将其中具有理论意义、实践价值的独特内容阐发出来。

三、丛书在总体框架上，要求结构合理、层次清晰；在内容阐述上，要求概念正确，表述规范，持论公允，论证充分，观点明确，言之有据；在分册体量上，鉴于每个医家的具体情况不同，总体要求控制在 10 万字～20 万字。

四、丛书的每一分册的正文结构，分为"生平概述""著作简介""学术思想""临证经验"与"后世影响"五个独立的内容范畴。各分册将拟论述的内容按照逻辑与次序，分门别类地纳入以上五个内容范畴之中。

五、"生平概述"部分，主要包括医家姓名字号、生卒年代、籍贯等基本信息，时代背景、从医经历以及相关问题的考辨等。

六、"著作简介"部分，逐一介绍医家的著作名称（包括现存、已经亡佚又经后人辑复的著作）、卷数、成书年代、主要内容、学术价值等。

七、"学术思想"部分，分为"学术渊源"与"学术特色"两部分进行论述。前者重在阐述医家之家传、师承、私淑（中医经典或前代医家思想对其影响）关系，重点发掘医家学术思想的历史传承与学术渊源；后者主要从独特学术见解、学术成就、学术特点等方面，总结医家的主要学术思想特色。

八、"临证经验"部分，重点考察和论述医家学术著作中的医案、医论、医话，并有选择地收集历代杂文笔记、地方志等材料，从中提炼整理医家临床诊疗的思路与特色，发掘、总结其独到的诊治方法。此外，还根据医家不同情况，以适当方式选录部分反映医家学术思想与临证特色的医案。

九、"后世影响"部分，主要包括"学术影响与历代评价""学派传承（学术传承）""后世发挥"和"国外流传"等内容。其中，对医家的总体评价，重视和体现学术界共识和主流观点，在此基础上，有理有据地阐明新见解。

十、附以"参考文献"，标示引用著作名称及版本。同时，分册编写过程中涉及的期刊与学位论文，以及未经引用但能体现一定研究水准的期刊与学位论文也一并列出，以充分体现对该医家研究的整体状况。

十一、附以丛书全部医家名录，依照时间先后排列，以便查验。

十二、丛书正文标点符号使用，依据《中华人民共和国国家标准标点符号用法》（GB/T 15834—2011）。医家原书中出现的俗字、异体字等一律改为简化正体字，个别不能对应简化字的繁体字酌予保留。

《中医历代名家学术研究丛书》编委会

2021 年 3 月

内容提要

陈自明，字良甫，晚号药隐老人。生于南宋绍兴元年（1190），卒于咸淳七年（1271）之后。宋代临川（今江西抚州）人，妇产科、外科名家。陈自明倾毕生之精力，潜心钻研妇产科及外科病证诊治；集宋以前之大成并附个人临证经验及家传经验方，编著《妇人大全良方》《外科精要》《管见大全良方》。其学术思想特点，如在妇科方面，提出"妇人以血为基本"，妇人病治以"补""通"为法；在外科方面，强调"毒邪致病，气血壅滞，热毒内发"的发病观，倡导整体论治、内外合治等。陈自明的学术思想，对后世产生了深远的影响。本书内容包括陈自明的生平概述、著作简介、学术思想、临证经验、后世影响。

陈自明，字良甫，晚号药隐老人。生于南宋绍兴元年（1190），卒于咸淳七年（1271）之后。宋代临川（今江西抚州）人，妇产科、外科名家。陈自明倾毕生之精力，潜心钻研妇产科及外科病证诊治；集宋以前之大成，并附个人临证经验及家传经验方，编著《妇人大全良方》《外科精要》《管见大全良方》。其中，《妇人大全良方》和《外科精要》两书广为流传，是中医妇产科学、外科学的奠基之作，为后世许多医家参考和借鉴。其学术思想特点，如：在妇科方面，提出"妇人以血为基本"，妇人病治以"补""通"为法；在外科方面，强调"毒邪致病，气血壅滞，热毒内发"的发病观，倡导整体论治、内外合治等。陈自明的学术思想，对后世产生了深远的影响。

现代以来关于陈自明的学术研讨论文，经检索中国知网（CNKI）和万方数据库，自 1955 年至 2015 年间，与陈自明及其著作相关的所有论文，共计 241 篇。其中，密切相关的期刊论文有 96 篇；相关硕士学位论文有 3 篇，分别为：《陈自明对张仲景妇科诊治思想之继承与发展》《〈妇人大全良方〉方药运用规律研究》《陈自明论治闭经特色及用药规律研究》。上述论文的内容涉及以下几个方面：陈自明生平事迹考证和著作版本流传；妇产科与外科临证经验探讨；陈自明所创方剂及用药特点探讨；优生优育思想、针灸学术经验探讨等。目前，尚未见系统整理、研究和总结陈自明学术成就和学术特点的著作。本次整理研究，通过论述陈自明的生平、著作、学术渊源、学术特点等，阐明其学术思想的形成、发展及主要理论特点；并结合文献学、统计学等多种方法，系统整理、提炼其临证经验，以期为临床工作者提供参考和借鉴，开阔视野和思路。

《妇人大全良方》和《外科精要》是陈自明的主要学术著作，体现了其主要学术成就和特点。因此，我们以这两部著作为研究对象，仔细研读，方论结合，通过对其所收录方剂的归纳和分析，挖掘其辨证论治的规律，提炼其学术特点，旨在为临床工作者提供参考。在妇产科方面，陈自明提出"妇人以血为基本"的体质说，从经、孕、产、乳等方面充分论证了这一观点；提出"妇人阴血亏虚"的发病特点，并指出"妇人血亏易郁""妇人产后多虚与瘀"的病变基础；在治疗上，提出"男子调其气，女子调其血"，治疗妇人病以"补""通"为纲法；治妇人病重视调理气血，同时重视脾胃、固护冲任；用药偏温，喜用风性药，通过临床验证，收集妇人病"通用方"；胎教方面，提出"外象内感"说，强调"逐月养胎"。在外科方面，陈自明提出"毒邪致病，气血壅滞，热毒内发"的外科发病观，倡导整体论治、内外合治，重视健运脾胃，顾护心气以防危证，重视灸法，善用香药等。陈自明对宋代以前妇产科学和外科学做了全面而系统的总结，大大丰富了这两门学科的内容，为中医妇产科学和外科学的发展奠定了基础，并促进了中医相关学科的发展。

本书编写所依据的陈自明著作版本：《妇人大全良方》，为台湾商务印书馆1986年影印文渊阁《四库全书》本；《外科精要》，为人民卫生出版社2007年出版的《医方类聚》本。

在本书的编写过程中，得到了刘桂荣教授的悉心指导，同时，得到了王军山同学、辛宁同学和王新彦博士等的大力帮助，一并在此表示衷心的感谢！

衷心感谢参考文献的作者以及支持本项研究的各位同仁！

山东省千佛山医院　相宏杰

山东东阿阿胶健康管理连锁有限公司　闫石

2021 年 4 月

目录

陈白明

生平概述

陈自明，字良甫，晚号药隐老人。生于南宋绍兴元年（1190），卒于咸淳七年（1271）之后。宋代临川（今江西抚州）人，妇产科、外科名家。陈自明倾毕生之精力，潜心钻研妇产科及外科病证诊治；集宋以前之大成，并附个人临证经验及家传经验方，编著《妇人大全良方》《外科精要》《管见大全良方》。其学术思想特点，在妇科方面，提出"妇人以血为基本"，妇人病治以"补""通"为法；在外科方面，强调"毒邪致病，气血壅滞，热毒内发"的发病观，倡导整体论治、内外合治。陈自明的学术思想，对后世产生了深远的影响。

一、时代背景

江西省临川县，隶属于旴江流域（今江西抚州地区）。据考证，该地名医辈出，数以百计闻名于世的杰出医学家皆出于此，从而形成了独特的"旴江医学"群体。被誉为江西历史十大名医的陈自明、危亦林、龚廷贤、李梴、龚居中、黄宫绣、谢星焕等名家，有七家出自旴江。旴江医学理论丰富，著作丰硕，中医专科特色鲜明，自宋至民国的千年历史中，有传略可考的医家多达二百五十余人，医学著作达一百余种，在中医史上留下了灿烂的一页。"旴江医学"的特点：医学人物众多，医学理论渊博，实践经验丰富；著作涉及《内经》《伤寒论》《金匮要略》、本草学，以及内、外、妇、儿、骨伤、五官科等临床医学各个方面，且卷帙浩繁，博大精深；传统中药炮制技术独具特色等。旴江流域堪称"名医之乡"。

"旴江医学"的形成与其历史背景密不可分。旴江流域土地肥沃、物产丰富、经济发达、交通便利、信息畅达、尚学重教等特有的条件和风俗，造就了名贤辈出的"人才之乡"，孕育了一代代杏林英杰。盱江流域名贤辈出，灿若群星，彪炳史册的著名人物数以千计。这种良好的教育、文化背景，加之便利的交通，有利于医学信息的流通和医药人才的交流；又有一大批儒家学子弃文从医，使得众多医家的文化知识水平得到了较大的提升，也使医学知识得到了更好的传播，为中医学术的发展奠定了良好的基础。

二、生平纪略

陈自明为江西十大名医之首，"盱江医学"代表人物之一。陈自明出生在江西省临川县一个世医之家，其祖父、父亲均为当地名医。除继承家传医疗技艺和良方外，他广泛搜集方书，仔细研读，善于吸收众家之长，最终成为通晓内、外、妇、儿各科的名家，尤其擅长妇科和外科。陈自明于嘉熙元年（1237）任建康府明道书院医谕（教授）；景定癸亥（1263）时任宝唐习医。陈自明既是一位学识渊博的书院教授，又是一位游历甚广的临床大家。

陈自明家藏医书甚多。在家庭的熏陶下，他自幼喜爱医学，且勤奋好学，初问世时即才华毕露。据《续名医类案》记载：郑虎卿之妻妊娠四五个月，每到中午就"惨戚悲伤，泪下数次"，延请诸医治疗，总是无效。郑虎卿也"惶惶无计"，不知如何是好。年仅14岁的陈自明听到后，便托人转告郑氏说："先人曾说此症，名曰脏躁悲伤，非大枣汤不愈。"郑虎卿借阅方书，结果"对症施药，一投而愈"。陈自明对妇产科和外科进行了专门研究，医术大大超过了他的先辈。尤其是妇科疾病，经他治疗无不奇效。如毗陵有一贵宦之妻，患小便不通，经众医按淋病治之不效。陈自明诊后谓之血瘕，投以桃仁煎，二便下血而愈。又如，一妇人患腹内结块，久治不消，经其诊后投予神仙追毒丸一粒即愈。又有族子妇患腹内结块如杯，遍请京中名医均未奏效。其诊后亦谓之血瘕，投黑神丸三粒，结块尽消，终身不复发。可见其医术之精。

陈自明认为，"医之术难，医妇人尤难"，特别是"医产中数体，则又险而难"（《妇人大全良方·自序》）。他指出前代对妇产科研究者，代不乏人，但其书大都内容简略，"纲领散漫而无统，节目谆略而未备"（《妇人大全良方·自序》），加之药品不全，常使医生临证时无方可据。而出现这种情况，正是缺乏系统的妇产科全书的缘故。他认为，"世无难治之病，有不善治之医；药无难代之品，有不善代之人"（《妇人大全良方·自序》）。因此，他决心编纂一部书，来补其偏而会其全，聚于散而敛于约。他反复钻研《内经》《诸病源候论》诸书，寻求立论的依据，同时走遍东南各地，所至之处必尽索方书以观。闲暇时，则闭关净室，反复研究，采摭诸家之善，补家学之不足。他参阅三十多部妇产科医书，并附以家传经验方，再结合自己的临证体会，于南宋嘉熙元年（1237）著成《妇人大全良方》。

陈自明有感于"凡痈疽之疾，比他病最酷，圣人推为杂病之先"，而当时形势却是"盖医者少有精妙能究方论者，闻读其书，又不能探赜索隐，及至临病之际，仓卒之间，无非对病阅方，遍试诸药"（《外科精要·序》），晚年他又专于外科，在近代名医李嗣之、伍起予、曾孚先辈编集的"上古得效方论要诀"的基础上，于景定四年（1263）著成《外科精要》。该书切合临床实用，正如该书自序中所言："庶几览者，如指诸掌……使临病之际，便有所主。"

如前所述，陈自明所处的环境为其研习医学、著书立说提供了便利条件。据不完全统计，在《妇人大全良方》中所引用的方书达六十多种。在当时条件下，能收集到如此众多的方书实属不易。他在集方编书过程中始终把方药的临床疗效放在首位。正如其在《妇人大全良方·自序》中所说：

"药不惟其贵贱，惟其效……庶几病者随索随见，随试随愈。"这也遵循了张仲景"勤求古训，博采众方"的治学原则。

陈自明幼承家学，一生博览群书，对内、外、妇、儿均有涉猎。妇科方面，他提出"妇人以血为基本"的体质说，妇人阴血亏虚的发病特点，并指出"妇人血亏易郁"，"产后多虚与瘀"。因此，在治疗上宜"男子调其气，女子调其血"，治病重视调理气血，重视脾胃、固护冲任，用药偏温。外科方面，他提出"毒邪致病，气血壅滞，热毒内发"的发病观，倡导整体论治，健运脾胃，顾护心气以防危证等。他对宋代以前妇产科学和外科学做了全面而系统的总结，大大丰富了这两门学科的内容，为中医妇产科学和外科学的发展奠定了基础，促进了中医学的发展，在中国医学史上占有重要的地位。

陈白明

著作简介

陈自明的传世著作，按成书顺序分别为《妇人大全良方》《外科精要》《管见大全良方》。兹简要介绍如下：

一、《妇人大全良方》

《妇人大全良方》，共计 24 卷，成书于南宋嘉熙元年（1237）。书分 8 门，前 3 门（调经、众疾、求嗣）是妇科，后 5 门（胎教、妊娠、坐月、产难、产后）是产科。编排体系是：门下设论，论后附方。全书共计 272 论。调经门计 20 论，分别叙述月经生理和病证，对各种月经病提出了治疗法则和选用方药。众疾门共 91 论，论述常见妇科病，如阴肿、阴痒、阴中生疮等。求嗣门共 10 论，讨论受胎时间、不育原因等。胎教门共 8 论，论述各期胎儿的发育状况。妊娠门 56 论，论述了早期妊娠的诊断方法、妊娠禁忌药物、妊娠疾病证治等。坐月门有 10 论，论述临产注意事宜。产难门 7 论，论述难产及其处理方法。产后门 70 论，记述了产褥期护理及分娩后所患各种疾病的处理方法。

该书是对前人成就及临床经验的总结，内容丰富，形成了完整的体系，学术价值和实用价值很高，可以说是中国第一部完善的妇产科专著。《四库全书总目提要》谓："自明采摘诸家，提纲挈领，对妇科证治详悉无遗。"《妇人大全良方》的流传，为促进中医妇产科学的发展做出了重要的贡献。

明清时期的许多妇产科名著，如王肯堂的《女科准绳》，武之望的《济阴纲目》，傅山的《傅青主女科》等，大多参考《妇人大全良方》。明代薛己还将此书加以校注，并收入《薛氏医案》之中。此书对后世妇产科学的发展影响很大，至今还是我们学习中医妇产科学的重要参考书。

版本情况：《妇人大全良方》成书迄今，各种版本现知有 30 余种。现今所存的各个版本，大致不出三个源流系统。一是陈氏原刊本系统：既知在原刊基础上有两种复刊本行世，一为朝鲜刊活字本，一为元代书坊勤有堂刊本（国内今存最早者即是此种）。属于此系统的还有《四库全书》本（系自元勤有堂本抄录）、日本文化年间（1805）抄本两种，分别为十册和八册，于清末为著名藏书家杨守敬由日本购回，今亦藏于国家图书馆。二是熊氏补遗本系统：明代医家熊宗立曾将此书重加校刊，保持了陈氏原书的体例，仅对个别章节的文句有所更动；而将自己新增的方论冠以"补遗"之名置于各篇节之末；并将原书卷二十四"拾遗方"编为五篇，立为"拾遗门"；书名亦改作《妇人良方补遗大全》。此本初刊于明正统五年（1440）的鳌峰熊氏刻本，以及明正德四年（1509）的陈氏存德堂刻本（今国家图书馆藏一部，题作《新刊类校妇人良方补遗大全》）。三是薛氏校注本系统：明代著名医家薛己对此书再予整理后，于嘉靖丁未年（1547）撰成《校注妇人大全良方》。此本虽全书卷数未变，但无论在体例上还是内容上，均与陈氏原著有了相当大的出入，以至其后不久，王肯堂就有"薛氏一切以己意芟除变乱，使古方自此湮没"的批评；《四库全书提要》亦评曰"明薛己医案曾以己意删订，附入治验，自为一书"。上述所有版本中，元勤有书堂刻本，系《妇人大全良方》各刊本中未经后人删补，论述全面，最能反映陈自明著作原貌的早期善本之一。

二、《外科精要》

《外科精要》，共计 3 卷，60 篇，刊于南宋景定癸亥年（1263），是陈自明在李嗣之、伍起予及曾孚先等医家的外科学著作基础上，进一步补充整理而成。该书对痈疽疮疡的病因病机、病证诊断、鉴别以及治疗方法等做了重点论述。并强调外科用药应根据脏腑经络虚实因证施治，不可拘泥热毒内攻之说而专用寒凉克伐之剂。这种见解在当时有独到之处，对后世也很有影响。朱丹溪为之作《发挥》，熊宗立为之作《补遗》，薛立斋又为之作《校注》，对其所论整体疗法非常赞赏，并将此书予以增损补注，收入《薛氏医案》之中。可见该书在外科发展史上占有一定地位。

版本情况：《外科精要》撰成后，未详当时是否刊行。后元代朱震亨在此书基础上撰成《外科精要发挥》，今已失传。明代熊宗立对该书进行了校正补订，并增加了"补遗"一卷，即《外科精要附遗》，此书除明天顺甲申年（1464）种德堂原刻本外，尚有明正德戊辰年（1508）叶玄昊重刊本。现尚存明刻残卷。明代薛己于嘉靖丁未年（1547）全面删节和改编了陈书，在原论篇后添加了自己的按语及治验案例，并在书末增附"疮疡隐括关键处治之法"的"附录"一卷。日本医官津轻健寿（意伯）誊写过录，并以熊氏、薛氏注本、《医方类聚》辑本及"鹿门望氏之旧藏"韩本参校后，于日本宽政丁巳年（1797）付梓刊行。此本于中国中医科学院图书馆有藏，堪称研究陈氏《外科精要》一书的最佳版本。

三、《管见大全良方》

《管见大全良方》，又名《新编备急管见大全良方》，共计10卷，另有诊脉要诀1卷。该书刊于咸淳辛未年（1271）。陈自明在自序中言及"盖念医书繁多，非行李所得尽载，逆旅仓遽，与医药或不相乎，见知者传录之"，于是就《局方》撮要编撰而成。亦即，此书系辑取《局方》的成方编撰而成。此书内容，首为诊脉部位图及脉诀大要，后列诸风、伤寒、痰饮、咳嗽、脚气、暑、湿、疟疾、瘴疫等32类各科病证的治疗方剂。每类病证，先论病机及辨证，次述治法。但书中的治疗部分，只有治疗方剂或成药的名称，并无具体处方。因此，该书可以作为一部简明实用的临床手册式方书。

版本情况：日本丹波元胤的《中国医籍考》卷四十九《方论》载："［陈氏（自明）管见大全良方］:《医藏目录》，十卷。未见……按是书论方，散见于《医方类聚》各证门。惜其非完璧矣。"后世研究者多据此认为此书已无单行本传世。据新版《中医图书联合目录》查证，国家图书馆和福建省图书馆尚存有此书的清代抄本。中国中医科学院图书馆藏有国图抄本的缩微胶卷。此本首尾完整，可称善本。

陈自明

学术思想

一、学术渊源

陈自明出生于江西省临川县一个世医之家，其祖父、父亲均为当地名医，自幼跟随父祖辈习医，深得家传。

综观陈自明编著的所有书籍，可以发现其学术思想深受《黄帝内经》（以下简称《内经》）《诸病源候论》《备急千金要方》（以下简称《千金方》）《太平惠民和剂局方》（以下简称《局方》）《太平圣惠方》等著作的影响。在《妇人大全良方》诸篇篇首之论中，大部分的理论借鉴于《诸病源候论》。比较二者内容发现：《妇人大全良方》272 论中，有 56 论与《诸病源候论》所述观点相同，但更为简明。王肯堂在评价陈自明的著作时，即指出"其论多采巢氏《病源》"。此外，其著作中所引《内经》原文众多。其处方用药，多遵从于《局方》和《太平圣惠方》。这两部著作都是官修方书，由政府颁布天下，作为教科书使用，因此在宋代影响巨大。陈自明生活在这个时代，并且在建康府的明道书院任医学教谕（教授），因此他的处方用药思路也深受这两部方书的影响，这在他的论述和方药中都有所体现。他在选择方药时十分推崇《局方》，正如其在《管见大全良方》自序中所说："处药之妙盖莫如《和剂》者。朝廷行用此方，上而近御，下而拯救生民，其剂量斟酌、轻重多少之节，不知经几有学识前辈投辩商订，然后试之而辄效，用之而无弊。"陈自明自幼习医，广泛阅读海内古今医书，踪迹落东南半天下，经他反复参验，认为"此方包罗搜叙，所谓博而论诸约者"（《管见大全良方·序》），可见其对《局方》的推崇。

通过《外科精要》自序可以看出，陈自明在外科方面的学术思想主要受名医李嗣之、伍起予等影响而成。他采集了众多医家的观点，把诸多观点分门别类加以总结，反复应用于临床加以验证，积累了丰富的临证经验，最终形成了自己独特的学术思想。

陈自明在妇产科、外科方面的学术成就，对后世有相当大的影响。明代医学家对他有高度的评价。如王肯堂说："《良方》出而闺阃之调将大备矣！"王肯堂的一部《女科准绳》，十分之六七取材于《妇人大全良方》。薛己则认为，陈自明的《外科精要》"诚有以发《内经》之微旨，殆亘古今所未尝道及者"。明清两代妇科著作，如萧赓六《女科经纶》、武之望《济阴纲目》，无一不以陈自明的著作为依据。此外，他在写作《妇人大全良方》过程中，引用不少古代医著内容，其中有些已为佚书，如《梅师方》《救急方》《必效方》《斗门方》《古今录验》《小品方》等，为后世保存了宝贵的资料，这是陈自明在文献学上所做的贡献，值得重视。

陈自明一生博览群书，对内、外、妇、儿均有涉猎。然而，"医之术难，医妇人尤难，医产中数体，则又险而难"（《妇人大全良方·自序》），"痈疽之疾，比他病最酷，圣人推为杂病之先"（《外科精要·序》）。因此，陈自明尽毕生精力，潜心钻研妇产科及外科病证诊治，并附个人临证经验及家传经验方，汇编成书，即《妇人大全良方》和《外科精要》。两书蕴涵了陈自明的主要学术思想、诊疗经验及特色。

二、学术特色

（一）妇产科学术特色

宋代以前，妇科及产科学术和经验均有一定的积累和发展，如甲骨文中有关于生育的卜辞；《史记·扁鹊仓公列传》载扁鹊过邯郸时曾为"带下医"；《内经》中有涉及妇女生理及疾病的片段材料；汉代张仲景《金匮要略》中已有关于妇女疾病的专篇；唐代孙思邈的《千金方》将"妇人篇"列于卷首，同时代还有昝殷的《经效产宝》一书。至宋代，陆续出现了一些产科专书，如李师圣《产育宝庆集》、朱端章《卫生家宝产科备要》等。已有的这些文献，或只有片段的治疗经验，失之过简；或是散乱而缺少系统，妇、产科分离。对此，陈自明评之曰："纲领散漫而无统，节目谆略而未备。医者尽于简易，不能深求遍览。"（《妇人大全良方·自序》）妇产科作为一门学科，尚缺乏系统化、专门化的著作。为此，陈自明遍习古代医著，加之个人临证经验，总结了宋代以前妇产科的成就，著成《妇人大全良方》，从而使我国古代的妇产科成为一门系统化的专科。陈自明成为我国妇产科学的主要奠基人之一。

《妇人大全良方》是陈自明妇产科学术思想的重要载体，在中医学术发展史上，尤其是妇产科发展史上具有重要的地位。其主要特色如下：

1. "妇人以血为基本"的体质特点

《妇人大全良方·卷一·〈产宝方〉序论》中提到："气血，人之神也，不可不谨调护。然妇人以血为基本，气血宣行，其神自清。"陈自明明确提出了"妇人以血为基本"的体质特点。

（1）何谓体质学说

体质学说是中医基本理论的一个重要组成部分，其内涵包括个体生命过程中，在先天遗传和后天获得的基础上表现的形态结构、生理机能和心理状态方面，综合的、相对稳定的特质；它反映在生命过程的某些形态特征和生理特性方面，对自然社会环境的适应能力方面，以及发病过程中对某些致病因素的易罹性和病理过程中疾病发展的倾向性方面。

体质的形成与很多因素有关，分为先天因素和后天因素。其中，先天因素对体质起决定性作用，后天因素如地理环境及气候因素、饮食、性别、年龄、劳逸、房事等则对体质产生影响，可以使体质发生变化。由此可知，先天因素决定了后天体质的形成，而后天因素又对先天体质产生着重要的影响，有时还可以改变先天的体质。因此，我们可以通过对体质的研究，为疾病的治疗和预防提供方法和思路。

（2）妇人以血为基本

"妇人以血为基本"的思想源于《内经》，由陈自明正式提出。他认为，女子为阴，其先天因素和特殊的生理特点决定了"妇人以血为基本"的体质特点。这一体质特点由先天因素决定，并受后天因素影响。

①先天因素：人之成形，来自父母之精血，子女的体质禀受于父母。因此，父母体质强弱，直接影响子女的体质。陈自明曰："父少母老，产女必羸；母壮父衰，生男必弱。"由此可见，子女的体质与父母体质强弱关系密切。正如《肘后备急方》所说："男从父气，女从母气。"母女同为女性，故均具有阴性特点，"阳精先入，阴血后参，精开裹血，血入居本，而女形成矣"（《妇人大全良方·卷十·受形篇》）。妇人在先天上禀赋于母血，血为妇人形成之根基，先天因素决定了"妇人以血为基本"的体质特点。

②后天因素：女子一生要经历经、孕、产、乳等不同生理阶段，各个阶段皆以阴血为基础；同时，经、孕、产、乳的各个过程无不消耗阴血。如《灵枢·五音五味》云："今妇人之生，有余于气，不足于血，以其数脱血也。"明确揭示了"妇人以血为本"的生理特点和"气有余，血不足"的病机特点，明确了女子与血、气的密切关系。因此，女子各生理阶段的身体状况，直接影响着阴血的荣亏，后天因素亦促成了"妇人以血为基本"的体质特点。

月经期：《素问·上古天真论》提出，女子"二七而天癸至，任脉通，太冲脉盛，月事以时下"。《妇人大全良方·卷一·精血篇》中指出："女子为阴，阴中必有阳，阳中之数七，故一七而阴血升，二七而阴血溢。"由此可见，女子月事按时而下是以阴血充足为前提的；而阴血按时而下，势必导致女性机体常处于血虚的状态。

妊娠期：妇女怀孕之后，阴血下聚胞宫以养胎，对于其他脏腑来说，阴血相对亏虚、供养相对减少，而使机体处于相对血虚的状态。

产后期：在妇女生产过程中，易伤气耗血。妇人在产后期，机体多处于气血亏虚的体质状态；气血亏虚，则血行不畅，产后妇人体内瘀血不能及时排出体外，则易导致"瘀血不去，新血不生"，进一步加重阴血的亏虚。正因如此，陈自明非常重视产后调护。

哺乳期：乳汁是由气血所化生，"心主于血，上为乳汁，下为月水也"（《妇人大全良方·卷一·室女月水不通方论》）。因此，妇女在哺乳期间，继续消耗阴血以哺乳，从而导致产后妇女常处于阴血亏虚状态。

综上所述，女性属阴属血的体质特点，由先天因素决定，所谓"体有刚柔，脉有强弱，气有多寡，血有盛衰，皆一定而不易也"（《妇人大全良方·卷一·凝形殊禀章》）；女性后天阶段特有的经、孕、产、乳等生理变化，进一步促成了妇人阴血易亏的体质。二者共同决定了"妇人以血为基本"的体质特点。

（3）妇人血亏易郁

喜、怒、忧、思、悲、恐、惊等情志变化，是以人体阴血为物质基础的。阴血充足，则情志变化作为一种生理现象，是人们正常的情感表达；阴血亏虚，则易导致情志失常。此时的情志变化，将作为一种致病因素，影响到人们的身体健康，尤其对女性影响更大。情志失调，气机失常，则可导致多种妇科疾病，包括月经不调、经行腹痛、经闭不行、经行乳胀、经行烦躁、经行失眠、崩漏、带下、妊娠腹痛、滞产、乳汁不行、恶露不下、不孕等。妇人的情志变化波动较大，情志因素易影响女性的健康，这与"妇人以血为基本"的体质特点有着密切的关系。

阴血亏虚不能涵养肝体，肝体阴而用阳，肝体失养则肝用失常，多表现为肝失疏泄而气机郁滞，或疏泄太过而烦躁、易怒，恼怒则肝气、肝阳亢盛，从而导致气滞血瘀、阴虚阳亢的状态。妇人忧愁思虑过度则伤心脾，心主血，脾统血，且脾为气血生化之源，心脾伤则阴血化生乏源。因此，情志变化可导致妇人之血得不到正常、及时地补充而形成血虚的状态。

（4）产后多虚与瘀

妇人在生产过程中损伤阴血，血为气之母，气随血脱，血虚气亦虚。气虚无力行血则气滞血瘀，血虚无以荣养筋脉则血虚致瘀。因此，妇人产后以虚、瘀为特点。陈自明认为气血亏虚、瘀血停滞是产后病的基本病机。如"心主身之血脉。因产伤耗血脉，心气虚则败血停积，上干于心"（《妇人大全良方·卷十九·产后乍见鬼神方论》），则见心烦，卧起不安，乍见鬼神，言语颠错等。因此，陈自明把祛瘀生新作为产后调护的主要方法，产后即服黑神散（熟干地黄、蒲黄、当归、干姜、桂心、芍药、甘草、黑豆、酒、童便）以祛瘀生新，瘀去之后根据气血盛衰以圆散之药调理。

由于产后多虚与瘀，即使没有任何不适症状，也一定要注意产后调护，如"产后血气不通，当时不甚觉，如在产出血少，皆成癥结"（《妇人大全良方·卷十八·产后通用方论》）。可见，掌握了妇人产后的体质特点，才能更好地预防和治疗疾病，做到"未病先防"或"已病防变"。

（5）治女子病，宜调其血

在"妇人以血为基本"思想指导下，陈自明治疗众多妇人病常从血证立法和处方用药，指出："大率治病，先论其所主。男子调其气，女子调其血。气血，人之神也，不可不谨调护。然妇人以血为基本，气血宣行，其神自清。"（《妇人大全良方·卷一·产宝方序论》）

①养血和血为基础

陈自明认为人体血气调和，风寒暑湿不能为害；若劳伤气血，则风冷乘虚而干之。因此，《妇人大全良方·卷二·通用方序论》所收录的方剂，大多为调血之剂。其中最具代表性的即加减四物汤与佛手散。他在论述加减四物汤的运用时指出："自皇朝以来，名医于此四物中增损品味随意，虚实寒燠，无不得其效者。"正因为四物汤具有养血和血之效，在治疗妇人病时常作为基本方，根据病情变化而随证加减应用。例如治疗血虚寒凝证，去地黄阴柔之性，加温热之干姜，使血得温则行，瘀得温则消。治疗痛经之瘀血证，则加大活血化瘀力度，并配伍温阳药以助血运行。鉴于妇人多虚瘀的体质特点，他常用当归、桂心等甘温之品以补血活血、温经通脉。通观《妇人大全良方》，陈自明运用四物汤加减化裁，治疗众多妇人疾病且疗效显著，进一步验证了"妇人以血为基本"理论的重要性。

②调脾胃以生血

脾胃健运是阴血化生充足的前提。若脾胃运化失常，则气血化生乏源而见月水不通、血枯等病证。陈自明指出"胃气虚，不能消化水谷，使津液不生血气"（《妇人大全良方·卷一·月水不通方论》）为其病机，对此类病证，"但服健脾胃、滋气血之药自然通行"（《妇人大全良方·卷二十二·产后月水不通方论》），因此，健运脾胃为主要治法。例如：选用《梅师方》治疗月水不通，只用厚朴（姜汁炙香）一味，即通过厚朴调理脾胃气机从而恢复脾胃的运化功能，达到化生气血的目的。女子月经不行，伴胸膈满闷、身体麻木等症时用茅香饮子治疗。方中半夏、陈皮、厚朴、苍术，以健脾行气、燥湿化痰；藿香、麦芽，芳香醒脾、祛湿化浊；配伍牡丹皮、当归、赤芍药，以清热养血活血。健脾药与养血药配伍，此方正体现了健运脾胃以生血的治疗原则。治疗阴气衰弱，血枯不荣，月事不来时，应用磁石圆（磁石、白茯苓、炮附子、干地黄、人参、当归），方中即用人参、白茯苓补脾胃，当归、地黄养血活血以生血。以上方剂的配伍特点，均体现了陈自明重视调理脾胃以生血的治疗思想。

③固冲任以养血

"冲为血海，任主胞胎。"陈自明认为，肾气强盛，冲任二脉气血调和，月水才能按时而来，妊娠期间才有充足的气血滋养胞胎。而各种致病因素损伤冲任二脉，精血不足，胞脉失养，则月水不通、月水不利、月水不断、崩中漏下、胎动不安、妊娠胎漏下血等病证随之而来。因此，陈自明在治疗上述疾病时，强调要固护冲任以养精血。常用的药物，如阿胶、熟地黄、乌贼骨，这三味均善于补血养阴、固护冲任。《珍珠囊》中论熟地黄曰："大补血虚不足，通血脉，益气力。"《本草纲目》论阿胶曰："和血滋阴。"《本草纲目》论乌贼骨曰："故诸血病皆治之。"由此可知，通过固护冲任以养血，顺应了"妇人以血为基本"的体质特点。

综上，陈自明提出的"妇人以血为基本"的体质特点，体现在妇人的整个生理和疾病治疗过程中，对妇人病的预防和调护有着重要的指导意义。也正因为抓住了妇人的体质特点，陈自明才能够释理通达、疗效突出。

2. 妇人阴血亏虚的发病特点

妇人以血为本，因其具有经、孕、产、乳等特殊的生理阶段，阴血常处于亏虚状态，正气亏虚，无力御邪，则易致邪气侵袭。在各种致病因素中，陈自明尤其重视风邪致病，指出风邪常兼夹他邪致病，如寒邪、湿邪等。

（1）妇人阴血易亏难复

陈自明认为："夫人之生，以气血为本。人之病，未有不伤其气血者也。"（《妇人大全良方·卷一·室女经闭成劳方论》）大部分妇人疾病的发生都与劳伤阴血密切相关。例如：在调经门中，月水不调、月水不通、月水行或不行心腹刺痛、月水不断、暴崩下血不止等月经病，均提到以"劳伤气血"为病变基础。"月者，以月至，经者，有常也。其来不可过与不及、多与少，反此皆谓之病。不行尤甚，百疾生焉。"（《妇人大全良方·卷一·〈养生必用〉论经病》）由此可知，阴血充足则妇人月经正常；反之，则疾病丛生。在"众疾门"中，妇人中风、妇人体痛、妇人头眩等疾病，以及"产后门"和"妊娠门"中的众多疾病，均与劳伤阴血关系密切。由此可知，体质虚弱、阴血亏虚，是妇人病产生的主要原因。

①体弱脏虚，损伤阴血

陈自明认为，在妇人内伤病因中，劳伤气血是关键的致病因素。妇人的生理特点决定了其经血应按时而来，每次经血来潮都消耗一定量的阴血。对于健康人来说，这种损伤可以通过自身调节而修复，使阴血得到及时补充。但对于禀赋不足，脏腑亏虚或月经不调、阴血消耗过多者，其本身气血化生不足，自身调节功能差，加上经、孕、胎、产和哺乳等劳伤气血的因素，进一步加重阴血亏虚；或内伤情志损伤肝脾，则精血更难以恢复。众多以血亏为基础的疾病接踵而来。

②内伤阴血，损及冲任

陈自明认识到，劳伤气血导致机体虚弱、气血亏虚，直接影响冲任二脉和手太阳、手少阴经的充盈，而冲任二脉和手太阳、手少阴之经的气血又与妇人的乳汁和月经息息相关。冲脉为总领诸经气血之要冲，能调节十二经气血；任脉具有妊育胎儿的作用。若气血不足，冲任二脉得不到充盈，月经不调、经闭、不孕、胎动不安等病症即随之而来。

综上所述，妇人疾病与气血损伤密切相关，陈自明尤其重视血的损伤。他认为："气血，人之神也，不可不谨调护。然妇人以血为基本，气血宣行，其神自清。"这种认识与《内经》理论是一致的，如《灵枢·五音五味》曰："妇人之生，有余于气，不足于血，以其数脱血故也。"

（2）风冷邪气乘袭

《妇人大全良方·卷三·妇人贼风偏枯方论》中，引王子亨所言："舟行于水，人处于风。"可见"风"无处不在。"风是四时八方之气，常以冬至之日自坎而起"（《妇人大全良方·卷三·妇人中风方论》)，若风按其时气而来，为六气之一，主长养万物；若不按时气而来，即非其时有其气，或来势峻烈，超出人体自身调节的范畴，则称为虚风，为六邪之首，贼害万物。由此可见，风之与人，犹如水之与舟，水能泛舟而亦能覆舟，风能养体而亦能害体。因此，人体正气亏虚，则"虚风中于人"，正说明了"船漏水入，体漏风伤"的道理。因此，在论述妇人病病因时，陈自明尤其重视风邪致病。《素问·生气通天论》曰："风者，百病之始也。"亦指出了风性开泄，寒、湿等邪气常乘虚而入的致病机理。

陈自明论述妇人疾病时，大多数病证都提到了与风邪的密切关系。例如在"调经门"中提到："凡此（月经）之时，中风则病风，感冷则病冷，久而不愈，变证百出，不可言者。"又云："风冷之邪伤其经血，血性得温则宣流，得寒则涩闭。既为风冷所搏，血结于内，故令月水不通也。"此即指明了风冷之邪侵袭机体，寒性凝滞，阻滞气血运行，从而导致月经病。在"妊娠门"中提到"夫四时八方之气，为风也"，"若不从其乡来者，名为虚邪，贼害万物，人体虚则中之"，"若风邪客于皮肤，入于经络，即顽痹不仁。若入于筋脉，夹寒则挛急㖞僻，夹温则弛纵。若入脏腑，则恍惚惊悸"。由此可见，妊娠期间，阴血内聚养胎，卫外之气相对不足，风邪作祟，可导致多种疾病。陈自明还指出了妊娠中风若不及早治疗，可导致堕胎的严重后果。在"产后门"中还提出："产后中风，由产伤动血气，劳损脏腑未平复，起早劳动，气虚而风邪气乘虚伤之，故中风。"可见，经、孕、产、乳等各阶段对气血的过度损耗，均成为风邪伤人的重要发病基础。

（3）正虚邪袭则发病

疾病的发生，取决于正邪两方面。陈自明尤重视风邪致病。

首先，风邪致病与妇人阴血亏虚的体质特点有关。"正气存内，邪不可干"，妇人经、孕、产、乳等生理阶段导致妇人阴血相对不足。而气血为机体抗御外邪的基础，阴血虚则阳易动，血虚易生风。"邪之所凑，其气必虚"，内外邪气相引，妇人阴血亏虚的体质特点为邪气的入侵提供了条件。

其次，风邪致病与其所处的气候环境有关。江西处于南岭以北，长江以南，纬度偏低，春季天气易变，春夏之交梅雨连绵；冬季受冷高压影响，偏北风阴冷潮湿。这种地理气候极易感受风邪。陈自明善于博采众方，其所收集的方剂中有大量方剂是针对风冷邪气致病而设的，可能与前述气候环境有密切关系，也因此形成了他在外感邪气中尤为重视风冷邪气的特点。

3. 以"补""通"为治病纲法

汗、吐、下、和、清、温、消、补八法，为中医治病的经典之法，为纲法。而每个纲法又细分有具体的治法，如补法分为补阴、补阳、补气、补血、气血双补等不同方法。

陈自明提出"妇人以血为基本"的体质说，妇人以血为基本，其经、带、胎、产、乳均以阴血为物质基础，其功能正常与否无不与血的盛衰畅滞有关。血气和调，任通冲盛，胞宫藏泄适度，血脉流通，则百病不生；反之，则诸病生焉。故妇科各种病证，常属阴血亏虚和血脉不通证。风寒外袭、情志不畅、饮食不节、劳损过度，均可导致血行不畅，凝滞于脉道，或体内留有离经之血未能及时消散等，亦可形成瘀血。气血不足，血不能充盈脉道，气不能推血运行，导致脉络不通，亦形成瘀血。因此，陈自明针对妇科常见病证，将"补"和"通"作为妇科治病纲法。

"补"法，以补气血、补肝肾、滋阴、壮阳为主，其目的在于使气血、经脉、阴阳，得以协调、通达，即以"补"为"通"。"通"法，在八法之外，却时刻蕴涵于八法之中。通法是针对不通而设。从狭义上看，通法仅指下法，使积滞得通；从广义上讲，通法则包括理气、活血、解郁、散寒、通阳等多种治法。临床上凡属不通之证，均以通为法。因此，陈自明在运用通法时常与益气、温阳、滋阴、养血等方法同用，即体现了以补为通，通补兼施的治病思路。

陈自明治疗月经病，如经行腹痛、崩漏、月经不调、经行乳胀等，均以补益气血佐以温经通络、行气散结之药，通补兼施；治疗不孕症，则以补肾精配伍通胞脉之品；治产后病，以补气血配伍活血、祛瘀、通络之药；治妇科杂病，如痢疾、痛证、咳嗽、腹泻等，均以益气固本之品配伍行气止痛、降气化痰、疏风散寒之药，以恢复气血、阴阳之调畅。上述治法均体现了陈自明"以补为通，通补兼施"的治病思路。

4.调气血，运脾胃，固冲任为根本

基于对妇人体质特点和妇人病病因病机的认识，陈自明逐渐形成了治疗妇科疾病的辨证论治体系，其治疗妇科疾病总的原则是：气血同调，重视脾胃，固护冲任。

（1）重视调理气血

陈自明认为，"妇人以血为基本"，而血的生成和运行又与气密不可分，因此，他非常重视调理气血。气能生血、气能行血，根据气与血的关系，陈自明常用调和气血的方法，包括益气生血、行气活血等。

①益气生血

统计《妇人大全良方》方药可知，治疗血虚性疾病时，常用的益气养血组合有：人参、当归、川芎；当归、白芍、桂心；当归、黄芪；当归、川芎、白术。在补血养血时，他并非单纯补益，而是通过配伍达到补中有泻、静中有动的效果。如在补血养血药中适当配伍行气活血药。在补血药中，当归的使用频次最高。当归不但能补血，还能活血，一药而兼二性，静中有动。《景岳全书·本草正》曰："当归，其味甘而重，故专能补血；其气轻而辛，故又能行血；补中有动，行中有补，诚血中之气药，亦血中之圣药也。大约佐之以补则补，故能养营养血，补气生精，安五脏，强形体，益神志，凡有形虚损之病，无所不宜。"《汤液本草》曰："当归，入手少阴，以其心主血也；入足太阴，以其脾裹血也；入足厥阴，以其肝藏血也。"另

外，陈自明认为："妇人之病，皆见手少阴、太阳之经而候之。"（《妇人大全良方·卷二·博济方论》）因此，他所选择的药物也多入手少阴心经，而当归亦入心经，甚合妇人病证。

运用养血活血法时，他常用的药物组合有：当归、川芎；当归、赤芍；当归、延胡索、桂心（延胡索散）；当归、川芎、桂心（香桂散）；当归、赤芍、丹皮。除此之外，他常选用的活血药物还有桃仁、红花、泽兰、丹参、没药等。如在《妇人大全良方·卷十八·产后血晕方论》中，他认为，产后血晕是由于败血流入肝经，导致肝经气血运行不畅，因而出现头晕目眩、眼见黑花、不能起坐、甚则不省人事等，治疗上常用清魂散（泽兰叶、人参、荆芥、川芎）以温酒调下，独行散（五灵脂）以温酒调下，红蓝花酒（红花）等。在产后通用方中，他选用桃仁煎（仅桃仁一味药）、四味汤（当归、延胡索、血竭、没药）治疗妇人产后各种疾病。综上可见，陈自明应用的活血药物药性比较平和，很少有过于峻猛的破血药。因为"妇人以血为基本"，破血药作用过于峻猛容易耗伤气血，对妇人也是一种潜在的损伤，故当慎重使用。

②行气活血

在运用养血活血药物时，陈自明常配伍行气药。常用的行气药物有枳壳、桔梗、木香、陈皮、枳实、厚朴等。这些行气药，多入脾、胃、大肠经，以调理中焦气机为主要作用。中焦是人体气机升降之枢纽，中焦气机升降有序则全身气机顺畅，气血运行如常，人体才能处于气血调和、阴平阳秘的状态。如:《妇人大全良方·卷一·崩中漏下生死脉方论》中，治疗血海久虚经候不利，多发刺痛，四肢困烦时，应用沉香牡丹圆（丹皮、赤芍、当归、川芎、桂心、黄芪、人参、木香、枳壳、制厚朴等）。此方在益气养血的基础上，加用了行气的木香、枳壳、厚朴，全方补而不滞，气血顺畅，从而达到益气养血止痛的目的。

陈自明补血不忘行气，他多用当归、川芎、白芍、黄芪、人参、桂心等益气生血、调畅气机，使气旺血行。如在《妇人大全良方·卷十八·产后不语方论》中，治疗产后血虚，停积败血蒙闭心窍，导致神志不清时，应用七珍散。方中以人参、石菖蒲、生地黄、川芎四味药，益气活血、开窍醒神。产后气血损伤，阴阳不和，败血停留体内，"入于阳则热，入于阴则寒"，表现为乍寒乍热，陈自明用增损四物汤方（人参、当归、芍药、川芎、干姜、甘草）治疗。该方能补益气血、调和阴阳，阴阳协调则寒热往来之症状自除。在《妇人大全良方·卷二十一·产后风虚劳冷方论》中，治疗产后体虚，感受风邪，羸瘦劳弱，肌肉不长时，以黄芪、当归、芍药、人参、桂心、甘草、川芎、生姜、大枣等组方。此方取黄芪、人参、甘草、大枣以益气健脾，滋血之化源；以当归、芍药滋阴养血；川芎、桂心，以辛温发表、祛风通络。治疗妇科杂病，用补中圆（川芎、白芍药、黄芪、当归、人参、陈皮、白术、地黄）以益气生血、理气活血，此方为调和气血之典范。由上可知，调和气血是陈自明治疗妇人病最常用的方法。

（2）重视脾胃，诸脏同调

①重视健运脾胃

脾胃为气血生化之源，脾胃运化才能化生充足的气血。因此，对于气血不足之病证，健运脾胃可达到补益气血的目的。陈自明在众多妇人疾病的治疗中均加入健脾益气药。如：在"室女经闭成劳方论"中，用劫劳散治疗心肾俱虚的劳嗽病，表现为遇夜发热，热过即冷，时有盗汗，四肢倦怠，体劣黄瘦，饮食减少，夜卧恍惚，神气不宁，睡多异梦。方中除选用熟地黄、当归、白芍、阿胶、五味子等滋阴养血之品外，还配伍了黄芪、甘草、人参、半夏、白茯苓等益气健脾之品。此方虽是治疗心肾俱虚之证，但在方中加入大量健脾益气之药，可见陈自明重视健运脾胃，深得补"后天"生"先天"之意。

在《妇人大全良方·卷三·妇人臂痛方论》中，陈自明指出："脾气滞而气不下，上攻于臂，故痛。"可见"脾气滞"为臂痛的重要病机之一。脾主四肢肌肉，脾气滞则血瘀，肢体失于荣养而疼痛。因此，治疗该病用茯苓圆以健脾行气化痰，方中茯苓、半夏、枳壳皆入脾经，为健脾化痰行气之要药。若因脾虚痰浊内生，阻滞经络所致的臂痛，则在茯苓圆基础上，加用控涎丹（甘遂、大戟、炒白芥子）以利水祛浊、化痰通络。在《妇人大全良方·卷五·妇人骨蒸方论》中，陈自明提到，服食冷物或药物过度，导致脾胃受伤，脾胃运化失常，气血乏源，肾、心、肺、肝受累，五脏虚损则致骨蒸。因此，他治疗骨蒸常在养阴清热基础上配伍健脾益气之品，如人参、黄芪、茯苓、白术等。《妇人大全良方·卷十八·产后调理法》中，应用地黄酒（地黄汁、好曲、好净秫米）治产后百病。由于妇人产后体质较弱，如若单纯用地黄汁，恐其滋腻碍胃，因此与健脾胃的神曲和秫米同用，既防脾胃的呆滞，又可健脾益气以增强生血补血作用。由上可知，陈自明在治疗妇人疾病时重视健脾、运脾，常用人参、黄芪、白术、茯苓等药物。

②肝脾肾同调

陈自明除了重视健运脾胃外，还十分注重调节肝、脾、肾三脏之间的关系。他在《妇人大全良方·卷六·妇人伤寒伤风方论》中论及："五行相克以生，相扶以出。平居之日，水常养于木，水木相生，则荣养血室，血室不蓄，则脾无蕴积，脾无蕴积，则刚燥不生。"陈自明通过五行之间的生克制化，阐述了肝脾肾之间的联系。他认为，妇人肝肾精血充足，则疏泄正常，胞宫盈虚有序；或胞宫气血的调节功能正常，气血调畅，人则无病。脾胃为气血生化之源，脾胃功能正常，是保证肝肾精血充足的前提。可见，肝脾肾三脏在生理上相互影响，在治病过程中也应互相兼顾。

肝脾同调：脾生血，肝藏血。肝脾协调，则气血生化有源。血足则可下养血海，充养冲任二脉，经调胎养。因此，治疗郁怒伤肝、忧思伤脾导致的月经不调，则以疏肝健脾为主要治法。如：针对肝脾不和所致的经闭、劳热，应用茅香饮子治疗。方中除用陈皮、生半夏、藿香、甘草、苍术、厚朴等健脾祛湿外，常配伍牡丹皮、茅香、麦芽、当归、赤芍药等疏肝、清肝、活血之品；热甚者加柴胡。在《妇人大全良方·卷一·妇人天癸过期经脉不调方论》中，治疗肝脾不调的血虚腰痛用当归散（当归、川芎、白芍、黄芩、白术、山萸肉）。方中以当归、川芎、白芍养血，山萸肉补敛肝气，白术健脾益气、止腰痛，全方以补血为主，兼以敛肝健脾。治疗肝脾不和的疾病常应用芍药、乌梅、五味子、山萸肉等酸味药，取其酸收之性以敛肝，阴柔之性以柔肝。他常选用青皮、乌药、菊花、薄荷之类药性相对平和的药物疏肝解郁，很少应用诸如柴胡、川楝子等辛燥药物，以免耗伤肝阴，加重病情。若病情确需应用柴胡疏肝，则多与白芍、五味子等养阴药物配伍。这种用药特点，与其"妇人以血为基本"的观点是一致的。

脾肾同调：中医学认为，脾胃和肾阳之间的关系，是土与火的关系；肾阳充足则能助脾运化；反之，火不生土，则脾胃虚弱，运化无力，气血化生不足而致气血亏虚，从而出现月经量少、月经延迟等病证。因此，治疗这类病证时，除了注重健脾益气外，还应温补肾阳。如：治疗妇人月水不利时用白薇圆（白薇、柏子仁、白芍药、当归、桂心、附子、萆薢、白术、吴茱萸、木香、细辛、川芎、槟榔、熟地黄、牡丹皮、紫石英、人参、石斛、白茯苓、泽兰叶、川牛膝），方中以附子、细辛、紫石英温补肾阳；治疗月水不断时用续断圆（川续断、当归、乌贼骨、黄芪、牛角䚡、五味子、甘草、煅龙骨、赤石脂、熟地黄、地榆、艾叶、附子、干姜、川芎），方中以续断、赤石脂、附子、干姜温补肾阳。由上可知，陈自明治疗月经病，常用白术、干姜、人参、黄芪补脾益气，配伍附子、熟地黄、紫石英、续断等温补肾阳。这种配伍方法，既可助脾化生气血、补充精血，又能助火生土，从而起到脾肾同调的作用。

（3）固护冲任

①固护冲任的重要性

冲脉是奇经八脉之一，能调节十二经气血，故称为十二经脉之海。其与生殖机能关系密切，冲脉充盛，气血调畅，月经依时而下。任脉亦是奇经八脉之一，总任一身之阴经，调节阴经气血，故称为"阴脉之海"。任脉循行于腹部正中，腹为阴，任脉对一身阴经脉气具有总揽、总任的作用。足三阴经在小腹与任脉相交，手三阴经借足三阴经与任脉相通，因此，任脉对阴经气血有调节作用，故有"总任诸阴"之说。另外，任脉起于胞中，具有调节月经、促进女子生殖、妊养胎儿的作用，故有"任主胞胎"之说。

《妇人大全良方·卷一·月水不调方论》中指出"冲任之脉皆起于胞内，为经络之海。手太阳小肠之经、手少阴心之经也，此二经为表里，上为乳汁，下为月水"；若"肾气全盛，冲任流通，经血既盈，应时而下"。《妇人大全良方·卷一·崩暴下血不止方论》指出："冲任之脉为经脉之海，血气之行，外循经络，内荣脏腑。若无伤损，则阴阳和平而气血调适，经下依时。若劳动过多，致脏腑俱伤，而冲任之气虚，不能约制其经血，故忽然暴下，谓之崩中暴下。"由此可见，冲脉为总领诸经气血之要冲，能调节十二经之气血，任脉具有妊育胎儿的作用。冲任二脉气血不足，则会出现月水不调、崩中漏下、胎动不安、妊娠胎漏、经闭或不孕等病证。

由上可知，冲任二脉与女性的生理机能密切相关，在病变上亦密不可分。陈自明在论述妇人疾病时，常提到冲任损伤是关键病因，故其在治疗上非常重视固护冲任。冲为血海，任主胞胎，二者均以阴血为物质基础，只有精血充盛，冲任二脉才不易损伤。他常采用益气养血、滋补肝肾以固护冲任之法，正如《素问·刺法论》中所言："正气存内，邪不可干。"

②固护冲任的用药特点

陈自明最常用阿胶、熟地黄以固护冲任，这两味都善于滋阴养血。

阿胶入肺肾肝经，能益精填髓、养血止血。《神农本草经》论阿胶"主心腹内崩，劳极洒洒如疟状，腰腹痛，四肢酸疼，女子下血。安胎。久服益气"。《本草纲目》谓阿胶可治"女人血痛、血枯、经水不调、无子、崩中、带下、胎前产后诸疾……和血滋阴，除风润燥，化痰清肺，利小便，调大肠"。

熟地黄入肝肾经，能补肝肾、滋阴养血。《珍珠囊》说："大补血虚不足，通血脉，益气力。"《医学启源》说："虚损血衰之人须用，善黑须发。"《主治秘要》云："其用有五：益肾水真阴一也，和产后气血二也，去脐腹急痛三也，养阴退阳四也，壮水之源五也。"《本草纲目》说："填骨髓，长肌肉，生精血。补五脏内伤不足，通血脉，利耳目，黑须发，男子五劳七伤，女子伤中胞漏，经候不调，胎产百病。"《本草从新》谓其："滋肾水，封填骨髓，利血脉，补益真阴，聪耳明目，黑发乌须。又能补脾阴，止久泻。治劳伤风痹，阴亏发热，干咳痰嗽，气短喘促，胃中空虚觉馁，痘证心虚无脓，病后胫股酸痛，产后脐腹急疼，感证阴亏，无汗便秘，诸种动血，一切肝肾阴亏，虚损百病，为壮水之主药。"可见，诸家本草均以其为补益真阴、填补精血之要药。

因此，无论从性味归经，还是从所主病证来看，阿胶、熟地黄二药对于冲任虚损病证均为首选。

5. 灵活多样的用药特点

陈自明在治疗妇科病方面形成了自己突出的用药特色，主要有以下几点：用药偏温，善用风性药；善用汤剂冲药，多用酒剂，喜用童便等。

（1）用药偏温，善用风性药

综观全书，陈自明用药偏温性。究其原因有二：一是"妇人以血为基本"，而血之性，得温则行，得冷则凝结。因此，陈自明在治疗妇人病时常选择温性药物以助血行。另外，其用药组方思路，亦受宋朝《局方》和《太平圣惠方》的影响，陈自明在行医处方过程中，曾多次引用这两部著作中的方剂，而此两部书用药均有偏于辛温或温燥的特点。二是陈自明认为，多数妇人病是在正气虚的基础上，由外感风邪，兼夹寒湿之邪所致。例如：妇人臂痛，他认为是肝虚，风寒邪气侵于血脉而形成的；月水行或者不行，心腹刺痛，是由于体虚风冷之气侵袭胞络，损伤冲任二脉所致。根据"寒者热之""凉者温之"的治疗原则，在用药组方过程中，形成了偏于温热的特点。从其组方中可以看出，他选药多以温散和温补相结合。如在"妇人劳嗽方论"中，治疗五嗽（气嗽、饮嗽、燥嗽、冷嗽、邪嗽）时，选用四满圆（干姜、桂心、踯躅花、川芎、紫菀、芫花根皮、蜈蚣、细辛、甘草、鬼督邮、人参、半夏）。方中干姜、桂心、人参偏于温补，而细辛、川芎偏于温散，温补与温散相结合，甚合肺虚感寒咳嗽的"虚寒"病机。

通过研究其方药发现，陈自明所使用的温性药当中，风性药占了相当大的比例。风性药是指能够祛风行气的药物。按照金代张元素对药类法象的认识，风性药具有"风升生"的特点，防风、羌活、升麻、柴胡、葛根、威灵仙、细辛、独活、白芷、桔梗、藁本、川芎、蔓荆子、秦艽、天麻、麻黄、荆芥、薄荷、前胡等均属于风性药。陈自明在治疗妇科病时，经常使用具有"风升生"特点的药物。分析其可能的原因如下：

①体虚邪侵，风药祛邪

《妇人大全良方·卷三·妇人贼风偏枯方论》中，引用王子亨之说，"风能养体而亦能害体"，如同"水能载舟，亦能覆舟"。风为六气之一，为春季所主，主升发、生长，为自然界万物生长之动力。非其时有其气，或人体气血亏虚之时，"风气"即变为"风邪"而伤及人体。风为阳邪，为百病之长，侵袭人体，无孔不入，表里内外均可受邪，侵袭各个脏腑，引起多种疾病。在论述妇科疾病时，他多次提到了风邪致病。因此治疗妇科病时，他常据病机而选择相应的风性药物。如加减吴茱萸汤中的桔梗、北细辛、防风；资血汤中的荆芥穗；"众疾门"中的"通用方"胜金圆（藁本、川芎、白芷），金钗煎（秦艽、羌活、北细辛、白芷），玉露通真圆（蝉蜕、羌活、防风、藁本、桔梗、白芷）；治疗妇人风虚，大便后时时下血的防风如神汤（防风、枳壳）等。另外，在"月经门""妇人中风""妊娠门"和"产后门"中也广泛应用风性药，在风性药应用方面具有丰富的临床经验，兹不赘述。

②风性主动，助气活血

风性药多具辛味，辛能行能散，可助气活血，广泛用于气滞血瘀证。如在《妇人大全良方·卷三·妇人中风自汗方论》中，陈自明用独活汤（川独活、羌活、人参、防风、当归、北细辛、茯神、半夏、桂心、白薇、远志、石菖蒲、川芎、甘草）治疗风虚昏愦不自知，手足弃纵，不能坐卧，或发寒热。方中以独活、羌活、防风、细辛、川芎等辛温散寒，以桂心、人参等益气通阳，当归滋阴养血。诸药配伍，既能祛除外邪，又可助气活血，养血之中寓攻邪之意。在《妇人大全良方·卷三·妇人风痹手足不随方论》中，用三痹汤（川续断、杜仲、防风、桂心、华阴细辛、人参、白茯苓、当归、白芍、甘草、秦艽、生地黄、川芎、川独活、黄芪、牛膝）治疗气血凝滞所致的手足拘挛、风痹、气痹等病证。方中防风、细辛、秦艽、独活、川芎，既可祛除寒湿之气，又可助人参、当归、生地黄、黄芪益气活血，扶正以助祛邪、祛邪兼防伤正，故该方治疗痹证疗效显著。

③风邪动血，祛风固崩

风性主动，风邪伤及冲任二脉，导致血行妄动，崩漏不止，因此，祛除风邪即可止血固崩。陈自明治疗崩漏喜用风性药，其中最为精妙的是《妇人大全良方·卷一·崩暴下血不止方论》中所列的三首方剂：五灵脂散（五灵脂）、荆芥散（荆芥）、独圣散（防风）。此三方专用于治疗妇人崩中不止，而且每方仅有一味药。方后解释说：这三个方虽然看起来不是止血的方剂，但却是治本之方，五灵脂、荆芥、防风皆可祛风以除致病之因。由此可知，他对于风性药物的运用相当娴熟，而且针对病机用药，味专力宏。

（2）喜用酒剂

"酒"是世界上最古老的药品之一，中医用酒剂治病历史悠久。酒乃水谷之精华，味辛、甘，性大热，气味香醇，入心、肝二经，具有上升和发散的特性，有通血脉、散瘀血、行药势、御寒气、消冷积、矫臭矫味之功效。陈自明喜用"酒"煎煮或冲服药物。常用酒剂有清酒、黄酒、米酒、热酒、温酒等。

酒剂具有以下作用：一是酒可以行药势。酒可以使药力外达于表，上至于颠，增强理气活血之力，也能使滋补药物补而不滞。用酒送服或用酒浸泡中药，可借助酒的辛热、升提之性引药上行，使药力迅速到达全身经脉，以增强活血通络、祛风散寒的作用。这恰对风冷之邪致病，易引起血寒凝滞的病机特点，故酒剂得到广泛应用。二是酒有助于药物有效成分的析出，是一种良好的有机溶媒。大部分水溶性物质及水不能溶解、需用非极性溶媒溶解的物质，均可溶于酒精之中。如"疗妊娠无故卒然下血不绝方"中，即用清酒一升半煎阿胶三两，煎取一升顿服。再如，治妊娠因坠倒损胎，见腹痛，腰重及子死腹中不出时，以热酒调服川芎细末。三是酒具有防腐的作用，便于药物的保存。所以自古以来就有"酒为百药之长"的说法。

（3）善用汤剂冲药

在运用丹、散、丸剂时，陈自明有其独特的服药方法，即多以单味或多味中药的水煎液冲服。《妇人大全良方》记载数十种冲药汤剂，如姜汤、陈米饮、人参汤、橘皮汤、薄荷汤等。这些汤剂的选择，都有其特定的依据。现按其作用特点分述如下：

①顾护脾胃

陈自明常用健脾和胃药，或以主药参与方中，或以佐药见于服用方法中，体现了顾护脾胃的思想。在应用毒性药物或者难消化的药物时，常选择姜汤、陈米饮、枣汤、人参汤、橘皮汤等送服药物，正利用了其运脾护胃的功效。如应用紫石英圆治疗月水不调，方中川乌具有毒性，紫石英、龙骨、牡蛎均为不易消化的重坠之物，故在服用方法中要求"空心米饮吞下"，以米饮之甘温保护脾胃不受损伤。

②辅助药效

治疗疑难病证时，陈自明常自拟丸、丹、散剂为主药，再根据兼夹病证辅以不同汤剂送服主药，如茴香酒、红花酒、荆芥茶、盐汤、米饮、米醋、童子小便等，都起到辅助药效的作用。例如：玉露通真圆治妇人诸疾，方剂组成固定不变，根据不同的病证，选择不同的服用方法以增强疗效。如治疗血气痛时，需烧秤锤淬酒下；产前安胎，用醋汤下；产后诸疾，用酒或盐汤下；产前产后泻，用米饮送下；男子、妇人牙痛，用半圆揩痛处，良久盐汤咽下；产前产后血闷，用童子小便送下；经脉不调，用红花煎酒送下；产后风毒，生疮疥，荆芥茶送下；冷痰、翻胃、醋心，干嚼下；妇人子宫久冷，崩漏赤白带下，用童子小便、米醋或好酒，暖热下。

③治疗兼证

用单味药煎汤冲服丸、丹、散剂，治疗兼证。常用薄荷糯米粥、黄芪汤、陈皮汤、乌梅汤等。如茯苓散（白茯苓、青木香、杜仲、石菖蒲、干地黄、柏子仁、秦艽、青皮、菟丝子、诃子皮、当归、艾叶、青石脂、五加皮、牛角、乌贼骨等分）治妇人血海不调，虚冷成积，经络无定，赤白带下，崩中不止，面色萎黄，胎气多损时，"以糯米粥一盏，将一匙粥摊温，抄药一钱，相和吃下，后吃余粥""或有胎息，用鲤鱼糯米粥下"。方中诸药合用，具有益肾健脾、滋阴养血、祛风除湿之效。本病因虚所致，糯米甘、温，有补虚养血、健脾暖胃等作用。因此，在服用时要以糯米粥裹药，药后喝粥。这些细节正是为久病缓图、保护脾胃而设。沉香牡丹圆治妇人血海久虚，经候不利，赤白带下，血气冲心，多发刺痛，四肢困烦。方由沉香、牡丹皮、赤芍药、当归、桂心、川芎、黄芪、人参、茯苓、山药、白芷、橘红、吴茱萸、白巴戟、木香、牛膝、枳壳、肉豆蔻、制厚朴、生干姜、白龙骨各半两组成，共为末，炼蜜如梧桐子大。每服二十圆，空心，温酒下。若伴有"心腹痛"，应以"煎白芷酒下"，借白芷酒辛香走窜之性以通络止痛。

（4）喜用童便

童便味咸性寒，功能滋阴降火、止血活血。古代医家谓之"还原汤""轮回酒"。以七岁以下健康童男者为用，三岁以下者更佳。童便的药用历史十分悠久，最早可见于我国现存的医书《五十二病方》，书中有"干瘙，煮弱（溺）二斗，令二升，豕膏一升，治黎卢二升，同傅之"等多处记载，主要外用以治疗疥癣类病。本品被载入本草文献，始见于魏晋时期陶弘景所辑的《名医别录》，书中谓其："疗寒热，头痛，温气。"至唐代，《新修本草》述其："主卒血攻心，被打内有瘀血；又主癥积腹满，诸药不瘥者，服之皆下血片肉块；亦主久嗽上气失声。"《本草拾遗》谓其："主明目益声，润肌肤，利大肠，推陈致新，去咳嗽肺痿，鬼气疰病。"朱震亨云："凡阴虚火动，蒸热如燎，服药无效者，非小便不能除。"《本草纲目》载其："咸寒无毒，降火清瘀，引肺火下行从膀胱而出。咸走血，滋阴降火、润肺清瘀，治肺痿、衄吐，损伤散瘀甚速，推陈致新，不伤脏腑。"可见，历代医家已经充分认识到童便滋阴降火、活血散瘀的药用价值。

在治疗产后诸病证时，陈自明普遍应用童便，或单用，或配合丸、丹、膏、散应用。其作用如下：一是产后单服童便可预防瘀血留滞。新产妇不管有无病证均可服童子小便以预防留瘀，即"新产后不问腹痛不痛，有病无病，以童子小便以酒和半盏温服，五七服妙"。妇人产前须先备童便，并记载了童便的储存方法，即：如遇酷夏炎热之季，童便中可加入薄荷以防其腐败。二是佐助他药应用以增强活血化瘀疗效。在"产后门"多种病证的治疗中均用到童子小便，如用黑神散（熟干地黄、蒲黄、当归、干姜、桂心、芍药、甘草各四两，黑豆半升）治妇人产后恶露不尽，胞衣不下，攻冲心胸痞满；或脐腹坚胀撮痛，以及血晕神昏眼黑、口噤，产后瘀血诸疾。该药以"酒半盏、童子小便半盏，同煎同服"。再如，用四味汤治疗产后一切病证，方用当归、延胡索、血竭、没药，四药为细末，"每服各炒半钱，用童子小便一盏煎至六分，通口服"，以童子小便增强四药活血化瘀之力。三是滋阴降火以制血之妄行。如治妇人崩漏下血的琥珀散，方中用赤芍药、香附子、荷叶、当归、棕榈等煅成黑炭，为细末，每服三五钱，空心，童子小便调下。

6. 妇人通用方应用规律

经、孕、产、乳是妇人特有的生理阶段，不同的生理阶段有不同的特点。但"妇人以血为基本"，且"凡妇人三十六种病，皆由子脏冷热、劳损而挟带下，起于胞内也。是故冲任之脉，为十二经之会海。妇人之病，皆见手少阴、太阳之经而候之"（《妇人大全良方·卷二·〈博济方〉论》）。因此，陈自明将"产前、产后皆可用"，或"一方而治数十症"之方称为通用方。同时，他又强调"虽曰通用，亦不可刻舟求剑，按图索骥而胶柱者也"，即通用方亦须辨证应用。现将其收载通用方辨证应用规律详解于下。

（1）加减四物汤

四物汤，由熟地黄、白芍、当归、川芎四药组成，补血活血调经之剂，被收录于《局方》，是补血调经的基本方。方中熟地黄滋阴养血，填精补髓；白芍养血和营，补益阴津；二药滋阴养血，调补肝肾，为血虚而设。

白芍不仅益阴，并具柔肝解痉作用，经脉挛急而痛，得此可以消除。血虚不能充盈脉管，常与血滞同时存在，因此，方中用当归、川芎助其行血。川芎为血中气药，行气活血；当归既可增强熟地黄、芍药补血功效，也可助川芎活血之力；二药为血滞而设。四药用量相等，补血而不滞血，活血而不伤血，为疗效确切的养血和血方。

陈自明认为："若平常血气不调及常服，只用本方。日二三服。"（《妇人大全良方·卷二·通用方序论》）但在临证之际，病情变化多端，可随病情而调整剂量或加减药味，即为加减四物汤。该方作用广泛，可治疗妇人月经病，包括经期或先或后，经量或多或少，经行疼痛等；或腰足腹中痛，或崩中漏下，或半产恶露多，或停留不出；妊娠腹痛下血、胎不安，产后血块不散；或产后亡血过多，或恶露不下等病证，均有神效。

（2）怀娠产前后加减方

由川芎、当归、桂心（不见火）、白芍药四味组成，即四物汤去地黄，加桂心，以上四味，各为细末，取净一两。方由四物汤去味甘苦、性寒的生地黄，加入辛甘温之桂心。该方可滋阴养血不留瘀。与四物汤相比，该方清热滋阴凉血的功效减弱，行气活血、温经散寒的作用增强。同时，桂心与当归、白芍药配伍，可使全方"辛温而不燥""养血而不滞"，更适宜妊娠期间气血相对不足，以及产前产后"多瘀、多虚"的病机特点，可用于治疗妊娠期胎动不安，产前腹痛，产后恶露不绝、头晕、腹痛、大便不调等多种病证。但各个生理阶段有其自身特点，该方亦须随病证而加减。

（3）丹参散

仅丹参（去土，切，为细末）一味，以温酒调服。若治疗经脉不调，宜食前服；若治疗冷热劳证，则随时频服。此方用于治妇人月经不调，或前或后，或多或少，产前胎动不安，产后恶血不下，冷热劳，腰脊痛，骨节烦疼等。丹参散能破宿血，补新血，安生胎，落死胎，止崩中带下，调经脉。其功能主治与四物汤相似，素有"一味丹参饮，功同四物汤"之说，但作用较四物汤稍弱。

（4）胜金圆

又名不换金圆，由白芍药、藁本、石脂（赤白皆可）、川芎、牡丹皮、当归、白茯苓、人参、白薇、白芷、桂心、延胡索、白术、没药、炙甘草组成，以上十五味药，等分研为细末，炼蜜为圆如弹子大，每服一圆，温酒化下。方中以当归、川芎、白芍药养血活血；以参、术、苓、草益气健脾化湿；藁本、白芷、桂心祛风散寒、行气胜湿、通络止痛；牡丹皮、白薇、延胡索清热凉血、活血化瘀；石脂甘酸，可收涩固脱。该方适用范围广泛，其一，可治因子宫寒冷所致妇人无子症；其二，可治初产后妇人诸虚不足，心腹疼痛；其三，可以安胎催产，妊娠、临产时服用五至七圆，可减轻生产疼痛；其四，可用于治疗妇科杂病，如治积年血风，脚手麻痹，半身不遂，赤白带下，血如山崩，以及治产后腹中结痛，吐逆心痛，子死腹中，绕脐痛，气满烦闷，汗不出，月水不通，四肢浮肿无力，血劳、虚劳，小便不禁，中风不语，口噤，产后痢疾，消渴，眼前见鬼，寒热头痛，面色萎黄，小便淋涩，血痢不止，饮食无味，产后伤寒，虚烦劳闷，产后血癖，产后羸瘦等各种妇人病证，久病经年不愈者亦可奏效；其五，可用于治疗男子诸虚无力病证。

（5）金钗煎

金钗煎由当归、白芍药、川芎、石斛（酒炒）、香附子、糯米各二两，真降香、熟地黄各四两，秦艽、贝母、羌活、桂心、粉草、干姜、北细辛、牡丹皮、大豆卷、茴香、枳壳、延胡索、白芷各一两，人参、木香、石膏、沉香、黄芩各半两，川椒、交加（修制）八两组成，以上诸药共为细末，炼蜜为圆，每两作七圆，以温酒化下，服药期间应忌生冷、油腻、鱼腥、猪母、白猪及一切毒物。该方产前服有利于安胎，临产服有助于生产，产后服可祛逐恶血、预防疾病。另外，该方亦治疗子宫寒冷所致的不孕。根据所治病证不同，陈自明详细注明了该方的服用方法，常以"童便"和"酒"化下，可以起到"活血驻颜，大暖血海，升降阴阳，滋养荣卫"之功效。

（6）交加散

同名为交加散的方剂有两个：其一可用于治疗妇人产前产后多种病证，如荣卫不通、经脉不调、气多血少、结聚为瘕等，尤其适用于产后中风病的治疗。方由生地黄一斤（研取自然汁）、生姜十二两（研取自然汁）组成。其具体制作方法和服法为：地黄汁炒生姜滓，姜汁炒地黄滓，各稍干，焙为细末，每服三钱，温酒调下。该炮制方法可使生地黄之甘寒与生姜之辛温相互渗透，使寒不致伤阳，温不致耗阴，共达养血清热、温阳通脉、调畅气血之效。清代叶桂在其著作《本事方释义》中详细记载了此方法："生地黄气味甘苦微寒，入手足少阴厥阴；生姜气味辛温，入手足太阴。各捣汁，互相浸渍、炒黄，欲其气味之和也。"其二，用于治疗荣卫不和，月经湛浊，或脐腹撮痛，腰腿重坠的经血诸病。方由生姜十二两，生地黄一斤（以上二味制度如前法），白芍药、延胡索（醋纸裹煨令熟，用布揉去皮）、当归、桂心各一两，红花（炒，无恶血不用）、没药各半两，蒲黄一两（隔纸炒）组成，上药共为细末，每服二钱，温酒调下。该方能滋养血络，逐散恶血。方中用当归补血行血，补中有动，行中有补为君；桂心温通经脉而行瘀滞，配以白芍养血柔肝，缓中止痛为臣；佐以蒲黄导瘀结而治气血凝滞之痛；延胡索理气止痛；红花活血通经，祛瘀止痛；没药散瘀生肌止痛；生姜解毒破血调中，生地黄通利消瘀，温酒通血脉为引。诸药合用，则气血调畅，经行通利，痛消病除。该方在具体应用过程中，需根据病情选择不同的服用方法。如月经不调，用苏木煎酒调下；若腰疼，用糖球子煎酒调下。由此可见，陈自明善于灵活运用服药方法，以适应不同病证，从而取得良好的临床疗效。

（7）玉露通真圆

出自《经验妇人方》，由半夏（姜汁制，炒）、人参各半两，食茱萸、制厚朴各一两一分，泽兰叶二两半，甘草、蝉蜕、白芍药、石膏、蚕蜕（炒用，如无，用蚕故纸三张代）、白术、当归、羌活、熟地黄、白茯苓各二两，防风、干姜、柏子仁、苍术、白薇、木香、黄芪、川牛膝、附子、白芜荑、川芎、藁本各一两，川椒、苦梗各三两，白芷一两半组成，以上诸药共为细末，炼蜜为圆，每丸钱重，分作十圆。注意炼蜜火候，切忌太过或者太生。该方具有益气健脾、养血安神、行气活血、清热泻火、化痰息风等功效。陈自明谓其"治妇人诸疾"，治疗范围广泛，并根据所治病证不同，选用不同服用方法。

（8）补中圆

由川芎、白芍药、黄芪、当归、人参、陈皮各半两，白术、地黄各一两组成，诸药共为末，炼蜜圆如梧桐子大，每服五七十圆，温水下。该方由四物汤加黄芪、人参、白术、陈皮组成。四物汤养血活血，参芪术健脾益气，滋气血之化源。诸药合用，补益气血。方中陈皮除健脾燥湿外，还具有行气之功，可防止补益之品壅滞气机。

（9）二圣散

由川芎、羌活二味等分组成，为细末，每服二大钱。煎煮时，以水七分盏，酒少许，煮七沸，温服。其可用于治疗产前胎动不安、产后恶血不尽或胎衣不下等多种妇人病。该方组方简单，疗效显著。从方剂组成分析，羌活具有解表散寒、祛风胜湿、止痛的作用，《药性赋》谓其："味苦、甘、平，气微温……其用有五：散肌表八风之邪，利周身百节之痛，排巨阳肉腐之疽，除新旧风湿之证，乃手足太阳表里引经之药也。"川芎具有活血行气、祛风止痛的作用，《药性论》记载川芎"能治腰脚软弱，半身不遂，主胞衣不出，治腹内冷痛"。《药性赋》谓其："味辛，气温，无毒。升也，阳也。其用有二，上行头角，助清阳之气止痛；下行血海，养新生之血调经。"由此可见，该方可行气活血、祛风散寒。方中川芎属于妊娠慎用药，为何可用于产前安胎？正如《本草乘雅》所言，"动摇万物者莫疾乎风"，胎动不安常由风邪扰动气血所致，故治疗宜祛风活血、调畅气机。产后恶血不尽、胞衣不下则常因血虚、血瘀所致，故治宜行气活血，血畅瘀通则恶露自除。

（10）二圣大宝琥珀散

由生地黄一斤，生姜一斤（以上二味药的修制方法同交加散），当归、川芎、牡丹皮、芍药、莪术、蒲黄、香白芷、羌活八味各炒，桂心、熟地黄（以上十味各一两）组成，共为细末，收于瓷盒内备用。方中以生地黄、熟地黄、当归、川芎、芍药、牡丹皮清热养血、活血化瘀；以莪术、蒲黄化瘀散结、通络止痛；桂心、香白芷、羌活、生姜以发散风寒、温阳通脉。诸药合用，共达平衡阴阳、调畅气血之目的。

（11）朱翰林白术煎

出自《明理方论》，治疗妇人胎前、产后各种气血不调病证。方由木香半分，三棱、莪术、白术各一两，枳壳、白茯苓、当归、延胡索、人参、熟地黄、牡丹皮、粉草各半两组成，以上诸药共为末，米糊圆如梧桐子大，每服十五圆至二十圆，温酒吞下。方中以熟地黄、当归养血活血；以参、术、苓、草益气健脾；木香、枳壳、三棱、莪术、延胡索、牡丹皮行气散结、活血化瘀止痛；再配以温酒送服，增强其活血止痛之力。诸药合用，益气行气、养血活血，共奏调畅气血、平衡阴阳之效。

根据不同病证，采用不同服药方法，从而起到增效减毒的目的。若妇人胎前浑身（包括手脚）疼痛，则加炒姜，以酒送服；若胎前腹痛，则以紫草煎酒送服，可起到安胎的作用；如胎前呕逆吐食，则以糯米饮送服；
若胎前浑身发热，用甘草汤送服；若胎前咳嗽，以煨姜、盐汤送服；若胎
前头痛，则以煨葱、茶水送服；若胎前、产后泄泻，则以紫苏、姜、酒
送服。

（12）沉香琥珀煎

由沉香、琥珀、附子、川芎、肉桂、五味子、石斛、辰砂、阿胶、没
药、续断、肉苁蓉、人参、当归、牛膝各三分，木香、地黄各一两组成，
上药共为末，蜜圆如梧桐子大，每服四十圆，空心酒吞下，日午再服。该
方可益荣卫、滋气血，适用于治疗经脉不调、心忪倦乏、腰膝疼痛、赤白
带下、五心烦热、面无颜色、血海久冷、胎孕不固、憎寒壮热等各种妇人
病症。方中生地黄、当归、川芎、阿胶、人参、五味子、石斛滋阴、益气、
养血；附子、肉桂、续断、肉苁蓉、牛膝温补肾阳、引火归原；以辰砂、
琥珀、沉香重镇安神；以没药、川芎、酒等活血化瘀、通络止痛。上述多
为补益滋腻之药，故于众多补益药中配伍木香一味，防滋腻碍胃，影响气
血生化之源。综观全方，实为阴阳双补之剂。

（13）滋血汤

由当归、川芎、芍药、人参、麦冬、牡丹皮、阿胶各二两，琥珀三分，
酸枣仁（炒）、粉草、桂心各一两，半夏曲一两半组成，上药共为粗末，每
服三大钱，煎煮时以水一盏，姜三片，煎至七分，去滓温服，一日三服。
该方滋养荣血，可用于治疗妇人诸虚、血海久冷等病证。方中以当归、川
芎、芍药、阿胶、麦冬、酸枣仁滋阴养血，以人参、粉草、桂心益气通阳，
半夏曲健脾和中、燥湿化痰；牡丹皮、琥珀以镇惊安神、散瘀止血。诸药
合用，既补阴血，又化痰、散瘀。攻补兼施可防补益药物滋腻碍脾、气血
瘀滞之弊。由此可见，该方阴阳双补、气血同调、补泻兼施，故被陈自明
以"通用方"收录，用于治疗多种妇人病。

（14）乌鸡煎圆

出自《三因极一病证方论》，由吴茱萸、良姜、白姜、当归、芍药、延胡索、椒、陈皮、青皮、刘寄奴、生地黄、莪术、川芎各一两，荷叶灰四两，北艾二两，补骨脂一两组成，上为细末，醋煮面糊圆如梧子大。每服四五十圆。该方以四物汤养血活血为基础组方，另配以吴茱萸、良姜、白姜、椒、艾叶温中降逆、散寒止痛；陈皮、青皮疏肝理气；延胡索、莪术、刘寄奴活血行气、化瘀散结；荷叶灰凉血止血。综观全方，可滋阴养血、温阳散寒、行气活血，治疗妇人百病。

妇人体质各不相同，加之病证寒热虚实变化多端，故陈自明根据病证不同，选择不同服药方法，以达兼治百病之效。如月水不通，以"红花苏木酒下"，借红花、苏木活血破瘀以通经脉；如白带过多，则嘱其以"牡蛎粉酒下"，因牡蛎有燥湿收敛固涩之效；妇人子宫久冷，以白茯苓煎汤下；治赤带，以茶清服下，取茶清热凉血止血之效；治血崩，以豆淋酒调绵灰下，以增强止血效果；治胎不安，以蜜和酒调下；治肠风，以陈米饮调百草霜下；治心疼，用石菖蒲煎酒下，以增化痰开窍、通络止痛之效；治漏胎下血，用乌梅温酒调下，以收敛止血、活血防瘀；治妇人耳聋，以腊茶煎汤调下；治胎死不动者，加斑蝥三个，以酒调服，可下死胎；治腰脚痛，以当归酒送下，增强养血活血、化瘀止痛之效；治胞衣不下，以芸薹研水送下，借芸薹活血破瘀止血之力；治头风病，以薄荷茶送服，以疏风解表、清利头目；治血风眼黑，用豆粉草汤送下；若生疮，则以生地黄汤送服，以增清热凉血之效；若身体疼痛，则以黄芪末调酒送服，以益气活血；四肢浮肿者，以麝香汤下；咳嗽喘满者，用桑白皮汤送下，以泻肺平喘；若腹痛，以芍药末调酒下，以缓急止痛；若产前、产后白痢者，以干姜汤送下；若下赤痢者，则以甘草汤送服；若下痢为红白夹杂者，则常服二宜汤，或以温酒、醋汤送下，并于进食前空腹服用。

7. 从瘀论治产后病

经、孕、产、乳是妇人的重要生理阶段，需谨慎调护。陈自明非常重视妇人产后的调理，因此，《妇人大全良方》一书专立产后门。他认为，产后瘀血内阻，气机不利，血行不畅，或气机逆乱，可致产后血晕、腹痛、恶露不绝等疾，对产后病证提出"大抵产者，以去败恶为先"的治法总纲。

该书收载的产后方均以活血破血立法，分治产后诸疾。兹从剖析方剂的药物组成及功效入手，探讨陈自明从瘀论治产后病证的学术经验。

（1）产后病多瘀血

陈自明指出："妇人百病，莫甚于生产。"《妇人大全良方·产后门》共7卷，66种病证，其中有26种病证以"恶露不快，败血停凝"为主要病机。败血停凝瘀积即为瘀血，其产生原因有三：一则"产后虚弱，多致停积败血"，此为因虚致瘀；二则"产后感冒风寒，恶露斩然不行"，"脏腑挟于宿冷，致气血不调"，此为因寒致瘀；三则"分解之时恶血不尽，在于腹中"，此为妊娠残留物（胎盘、蜕膜）滞留胞宫。

陈自明收载的三"夺命"方，即充分体现了从瘀论治产后病的思想。三"夺命"方，分别为夺命圆、夺命丹和夺命散。三方组成、用法及主治不尽相同。夺命圆，出自《妇人大全良方·卷十二·妊娠误服毒药伤动胎气方》，方由牡丹皮、白茯苓、桂心、桃仁（制）、赤芍药组成，各等分，为细末，以蜜圆如弹子大。每服一圆，细嚼，淡醋汤送下。陈自明谓此"专治妇人小产，下血至多，子死腹中"。若孕妇症见憎寒，手指、唇口、爪甲青白，面色黄黑；或胎上抢心，闷绝欲死，冷汗自出，喘满不能食；或食毒物；或误服草药，伤动胎气，下血不止等，皆可选用夺命圆治疗。若"胎尚未损，服之可安；已死，服之可下"。夺命丹，见于《妇人大全良方·卷十八·胞衣不出方论》，其曰："取炮附子半两，牡丹皮一两，炒干漆一分，为细末。以酽醋一升，大黄末一两，同熬成膏，和药丸如梧桐子大。温酒吞五七丸，不拘时。"该方用于治疗瘀血停滞胞中所致的胞衣不下。陈自明认为该病病机为"母生子讫，流血入衣中，衣为血胀，是故不得下"。此种情况若治疗不及时，可致"胀满腹中，以次上冲心胸，疼痛喘急者"。因此，治疗上"但服夺命丹以逐去衣中之血，血散胀消，胎衣自下，而无所患"。方中以大辛大热炮附子配伍苦寒大黄，辛开苦降、活血通泄，以温酒送服则活血化瘀、温通泻下之力更强。此外，在《妇人大全良方》之"产后乍寒乍热方论""产后伤寒方论""产后喉中气急喘促方论"等论述中，也提到夺命丹的应用。夺命散，见于《妇人大全良方·卷十八·产后血晕方论》，至若"产后血晕，血入心经，语言颠倒，健忘失志及产后百病"，则以夺命散（没药、血竭等分）"与童子小便、细酒各半盏，煎一二沸，调下二钱，良久再服"。其功能使"恶血自循下行，更不冲上，免生百疾"。由此可见，三"夺命"方均以祛瘀为最终目的。

（2）产后病祛瘀方法

陈自明治病非常重视调理气血，强调"男子调其气，女子调其血"。《妇人大全良方·卷一·〈产宝方〉序论》曰："气血，人之神也，不可不谨调护。然妇人以血为基本，气血宣行，其神自清。"今妇人产后，败血不尽，百病丛生，是以"首当逐瘀生新""常令恶露快利"为要。其逐瘀之法，据瘀血病因及瘀血轻重缓急不同，而分别有补虚祛瘀、温经祛瘀、活血祛瘀和行气破瘀四法。

①补虚祛瘀

"产后伤于经血，虚损不足"，每每引致败血停留，滞于腹内，应以补虚祛瘀法治疗。方用加减四物汤（当归、白芍药、川芎、生干地黄），当归散（当归、芍药、川芎、黄芩、白术），地黄丸（生地黄、生姜、蒲黄、当归），当归芍药散（白芍药、当归、茯苓、白术、泽泻、川芎）等。

如"产后血块不散，或亡血过多，或恶露不下，宜加减四物汤"(《妇人大全良方·卷十四·妊娠伤寒方论》)。再如，当归散"疗产后气血俱虚，慎无大补，恐增客热，别致他病。常令恶露快利为佳"(《妇人大全良方·卷十八·产后通用方论》)。

②温经祛瘀

俗语谓"产后一块冰"，妇人生产之后气血大耗，肾阳偏虚，或风寒之邪乘虚侵袭机体，而致机体出现寒象。《妇人大全良方·卷一·月水不通方论》云："血性得温则宣流，得寒则涩闭。"故血瘀者必以温药通之。因此，陈自明喜用附子、桂心、干姜、硫黄、吴茱萸、蜀椒等温阳散寒药，配伍活血逐瘀药以温经祛瘀。方有黑神散（熟干地黄、蒲黄、当归、干姜、桂心、芍药、甘草、黑豆），花蕊石散（花蕊石、硫黄），大岩蜜汤（生干地黄、当归、独活、吴茱萸、芍药、甘草、桂心、小草、细辛）等。如《妇人大全良方·卷十二·产后余血上抢心痛方论》中论述产后心痛时，明确指出"人有伏宿寒，因产大虚，寒搏于血，血凝不得消散，其气遂上冲击于心之络脉，故心痛。但以大岩蜜汤治之，寒去则血脉温而经络通，心痛自止。"此外，上述夺命圆和夺命丹中，均含温里之药（一为桂心，一为炮附子），也充分验证了这一点。

③活血祛瘀

瘀血阻滞较轻者，一般投以单味活血药（大黄、桃仁、当归、五灵脂、蒲黄、干漆等）以达到活血祛瘀之效。如《妇人大全良方·卷二十·产后恶露不下方论》中，引《产乳》方取"备急丹"（即大黄一两）主治"产后恶血冲心，胎衣不下，腹中血块等"。再如《妇人大全良方·卷十八·产后血晕方论》中以"独行散"（即五灵脂二两）主治"产后血晕，昏迷不省，冲心闷绝"；再如，《妇人大全良方·卷二十·产后儿枕心腹刺痛方论》中以"蒲黄散"（即蒲黄二钱）主治"产后腹中有块，上下时动，痛发不可忍"。

④行气破瘀

《妇人大全良方·卷一·室女经闭成劳方论》曰："夫人之生，以气血为本，人之病，未有不先伤其气血者。"产后多虚多瘀易寒，气机运行不畅，从而引发"产后积聚癥块""产后血瘕""产后余血奔心烦闷""产后恶露不下"等病证。陈自明对此类产后瘀血阻滞重者，治以行气破瘀。取京三棱、蓬莪术、青皮、鬼箭羽、水蛭、虻虫、刘寄奴等行气破血之品，随证相伍；方用桃仁散（桃仁、当归、鬼箭羽、大黄、鳖甲、赤芍药、延胡索、琥珀、川芎、桂心），京三棱散（京三棱、熟地黄、鳖甲、桂心、当归、川芎、牡丹皮、刘寄奴、赤芍药、大黄、桃仁、牛膝），蓬莪术散（莪术、桃仁、大黄、当归、桂心、川芎、木香、牡丹皮、延胡索、赤芍药），没药丸（当归、桂心、芍药、桃仁、没药、虻虫、水蛭）等。如"治产后余血不散，结成癥块疼痛，宜服桃仁散"；再如，"产后恶露方行，而忽然断绝……此由冷热不调，或思虑、动作，气所壅遏，血蓄经络，宜没药丸"。

（3）产后调理

《妇人大全良方·卷十八·产后将护法》中，再三强调产后当"辟风邪、养气血、下恶露、行乳脉"，关键在于使气血调畅、恶露不滞，其具体方法包括药物、推拿、按摩、食疗等。可见，陈自明非常重视产后调理，体现了其重视"治未病"的思想。具体介绍如下。

①药物预防

饮童子小便、服醋墨、闻醋炭气、烧干漆烟，甚或服黑神散，都是陈自明提倡妇人新产后常规的调理方法。如"凡妇人生产毕，且令饮童子小便一盏"；"才生产毕，不得问是男是女，且先研醋墨三分服之"；又如"产后三日内，令产妇尝闻醋炭气，或烧干漆烟"；再如"若产后将息如法，四肢安和，无诸疾苦，亦须先服黑神散四服"。这些方法可促进新产妇尽快排除恶露。

随着产后恶露的排出，生产七日以后，可根据产妇身体状况适当选择药物以补养身体、预防疾病。如"候两三日消息，可服泽兰圆"。泽兰圆由熟地黄、当归、川芎、人参、白术、桂心、干姜、细辛、牛膝、石斛等组成，诸药合用可益气养血，温阳通脉，活血祛瘀。因此，陈自明建议产后服用，以"疗产后百病，理血气，补虚劳"。他还明确指出该药宜服用至满月，才可使生产导致的"虚损"彻底平复。对于身体"极消瘦不可救者"，宜服用五石泽兰圆以补益气血。

另外，妇人于夏季暑热之时生产、哺乳，若饮食寒凉太多，或遇风冷侵袭，可致寒邪内积，腹中癥瘕积聚而致百病丛生。若服以上诸补益药未能痊愈，则宜于出蓐后服桃仁煎治疗，方由桃仁、温酒组成，可温里散寒、活血化瘀、破血消癥。因此，陈自明认为："妇人纵令无病，每至秋冬须服一二剂，以至年内常将服之佳。"（《妇人大全良方·卷十八·产后通用方论》）

②推拿按摩

妇人新产分娩之后，恶血不尽，停于腹内，陈自明主张"时时令人以物从心擀至脐下"，认为此法可"使恶露不滞"，如此反复，直至恶露排尽。通过推拿按摩能促进产后子宫收缩复原，有助子宫腔内的胎盘与积血排出。这种预防恶露内停的方法，与现代妇产医学中腹壁按摩宫底治疗产后出血原理相一致，可谓开创了妇产科产后推拿之先河。

③食物调养

《妇人大全良方·卷十八·产后将护法》提示："分娩之后，须臾且食白粥一味，不可令太饱，频少与之为妙，逐日渐增之。"白粥以粳米熬煮，最能调补脾胃之气，气足则可生血行血，不致留瘀。但妇人新产后，脾胃气虚，不可过饱，可以少量多次进食，逐渐增加进食量。"煮粥时须是煮得如法，不用经宿者，又不可令温冷不调。"如此种种，皆是"恐留滞成疾"。陈自明还指出，新产后不论有无腹痛，有病无病，均宜少进醇酒，或与童子小便同服或浸炒黑豆、羌活下药，可活血散瘀而不伤气血。

陈自明还提出，妇人产后不宜过早进补，以免闭门留寇，邪气难除。如："凡产后七日内恶血未尽，不可服汤，候脐下块散乃进羊肉汤。"

④节制房事

妇人产后不宜过早行房事。陈自明指出"凡产后满百日乃可会合"，妇人产后气血相对亏虚，且瘀血内停，若行房事过早，可损伤气血、耗伤肝肾阴精，使"至死虚羸，百病滋长"。他还指出："凡妇人患风气，脐下虚冷，莫不由此早行房故也。"可见，过早行房事易导致邪气入侵。因此，产后宜节制房事。

（4）产后通用方

妇人产后气血亏虚、瘀血内停，产后病的治疗以补虚、祛瘀为原则。产后病虽常兼夹不同病证，但总不离虚、瘀之病机。因此，陈自明收录了部分方剂，可治疗产后多种病证，称为"产后通用方"。现将其介绍如下。

①黑神散（乌金散）

黑神散治疗妇人产后恶露不尽，胞衣不下，攻冲心胸痞满；或脐腹坚胀撮痛，以及血晕神昏眼黑、口噤，产后瘀血等多种病证。方由熟干地黄、蒲黄、当归、干姜、桂心、芍药、甘草各四两，黑豆半升组成，上为细末，每服二钱，酒半盏，童子小便半盏，同煎调服。

乌金散治产后十八疾。其组成、用法与黑神散相同。综合该方组成及所治病证，该方为足太阴、厥阴药。方中熟地黄、当归、芍药之润以养血；蒲黄、黑豆之滑以行血；桂心、干姜之热以破血；用甘草缓其正气，用童便散其瘀逆，加酒引入血分以助药力。综观全方，具有活血破瘀、养血行瘀之效。因此，可用于治疗因产后血瘀、血虚所致的一切病证。

②理中圆

方由甘草二两，白术、人参、干姜各一两组成，共为细末，炼蜜为圆如梧桐子大，温米饮下三十圆，空心服。用于治疗新产血气俱伤，五脏暴虚，肢体羸瘦，乏力多汗，从产后至百日期间常服。功效为益气补虚，和养脏气，蠲除余疾，消谷嗜食。刚刚生产完毕的产妇，可用童子小便打开点服，七日内日三服。《产乳方》评论该方曰："此乃大理中圆加甘草两倍耳，然其功比之四等分大，故不同。盖取甘味以缓其中，而通行经络之功最胜者也。"并指出此药为产妇坐月期间必服之药。虽然古方中妇人补益之药众多，如大泽兰圆、小白薇圆、熟干地黄圆、大圣散之类，但这些方中药味多，"而中下之家、村落之地卒何以致"，且药肆中少有真药，不如用四顺理中圆替换。从其功效上来说，理中圆比泽兰圆之类主治病证更多。

③其他产后病通用方

除乌金散、理中圆外，陈自明还收录了众多以补虚、祛瘀为组方原则，治疗产后多种病证的通用方剂。如桃仁煎、四味汤（当归、延胡索、血竭、没药）等。

8. 妇人中风诊疗特色

《妇人大全良方·卷三·妇人中风方论》指出妇人中风的主要发病特点，"妇人血气虚损"则风邪侵入人体，"当时虽不即发，停在肌肤，后或重伤于风，前后重沓，因体虚则发，入脏腑俞。俞皆在背，中风多从俞入，随所中之俞而乃发病"。书中所提到的中风是广义上的中风，包括了中风、中气、中寒、中痰、中暍、风痹、血风等，常见症状有角弓反张、手足不随、偏瘫偏枯、口眼㖞斜、口噤不语、头晕头痛、心神惊悸、癫狂、全身疼痛等。陈自明诊治中风病的经验介绍如下：

（1）病因病机

"风为百病之始"，陈自明在论述疾病病因时重视风邪致病，言"舟行于水，人处于风。水能泛舟而亦能覆舟；风能养体而亦能害体。盖谓船漏水入，体漏风伤"（《妇人大全良方·卷三·妇人贼风偏枯方论》）。风邪是最常见的致病因素，风邪包括内风和外风两个方面。一方面是正虚风扰，即外来风邪，多由正气不足，无力御邪，而致风邪致病；一方面为血虚生风，即内生之风，多由生血不足，或失血过多，或久病耗伤营血，导致肝血不足，筋脉失养，或血虚无以荣络，则虚风内动，表现为肢体麻木不仁，筋肉跳动，甚则手足拘挛不伸等。"妇人以血为基本"，妇人经、孕、胎、产均易造成阴血亏虚，体虚则风中，风为阳邪，轻扬开泄，风燥伤阴。因此，内风与外风常相兼存在，相引致病且相互影响。妇人的体质特点与邪气致病特点，共同促成了"妇人多风证"的病机特点。

（2）辨证论治

根据临床表现判断中风的虚实和病情的轻重，以确定治法用药。

①体虚热积应分清

妇人中风发病有体虚风中和热积中风两种情形。

第一是妇人体虚风中。"妇人以血为基本"，其特殊的生理特点决定了妇人血易亏。而血为气之母，血虚则致气虚，如果长期得不到有效的调护，就容易造成妇人体虚，这是妇人产生中风的内因。即陈自明所云："妇人血气虚损，故令中风也。"妇人体虚抵抗力下降，当外界气候因素产生变化时，机体不能适应，六淫邪气乘虚而入，就会导致中风，这是妇人中风的外因。在六淫邪气中，最易致中风的是风邪，风为百病之长，无孔不入，可以侵袭机体的任何部位而发病，因此风邪导致的疾病也多种多样，表现复杂。如中风角弓反张，是由于体虚受风，风邪侵袭诸阳经所致。腹为阴，背为阳，当风邪乘虚侵袭诸阳经，致使背部筋脉痉挛拘急，产生角弓反张的症状。妇人偏枯，是机体偏虚受风所导致的。气血劳伤，半边身体偏虚，风邪乘虚而入，气血不能濡养肢体，而产生偏枯。另外，陈自明发现，风邪侵袭人体可暂不发病，稽留体内，当机体更加虚弱或者再有外邪来犯时才能发作；风邪侵袭人体脏腑多通过脏腑的背俞穴而进入人体，所谓"俞皆在背，中风多从俞入，随所中之俞而乃发病"。

第二是热积中风。陈自明对这种中风没有详细论述，只是偶尔提及。由于风邪侵袭人体而不立即发病，稽留体内，郁而化热，热助风力，风助热势，从而导致中风。

②口眼开合辨轻重

在治疗中风之前，应当辨明病证的轻重。陈自明以口眼开合为标准，曰："当察口眼开合以别重轻，涎沫有无以明证治。""如眼开口闭，手足不开，涎不作声者可治。""如眼闭口开，声如鼾睡，遗尿者死。"（《妇人大全良方·卷三·妇人中风方论》）凡是眼开口闭，手足不开，流涎沫而不出声者病情较轻，易治愈；凡是眼闭口开，神志不清，声如打鼾，手撒遗尿者病情重，难治，甚至死亡。

③四脏之风各不同

人体脏腑的生理功能不同，遭受邪气侵袭所表现出的中风病证也各有特点，其治法方药亦有区别。陈自明明确区分了四脏之风的症状，以为后人论治之参考。头目眩晕者属肝风；面色发红，阵阵发热，容易悲伤的属心风；身体麻木不仁，行走不便的属脾风；手足不随，腰痛不能俯仰转侧，手足关节冷痛的属肾风。

（3）治法特色

陈自明治妇人中风，主张顺气和血、祛风通络。他说："今之治法，先宜顺气，然后治风，万不一失。"（《妇人大全良方·卷三》）妇人有其自身的生理特点，行气过度会损伤血的生成与运行，故应顺气和血。由于风邪侵袭是中风的重要病因，因此在治疗时还应该注意祛风通络。在此基础上，尚需据兼证分别论治。如兼有中寒的，加用温中散寒药；兼有中痰的，加用豁痰开窍药；兼有中暍的，加用清热养阴药。此外，中风不语需从心脾论治。他引用《诸病源候论》之言阐述其理："脾脉络胃夹咽，连舌本，散舌下；心之别脉系舌本。今心脾二脏受风邪，故舌强不得语也。"(《妇人大全良方·卷三·妇人中风不语方论》)因此，陈自明治疗中风不语者，多以健脾祛痰、清心开窍为主要治法。

（4）组方特点

根据上述认识，陈自明在治疗妇人中风时常选用如下方剂：续命汤系列、排风汤、三生饮、参苏饮、木香煮散、大小风引汤、千金竹沥汤、麻桂剂、白僵蚕散、乌蛇散、大八风汤等。陈自明根据不同病情选择了众多的方剂，虽然看起来杂乱无章，但通过统计分析可以发现其组方配伍有很多规律可循。

①以风制风，通经活络

统计治疗中风病的方剂可以看出，陈自明重视应用祛风发表的辛温之品，其中以续命汤系列方剂最为典型。常用的辛温药物有麻黄、桂心、防风、葛根、独活、细辛、干姜等。此类药物除发表散寒外，更以其辛味宣通表里、疏畅经络、行血破瘀。如《神农本草经》谓麻黄"破癥坚积聚"，谓细辛治"百节拘挛，风湿痹痛……利九窍"。由此可见，此类药物可同时作用于人体表里，外可解表散寒，祛风外出；内则可借其辛温之性深入经络，破瘀通脉，调畅气机，以其自身风性调整机体状态，制约外风的影响。

②补益气血，养血祛风

中风的基本病机是荣卫失和，气血逆乱，因此治疗上主要从调和荣卫、调理气血的角度组方用药。如在排风汤中，选用了白术、白芍、桂心、当归、川芎、白茯苓共同益气养血，即所谓"排风汤所用之药有十全大补汤料，亦有平补之意"。另外，陈自明在补益气血的基础上，常加一味杏仁调畅全身气机。《本草纲目》曰："杏仁能散能降，故解肌、散风、降气、润燥、消积，治伤损药中用之。"杏仁可调畅全身气机，气血运行通畅，即可逐邪风外出。

③疏通经络，调畅气机

风邪侵袭人体，多从脏腑俞穴循经而入。风邪侵袭初期，正气尚强，邪不胜正，故不发病。但邪气反复侵袭，损耗正气，无力祛邪而致邪气稽留于体内蕴结不解，正气稍弱则邪气伺机而发。因此，陈自明认为："此疾积袭之久，非一日所能致。"因风邪侵害经络较久，在处方用药时常选用一些虫类药疏通经络、调畅气机，如全蝎、僵蚕、乌蛇之类。虫类药可以搜风入骨，排出深藏于体内的风邪。《开宝本草》谓全蝎"疗诸风隐疹，及中风半身不遂，口眼㖞斜，语涩，手足抽掣"。《玉楸药解》认为全蝎"穿筋透骨，逐湿除风"。《本草求真》谓："僵蚕，祛风散寒，燥湿化痰，温行血脉之品。"由此可知，历代医家均已认识到虫类药物搜风剔络之功效。

④温阳散寒，扶正祛邪

妇人气血亏虚长期得不到有效的调理，阴损及阳，久病及肾，渐及肾阳亏虚，加之风邪常兼夹寒邪侵袭人体，因此，陈自明在治疗妇人中风时常选用温阳散寒药，如附子、川乌、肉苁蓉等扶正祛邪药。这类温阳散寒药，既可外助辛温之药发表，又可温里以助正气鼓邪外出，内外兼顾，无所不到，使风邪无处可藏。

另外，中风病不是一朝一夕形成的，因此在治疗疾病时也不能图速效，应缓慢调治。陈自明指出："然此疾积袭之久，非一日能所致。今人服药，三五服便责无效，其责医者亦速矣。正宜大剂，久服方有其效。孟子曰：七年之病，求三年之艾也。"（《妇人大全良方·卷三》）以此告诫病人，在接受治疗时一定要有耐心，配合医生的正确治疗，方可获愈。

（5）常用祛风方剂

①排风汤

《妇人大全良方·卷三·妇人中风方论》第一首方剂即为排风汤，由白鲜皮、白术、白芍、桂心、川芎、当归、防风、杏仁、甘草各二两，白茯苓、麻黄、独活各三两，生姜四片组成，用于治疗男子、妇人风虚湿冷，邪气入脏，狂言妄语，精神错乱，以及风入五脏等。此方由麻黄汤、八珍汤（去生地黄、人参），加白鲜皮、防风、独活、生姜组成，故有祛风散寒、益气养血之效。在发表散风方中配伍当归、白芍、白术、甘草等益气养血之品，既体现了其"治风不忘治血"的整体观念，同时也体现了其善于扶正祛邪，重视"正气存内，邪不可干"的防病思想。

②三生饮

三生饮由生南星一两，生乌头、生附子各半两，木香一分，生姜十片组成。用于治疗外感风寒、内伤喜怒所致的寒痰内盛证，症见卒中，昏不知人，口眼㖞斜，半身不遂，咽喉作声，痰气上壅等，若见"六脉沉伏"，或"指下浮盛"之脉，即可应用。方中以生南星燥湿化痰、祛风止痉；以生乌头、生附子，祛风除湿、温经散寒；以木香调畅气机；生姜温中化饮，又可减南星、乌头、附子之毒。诸药合用，共奏温阳散寒、祛风除湿、化痰通络之功。故亦可用于治疗痰厥、饮厥、气虚眩晕等证，均有神效。加减应用：若口噤不省人事者，可用北细辛、皂角各少许为细末。或只用半夏为细末，用芦管吹入鼻中，俟喷嚏，其人少苏，然后进药。如气盛人，宜用星香饮，即只用南星五钱重，木香一钱，加生姜十四片，煎作两服饮之。取嚏法为历代医家常用之法，该法可通阳宣肺散邪，取细辛极辛之味以宣肺开窍，皂角、半夏辛温之性以化痰开窍，均可增强宣通之力。

③参苏饮

参苏饮主治痰饮停积胸中，中脘闭塞，呕吐痰涎；痰气中人，停留关节，口眼㖞斜，半身不遂等，食已即呕，头疼发热，状如伤寒者。方由人参、紫苏叶、半夏、茯苓、干葛、前胡各三分，甘草、木香、陈皮、枳壳、苦桔梗各半两，姜七片，枣一枚组成。综观全方，益气健脾、理气化痰，使清阳得升、痰浊得化、清窍得养，则诸症自除。若腹痛甚者，加芍药缓急止痛。

④木香煮散

木香煮散出自《苏沈良方》，主治左瘫右痪，并素有风湿，诸药不效者。方由羌活、麻黄各一两，防风三分，白术、陈皮、炮附子、木香、槟榔、牛膝、炮川乌、草豆蔻、杏仁、人参、白茯苓、川芎、当归、甘草、桂心各半两，生姜五片组成。方中以人参、白术、茯苓、甘草健脾益气以运中焦；附子、川乌、麻黄、羌活、桂心、生姜、杏仁温阳散寒、通达表里；木香、槟榔、草豆蔻、防风理气宽中、破气导滞。诸药合用，使气机调畅、瘀散痰消、清升浊降，神机得养而病愈。陈自明谓此方："常服可调气、进食、宽中。"加减应用：大便不通者，加大黄；心腹胀者，加苦葶苈、滑石；膈上壅滞，咳嗽气促者，加半夏、川升麻、天冬、知母。

⑤附子理中汤

附子理中汤由大附子、人参、干姜、甘草、白术等分组成。主治五脏中寒，口噤，四肢强直，失音不语之病证。该方具有温中健脾、温阳散寒之功效，临床常用于治疗脘腹冷痛、呕吐泄泻、手足不温等病证。此处用其治疗五脏中寒证，正取附子、干姜温阳散寒之用。"阳气者，精则养神，柔则养筋"，补足阳气，散除寒邪，则经筋、脉络得以温养，则功能恢复。

⑥加减小续命汤

小续命汤出自《千金方·卷八》。方由麻黄、防己（《外台》引崔氏不用防己）、人参、黄芩、桂心、甘草、芍药、杏仁各一两，附子一枚，防风一两半，生姜五两组成，上十二味，以水一斗二升，先煮麻黄三沸去沫，纳诸药，煮取三升，分三服；不愈更合三四剂，取汗。功能祛风扶正。主治中风猝起，筋脉拘急，半身不遂，口目不正，舌强不能语，或神志闷乱等。

加减小续命汤，即小续命汤加川芎、大枣。主治猝暴中风，不省人事，渐觉半身不遂，口眼㖞斜，语言不利，肢体麻痹，骨节烦疼，不得转侧；以及治诸风，服之皆验。若治脚气缓弱，久服得瘥。久病风入，每遇天色阴晦，节候变更，宜预服之，以防喑哑。

⑦小风引汤

小风引汤，治中风半身不遂，全身乏力，身疼痛者。方由防风、独活、细辛、川芎、北五味子、白茯苓、人参、白芍、白术、甘草等分，杏仁五个，生姜三片组成。

小风引汤加麻黄、肉苁蓉、附子、当归、羚羊角五味等分，即大风引汤，亦用于治疗妇人中风。

⑧竹沥汤

同名方有两个，一方出自《千金方》，一方出自《必效方》，分述如下：

《千金》竹沥汤，治热极生风之证。方由竹沥三升，生葛汁一升，生姜汁三合组成，上三味相和，温暖，分三服，朝、晡、夜各一服。

《必效方》竹沥汤，由秦艽、防风、独活、附子各一分水煎，入生地黄汁、淡竹沥各半盏，再煎四五沸，去滓，分作四服，无时热服。治中风涎潮，谵语昏塞，四肢缓纵。病势去，以他药扶持，未愈再作。

由此可见，《千金》竹沥汤，专以竹沥清热化痰，以葛汁升津柔筋，以生姜汁发表散风，共奏清热以息风之效。《必效方》竹沥汤，以秦艽、防风、独活祛风胜湿，附子温阳散寒以柔筋；生地黄汁甘寒以滋阴清热，淡竹沥清热化痰。诸药合用，将风、寒、湿、热诸邪各个击破，以达扶正祛邪之目的。

（6）中风论治特色

风邪是中风发病重要因素，而女子以血为本，因此，陈自明治疗妇女中风具有独特的思路和方法。

①外中风邪需调和荣卫

女子素体气虚或产后血虚，多汗出，则易中风邪。陈自明宗张仲景辨治之法，无汗恶风寒，名刚痓，宜葛根汤；有汗不恶寒，名柔痓，宜桂枝加葛根汤。若属阳明腑实证，则宜大承气汤。如"妇人伤风七八日，续得寒热，发作有时，经水适断，此为热入血室。其血必结，故使如疟状"，宜用小柴胡汤加生地黄；或以《局方》四物汤，将熟地黄易生地黄，加北柴胡。若因产后血虚，"风乘虚入诸阳之经，则腰背反折挛急"，此即形气不足，病气有余而猝中风邪；亦有阴血暴竭，阳气不能卫外，致风邪乘虚而中者，此时若按中风论治，常"百无一生"。因失血多则必阴虚，阴虚可生内热，热极生风，或有汗，或手足抽搐，或腰背劲强，总由血少肝虚，筋失所养所致。治宜大补气血，略加治风之药，可用加减小续命汤，以养血活血、祛风通络、清热化痰。其中，补益中气有人参、白术、甘草；养血活血有白芍、当归、川芎；祛风通络有独活、麻黄、防风、细辛、桂心、附子、防己等；清热化痰则有黄芩、杏仁、荆芥、葛根等。

陈自明对麻黄的使用颇为谨慎。张仲景曰："亡血家，不可发汗。"（《伤寒论》）《名医别录》云："麻黄，通腠理，疏伤寒头痛，解肌，泄邪恶气，消赤黑斑毒。不可多服，令人虚。"妇人的经、孕、胎、产可耗血伤阴，复伤于风邪，亦不可强发汗。因此，陈自明常谓：麻黄可去，加葛根。

陈自明曾治缪安人年六十五六，忽然中风，不省人事，无汗有痰，已办后事，众医皆谓不可治。陈自明诊之，六脉浮缓，脾脉溢关，断为真风脉，先投参苏饮六服，宽气下痰，次以木香煮散而愈，又享十年之寿。患者年事已高，其体虚弱，荣卫失调以致真气耗散，腠理不密，邪气乘虚而入，症见"无汗有痰，六脉浮缓，脾脉溢关"，治以解表发汗、调畅气机，俾气顺则痰消，先用参苏饮。汪昂云："风寒宜解表，故用苏、葛、前胡；劳伤宜补中，故用参、苓、甘草；橘、半除痰止呕，枳、桔利膈宽肠，木香行气破滞，使内外俱合则邪散矣。"该方为治素有风湿、左瘫右痪之专方，常服可调气进食、宽中。最后以木香煮散调理而愈。

②体虚中风需养血祛风

妇人中风系体虚受风，乃风客于半身所致，"皆由阴阳偏亏，脏腑怯弱，经络空虚，血气不足，当风冲坐，风邪乘虚而入，疾从斯作"。以树木为喻，树木或有一边津液不荫注而先枯槁，然后被风所害；人之身体，或有一边血气不能荣养而先枯槁，然后被风所苦，其理相同。此为后世王清任论中风半身不遂并创补阳还五汤之先导。他针对中风气血不足，经络涩滞的病机，创制系列方剂进行施治，例如大八风汤、独活汤、白术散等。

陈自明对中风气血不足而入五脏者，皆在益气养血的基础上，配伍辛温通络，以求标本同治。如用人参、黄芪、白术、茯苓、甘草、当归、白芍、生地黄、川芎等益气和营、滋阴养血、补虚柔筋；配以独活、羌活、防风、细辛、桂心、乌梢蛇肉等辛温通络、行气活血。若精髓空虚，症见腰酸腿软、昏晕乏神者，宜加续断、杜仲、川牛膝、秦艽等滋养肝肾、强壮筋骨；若夹痰火上冲、阻塞清窍，则以半夏、石菖蒲、远志等燥湿化痰。陈自明以"医风先医血，血行风自灭"的原则治疗中风，对后世影响极为深远。薛己曾谓："医风先医血，此论得之，大抵此症，多因胎前产后失于调养，以致精血干涸，肝木枯槁，治法当滋其化源。"（《校注妇人大全良方·卷三·妇人贼风偏枯方论》）

③热极生风需清热息风

妇人素体气虚或产后血虚，每因"或怀忧怒，扰荡冲和，或因着艾，伤动脏腑"而致肝经热甚动风，症见眼涩口噤，肌肉瞤搐，渐至腰脊筋急强直者，治以清热息风。陈自明依据《千金方》竹沥汤"大治热即生风"，指出中风属热者，宜用荆沥、竹沥、生姜汁以清热息风化痰。选用《百问方》青竹茹汤治"热气上冲胸，手足拘急搐搦如中风状"，《必效方》竹沥汤治疗阴津枯涸、风痰内扰证，大承气汤治"胸满口噤，其人卧不着席，脚挛急，咬齿"之刚痉，均体现了清热以息风的治疗原则。

唐宋之前，治疗中风多用辛刚燥热之药。陈自明则依据"风人多热"的特点，用生地黄汁、淡竹沥、生姜汁等自然汁，以取其凉血散瘀、清热除痰、滋润补精、柔筋缓急之功效，使凉血不留瘀、清热毒、补阴液而息风止痉。《名医别录》谓竹沥"大寒，治暴中风，风痹，胸中大热，止烦闷"（《名医别录·中品·卷第二》）；生姜汁破血调中、祛冷除痰。朱震亨云："竹沥滑痰，非姜汁不能行经络。"（《丹溪心法·卷二·痰十三》）王好古指出，生地黄气寒，主治"诸经之血热"。如交加散（生地黄汁、生姜汁）治产后中风尤妙，亦治妇人营卫不通、经脉不调、腹中撮痛、气多血少、结聚为瘕等多种病证。陈自明虽无更成熟的方剂，但所创清热息风法确为后世辨治中风开辟了新的途径。

④肝风内动宜平肝息风

陈自明认为，肝风"因血虚、肝有风邪袭之尔"。若症见口眼㖞斜、肢强、失音、口噤者，常以天麻、全蝎、僵蚕、乌梢蛇等平肝息风、搜风解痉，同时配以防风、独活、川乌、麻黄、当归、附子等辛温通络而祛风。如：白僵蚕散治"妇人中风，角弓反张，口噤不能言，皮肤顽痹，筋脉抽掣"；乌蛇丸治"妇人中风，牙关紧急，手足顽麻，心膈痰涎壅滞"等。

陈自明还创追风散（川乌、防风、石膏、川芎、甘草、荆芥穗、白僵蚕、天南星、羌活、天麻、地龙、白附子、全蝎、白芷、草乌、没药、乳香、雄黄）以治肝脏久虚，血气衰弱，风毒之气上攻，头痛，头眩，目晕，心忪烦热，百节酸疼，脑昏目痛，鼻塞声重，项背拘急，皮肤瘙痒，面上游风，状若虫行，以及一切头风证。同时选用《普济本事方》钩藤散治肝厥头晕，以蔓荆子散治疗妇人风眩、头目昏闷烦疼、言语謇涩、痰逆不下饮食等病证。

⑤痰浊上蒙需涤痰开窍

痰涎壅盛，风夹痰湿蒙蔽清窍，内闭经络，症见猝然跌仆，神志昏迷，舌强不语，口眼㖞斜，抽搐痉厥，半身不遂，急当涤痰开窍。陈自明选用三生饮峻剂涤痰。汪昂指出："此足太阴、阳明、厥阴、手少阳药也。南星辛烈，散风除痰。附子重峻，温脾逐寒；乌头轻疏，温脾逐风；二药通行经络，无所不至，皆用生者，取其力峻而行速也。"（《医方集解·祛风之剂第九》）本方兼治痰厥、饮厥及气虚眩晕，均有神效。薛己谓："三生饮乃行经络治寒痰之良药，斩关夺旗之神剂。"（《校注妇人大全良方·卷三·妇人中风诸证方论》）若肥胖痰盛之人中风，则取星香饮（南星、木香、生姜）以行气燥痰。

⑥寒邪内中需温里散寒

风寒相搏，猝中于里所致寒中之证，系"五脏中寒"，症见口噤、四肢强直、失音不语。其于开庆己未年七月间曾治裕斋马观文夫人曹氏，病气弱倦怠，四肢厥冷，恶寒自汗，不进饮食。一医作伏暑治之投暑药，一医作虚寒治之投热药，皆无效。陈自明诊之，六脉虽弱而两关差甚，乃中焦寒，即脾胃虚寒。脾胃既寒，四肢属脾，则四肢厥冷，脾胃主运化、升清降浊，脾胃虚寒，必兼腹痛、吐泻之症。陈自明投以附子理中汤，一投而瘥。

脾主肌肉，风入于脾，则肉缓而恶寒自汗。脾所生病为体不能动摇，食不下，故身体怠惰而不嗜食。脾主四肢，故四肢厥冷。脾与胃相表里，脾病累及于胃，故腹痛、吐泻。此为中焦脾胃寒也，治以附子理中汤温中通络、益气祛痰。

　　陈自明辨治妇人中风病，积累了丰富的经验，其所选方药或为前代名医之方，或为家传验方，或为自创之方，无论属于哪类，均是经过精心化裁而匠心独运，至今仍有实用价值，值得进一步挖掘、整理与研究。

9. "有故无殒，亦无殒" 的用药思想

　　早在《内经》中，即已提出 "有故无殒，亦无殒" 的用药思想。《素问·六元正纪大论》曰："黄帝问曰：妇人重身，毒之何如？岐伯曰：有故无殒，亦无殒也。大积大聚，其可犯也，衰其大半而止，过者死。" 岐伯详细阐述了治疗孕妇大积大聚的用药原则和方法，同时也指出用药应审慎，尽管 "大积大聚，其可犯者"，但仍然要 "衰其大半而止"，用药不能太过。因此，治疗妊娠病时应充分理解 "人为本，病为标"，在祛邪时，应先护其本，做到祛邪不伤正。

（1）妊娠禁忌药

　　我国古代医家在长期实践中观察到某些药物有损害胎元，甚至堕胎的作用，这些药物被列为妊娠禁忌药。《妇人大全良方·卷十一》总结了 "孕妇药忌歌"，妊娠期禁忌药如下：

　　　　螈斑水蛭地胆虫，乌头附子配天雄。

　　　　踯躅野葛蝼蛄类，乌喙侧子及虻虫。

　　　　牛黄水银并巴豆，大戟蛇蜕及蜈蚣。

　　　　牛膝藜芦并薏苡，金石锡粉及雌雄。

　　　　牙硝芒硝牡丹桂，蜥蜴飞生及䗪虫。

　　　　代赭蚱蝉胡粉麝，芫花薇衔草三棱。

　　　　槐子牵牛并皂角，桃仁蛴螬和茅根。

　　　　樐根硇砂与干漆，亭长波流茵草中。

　　　　瞿麦蔄茹蟹爪甲，猬皮赤箭赤头红。

马刀石蚕衣鱼等，半夏南星通草同。

干姜蒜鸡及鸡子，驴肉兔肉不须供。

切忌妇人产前忌，此歌宜记在心胸。

由"妊娠药忌歌"可以看出，妊娠禁忌药物多为大热大寒、作用峻猛、具有毒性之品，其中包括了大部分虫类药。除此之外，陈自明还提出一些健脾补肾、利湿活血中药，如薏苡仁、牛膝等亦属于妊娠禁忌药。

当然，对于妊娠禁忌药应该辨证看待，不能过于拘泥，如《妇人大全良方·卷十四》"妊娠中风方论"中，治疗妊娠中风，伴有口眼不正、手足顽痹等症状的方药（防风、羌活、防己、麻黄、黄松木节、桂心、荆芥穗、羚羊角屑、桑寄生、甘草、薏苡仁、生姜），方中桂心、薏苡仁均属于妊娠禁忌药，但其具有发表散风、清热祛湿、解痉缓急之功效。因此，在辨证准确的前提下仍将其用于治疗妊娠中风病。《妇人大全良方·卷十二》"妊娠误服毒药伤动胎气方"中，治疗误服毒药伤动胎气的夺命圆中，用到桂心、桃仁，以散寒通脉、活血化瘀，并根据服药反应判断有无胎损。即若胎尚未损，服之可安，若胎已死，服之可下。由此可见，只要辨证准确，妊娠禁忌药亦可用于治疗妊娠病。卷柏圆（卷柏、钟乳粉、鹿角胶、紫石英、阳起石、桑螵蛸、禹余粮、熟地黄、桂心、川牛膝、桑寄生、北五味、蛇床子、牡丹皮、杜仲、川芎、当归、蜜、温酒）治疗气血虚损，子脏风冷导致的妊娠数堕胎。该方中牡丹皮、川牛膝、桂心，均为"孕妇药忌歌"中提到的妊娠禁忌药。现代《中药学》教材中亦提到川芎为"妊娠慎用药"。若辨证准确，治法得当，妊娠禁忌药亦可达安胎之效。治疗心中烦闷，头目晕重，憎闻食气，吐逆吐痰，烦闷颠倒，四肢重弱，不自胜持的妊娠阻病，用茯苓圆服之即效。该方由赤茯苓、人参、桂心、干姜、半夏（泡洗七次，炒黄）、橘红、白术、葛根、甘草、枳壳、蜜组成。该方服用前需"先服半夏茯苓汤两剂"。半夏茯苓汤及茯苓圆中的干姜、半夏、桂心均为妊娠禁忌药。

以上案例均体现了陈自明对"有故无殒，亦无殒"用药思想的正确理解和运用。由此可见，临证要做到合理用药，必须对药性了然于胸，知其禁又要知其所以禁，有是证用是药则无所禁。正如清代周学霆《三指禅·胎前全凭脉论》所说："黄芩，安胎者也；乌附，伤胎者也。而胎当寒结，黄芩转为伤胎之鸩血，乌附又为安胎之灵丹。焦术，安胎者也；芒硝，伤胎者也。而胎当热结，白术反为伤胎之砒霜，芒硝又为安胎之妙品。"并提出"无药不可以安胎，无药不可以伤胎，有何一定之方，有何一定之药也。"这恰恰说明妊娠期用药，辨证施治是关键，识药性是基础，辨证准确，用药精准，"毒药"亦良药。

（2）妊娠禁忌药物的用药原则

如能严格把握、准确理解用药原则，妊娠禁忌药亦可成为治病良药。

①辨证精准

此为正确用药的前提。对于妊娠期妇女，只有明确辨识为实邪内聚而致病者，急需祛邪以安正，方可运用峻烈之品。如桂枝茯苓丸的条文中就明确提出，只有确定瘀积内聚时，才可使用桂枝茯苓丸，而无瘀者则不能妄投。"葵子"一药两用，既可用于安胎，又用于堕胎。何时应用，如何配伍，亦需准确辨证。

②中病即止

此为使用疗程。如妊娠腹痛一证，属阴寒内盛者，则非大辛大热有毒之附子不能散其寒，但不能使用过度，当"衰其大半而止"。一旦病情好转，就必须停用，以防伤胎。

③炮制配伍

对于某些妊娠禁忌药，可通过炮制、配伍起到减毒作用而应用于妊娠病人。如治疗妊娠恶阻的半夏茯苓汤，由半夏、生姜、茯苓、熟地黄、橘红、北细辛、人参、紫苏、甘草等组成。半夏属于妊娠禁忌药，可致胎动不安，但方中详细注明其炮制方法为"泡十次，别切，炒令黄"，并在篇后明确指出半夏虽能动胎，"若炒过则无妨"。可见，正确应用炮制方法，既可保证药效，又可减毒。另外，从该方组成分析，方中半夏虽有动胎之性，而方中有人参、生姜、紫苏等安胎之药，如此配伍亦可起到预防胎动的作用。

④丸药缓图

此为服用方法。如妊娠妇女确需用峻烈之品攻逐实邪，在服用方法上尽量选择丸剂。"丸者，缓也"，在以峻猛之剂治疗孕妇病证时，应以丸剂缓图攻邪，以保证祛邪而不伤正。

⑤重视孕妇体质

对于体质薄弱或曾有小产、胎气不固的孕妇，使用峻烈祛邪药物时宜更加慎重，以免造成胎动不安、堕胎等不良后果。

总之，在使用妊娠禁忌药治疗妊娠病时，应当遵循上述原则合理使用。如因医家辨证用药有误，戕伤母体，有损胎儿，是不能以"有故无殒"为遁词的。

10. 重视治未病思想

所谓"治未病"，是指采取预防或治疗手段，防止疾病发生、发展的方法，是中医治病的基本法则，是中医药学的核心理念之一，也是中医预防保健的重要理论基础和准则。《素问·四气调神大论》云："是故圣人不治已病治未病，不治已乱治未乱……夫病已成而后药之，乱已成而后治之……不亦晚乎！""上工治未病，不治已病。"即指出了治未病的重要性。张仲景在《金匮要略》中提到"见肝之病，知肝传脾，当先实脾"，即是根据五脏生克关系对"已病防变"的运用。中医学历来就重视"治未病"，形成了世界上最早的预防医学体系。

　　唐宋时期，关于妊娠病的"治未病"思想进入临床实用阶段。各位医家从不同角度阐述预防疾病的方法，并丰富了"治未病"理论。《妇人大全良方》中记载了大量关于妇人、孕妇及产妇的预防保健方法，这些方法充分体现了陈自明重视"治未病"的思想。他认为："阴阳平均，气质完备，咸其自尔。然而奇偶异数，有愆有耗，刚柔异用，或强或羸，血荣气卫，不能逃于消息盈虚之理，则禀质之初，讵可一概论耶？是以附赘垂疣、骈拇枝指，休儒跋躄，形气所赋有如此者；疮疡痈肿，聋盲喑哑，瘦瘠疲瘵，气形之病有如此者……保卫辅翼，固有道矣。""作劳不妄，而气血从之，皆所以保摄妊娠，使诸邪不得干焉。"（《妇人大全良方·卷十·气质生成章》）也就是说，孕妇阴阳气血处在动态平衡之中，妊娠之体和胎儿孕育自然正常；若阴阳偏盛偏衰，有愆有耗，刚柔异用，失去平衡，血荣气卫因此出偏颇，影响胎儿禀赋，可能出现各种解剖上或功能上的"气形之病"。这些理论对于今天的妇幼保健工作仍具有重要指导意义。

（1）未病先防

　　《素问·上古天真论》云："上古之人，其知道者，法于阴阳，和于术数，食饮有节，起居有常，不妄作劳，故能形与神俱，而尽终其天年，度百岁乃去。"这里主要指出，生活中要掌握自然规律，根据天地阴阳法则，有规律、有节制地安排饮食和起居，从而做到"形与神俱"，才能健康长寿。

　　陈自明根据上述原则，结合自身经验指出，妇人在不同生理阶段具有不同的预防重点，他所提倡的"逐月养胎"即体现了妊娠期"未病先防"的治未病思想。妇女怀孕后应顺应各个月份的气血、阴阳变化规律而合理安排饮食、起居、作息等，使机体处于阴阳协调，气血平和的状态，从而达到保养胎儿的目的。

　　妇人产后处于气血亏虚、血易瘀滞的状态，因此，对于新产妇应重视养血祛瘀。"新产后不问腹痛不痛，有病无病，以童子小便以酒和半盏温服"（《妇人大全良方·卷十八·产后将护法》）以活血化瘀；在未进任何食物之前，应先服佛手散，从而起到"除诸疾，逐败血，生新血"的效果，预防产后诸疾的发生，从而做到真正的"未病先防"。

（2）已病防变

《素问·生气通天论》云："故病久则传化，上下不并，良医弗为。"说明久病传变，上下不通，阴阳否隔，即使良医也无能为力。所以《素问·疏五过论》指出："凡诊者，必知终始，有（又）知余绪……"就是说，凡是医生诊病，必须对患者病情全面掌握，既知其发病全过程，又知其预后，以便采取恰当的预防措施，以免病危时手足无措。

陈自明临证经验丰富，能准确判断疾病预后，并做到已病防变。如"凡妊妇腰痛多坠胎""夫妊娠不长者，因有宿疾，或因失调，以致脏腑衰损，气血虚弱，而胎不长也。当治其疾，益其气血，则胎自长矣"，既能据情分析并判断预后，也能提出解决策略。又如，"妇人乳汁，乃气血所化。若元气虚弱，则乳汁短少……盖乳汁资于冲任，若妇人疾在冲任，乳少而色黄者，生子则怯弱而多疾"，在治疗上，他收录众多方药，并附治验，给后人启迪。如治胎萎不长验案，采用八珍汤倍加参、术、苓以治脾气不足胎不长，又用六君加柴胡、山栀子、枳壳、紫苏、桔梗治疗肝脾郁怒胎不长，常辨证施治而获良效。在服药时间上，他主张先其时服药，如"黄连汤，若曾伤二月胎者，当预服此药"。

（3）重视妇人分期调护

月经、妊娠、产后，都属于女性的特殊生理时期。此时多有精血的过度消耗或丢失，正气相对虚弱，外邪易于侵袭，因此需要谨慎调护。根据不同生理时期的特点，分别采取不同的调理方法，力求避免外邪、情志、劳逸、饮食等各方面的损伤。

①月经期调护

妇女行经期，体内气血相对亏虚，若此时调护失宜，感受风邪则病风，感受寒邪则胞宫受寒。如得不到及时治疗，邪气积留于体内，就会产生各种病证。因此，"若遇经脉行时，最宜谨于将理。将理失宜，似产后一般受病，轻为宿疾，重可死也"（《妇人大全良方·卷一·月经绪论》）。妇人在此期间应该调畅情志，注意休息，避免受到惊吓。月经期间，妇人若受到惊吓或恼怒，会导致气血逆乱；若过于劳累则产生虚热，出现腹痛等诸多病证；若过怒则伤肝，会产生眼晕、胁痛等病证。因此，妇人在月经期一定要谨慎调养，否则后患无穷，即"（所谓）犯时微若秋毫，感病重如山岳，可不畏哉"。

②妊娠期调护

陈自明提倡"逐月养胎"，即体现了妊娠期"未病先防"的预防保健思想。他认为妇人怀孕后应顺应各个月份的气血、阴阳变化规律，合理安排饮食、起居、作息等，从而使机体阴阳协调，气血平和，达到养护胎儿的目的。具体措施如下：

妊娠一月，足厥阴经主养胎儿。此时应当保养肝经，不可伤及肝经气血。饮食宜"精熟""酸美受御"，注意休息，不能劳累，保持内心平静，避免恐畏；治疗时避免针灸肝经穴位。若曾于一月时伤胎，此时当预服补胎方（北细辛、防风、乌梅、吴茱萸、干地黄、白术、大麦、生姜）以养血舒肝、健脾和中。

妊娠二月，足少阳经主养胎儿。此时应当谨护保养胆经，饮食上忌食辛臊食物，居住环境保持清静，避免受到惊吓。治疗时避免针灸胆经穴位。若曾于二月时伤胎，此时当预服黄连汤（由黄连、人参、吴茱萸、生地黄、生姜组成）以温中补虚、降逆止呕。

妊娠三月，手少阴经主养胎儿。此时应尽量避免悲哀、忧思和惊动，谨慎保养心经；治疗时避免针灸心经穴位。若曾于妊娠三月时伤胎，此时当预服茯神汤（茯神、丹参、龙骨、阿胶、当归、甘草、人参、赤小豆、大枣）以益气养血、镇心安神。

妊娠四月，手少阳三焦经主养胎儿。此时宜进食富有营养的食物，如稻粳、鱼雁等以促进气血化生；但应饮食有节制，避免暴饮暴食，影响气血运行。同时，应当静养形体，调和心情。治疗时避免针灸三焦经穴位。若曾于妊娠四月时伤胎，此时当预服调中汤（芍药、甘草、川芎、续断、柴胡、白术、乌梅、生李根白皮、当归、生姜、厚朴、枳实）以疏肝理气、益气养血、补肾安胎。

妊娠五月，足太阴脾经主养胎儿。此时应当注意卫生，经常洗澡、换洗衣服，并注意保暖，避风寒。饮食应适度，不可过饥或过饱，避免食用干燥食物；不可过于劳倦；治疗时避免针灸脾经穴位。若曾于妊娠五月时伤胎，此时当预服安中汤（甘草、芍药、当归、人参、干地黄、川芎、五味子、生姜、麦冬、大麻仁、大枣、黄芩）以滋阴养血、益气生津。

妊娠六月，足阳明胃经主养胎儿。此时应当保养胃气，饮食上宜调和五味，多进食甘美食物，但不可饮食过饱；宜多食用鸟兽肉类以养筋、增加体力；增加室外活动，勤于走动，活动肢体。治疗时避免针灸胃经穴位。若曾于妊娠六月时伤胎，此时当预服柴胡汤（柴胡、芍药、白术、甘草、麦冬、肉苁蓉、川芎、干地黄、生姜、大枣）以养血疏肝、健脾和胃。

妊娠七月，手太阴肺经主养胎儿。此时应增加活动量，活动躯体及四肢以运行气血。自此以后，居住环境必须保持干燥洁净；忌饮食寒凉食物，多食粳稻以"密腠理"、养骨坚齿。不应悲伤忧思，不要大声说话或号哭；注意保暖，减少洗浴。治疗时避免针灸肺经穴位。若曾于妊娠七月时伤胎，此时当预服杏仁汤（杏仁、甘草、钟乳、干姜、麦冬、吴茱萸、五味子、粳米、紫菀）以滋阴润肺。

妊娠八月，手阳明大肠经主养胎儿。此时妇人应当平心静气，"无食燥物"；治疗时避免针灸大肠经穴位。若曾于妊娠八月时伤胎，此时当预服葵子汤（甘草、柴胡、白术、厚朴、芍药、葵子、生姜、大枣）以疏肝健脾、行气利水。

妊娠九月，足少阴肾经主养胎儿。此时胎儿形体已成，妇人应当饮食有节，动静有度，居处寒温适宜；治疗时避免针灸肾经穴位。若曾于妊娠九月时伤胎，当预服猪肾汤（猪肾、茯苓、桑寄生、干姜、干地黄、川芎、白术、麦冬、附子、大豆）以益肾养血、健脾温阳。

妊娠十月时，胎儿五脏六腑已经完全形成，此时妇人应当安心待产。

综上所述，孕妇之阴血下入胞宫以养胎，胞胎不断长大，壅滞脏腑气血。妊妇应注意以下五点：其一，不可多睡，应当经常走动，在体力允许的情况下，多锻炼身体，使气血运行顺畅；但不可负重劳动或者登高涉险，以免损伤胎儿。其二，摄入易于消化且营养丰富的食物，"不宜食黏硬难化之物，不可多饮酒……勿令饥渴"。其三，应舒缓神志，减少思虑，过度思虑则伤心脾、耗气血，不利于滋养胎儿，而生病变。其四，孕妇房间应安静卫生、保暖避寒，生产时应当顺应自然规律，"不可强服催生、滑胎等药"，若强行服食催生药物，对胎儿和产妇都有损伤，"恐变生他疾"。其五，不可乱服药物、乱行针灸，若有胎动不安或者腰痛，可服用安胎药，病去药止，不可多服。

③产后期调护

产妇在生产过程中损耗气血，且多有瘀血留滞。为此，应当从饮食、起居、情志等方面进行调护。

饮食方面："凡妇人生产毕，且令饮童子小便一盏。"（《妇人大全良方·卷十八·产后将护法》）童便味咸，性寒，能滋阴降火、凉血散瘀，适合妇人产后阴虚生热、瘀血内阻的体质特点。产后不可食用"生冷、黏硬果菜，肥腻鱼肉之物"。因妇人新产，气血亏虚，脾胃虚弱，运化乏力，若过食生冷、肥腻等难消化食物，将进一步损伤脾胃，导致积滞内生。产后宜少食多餐，不可过饱。"分娩之后，须臾且食白粥一味，不可令太饱，频少与之为妙，逐日渐增之。"（《妇人大全良方·卷十八·产后将护法》）此亦体现了其重视顾护脾胃的思想。

起居方面：妇人新产后应闭目养神，采取仰卧位，立起膝盖，便于产道瘀血下行。应当使人从心推至脐下，促进瘀血排出体外；产妇卧室内应当避风，以免感受风邪形成风劳。"夏月宜于房门外烧砖，以醋沃之置于房中。"（《妇人大全良方·卷十八·产后将护法》）产后应禁止"脱衣洗浴，或冷水洗濯"。因为产妇体虚，正虚邪凑，此时风寒邪气更易侵袭人体，而且正虚无力抗邪，一旦有邪气残留在体内便很难祛除。"当时虽未觉大损，满月之后即成蓐劳。手脚及腰腿酸重冷痛，骨髓间飕飕如冷风吹，继有名医亦不能疗。"（《妇人大全良方·卷十八·产后将护法》）因此，为避免产后诸病的发生，妇人须在产后躲避风寒。

情志方面：情志变化以阴血为物质基础，若产妇在满月之前过于喜怒、惊恐、忧思、多语，则会加重气血亏虚，影响气机调畅。如："怒则气上，喜则气缓，悲则气消，恐则气下，寒则气收，炅则气泄，惊则气乱，劳则气耗，思则气结。"（《素问·举痛论》）过度的情志变化亦可造成气血失调，加重气血不足，产生诸多疾病。因此，陈自明提出"若未满月，不宜多语、喜笑、惊恐、忧惶、哭泣、思虑、恚怒、强起离床行动、久坐，或作针线，用力工巧"（《妇人大全良方·卷十八·产后将护法》）。封建社会"重男轻女"的思想观念，无形中增加了产妇的心理负担，所产婴儿的性别直接影响妇人产后的情绪变化。因此，陈自明提出"才生产毕，不得问是男是女"，以免影响妇人情绪及产后恢复。产后气血亏虚，心气不足，新产妇容易受惊吓而致气机逆乱。因此，产后妇人"又不得夜间独处，缘去血心虚，恐有惊悸，切宜谨之"(《妇人大全良方·卷十八·产后将护法》)。

由此可见，陈自明对产后调护，主要立足于产后气血亏虚、易气郁血瘀的体质特点。

11. 重视优生优育

中医学非常重视优生优育，《妇人大全良方》对此有较详尽的论述。

（1）提倡适时而育

在我国漫长的封建社会中，早婚早育的风气相当盛行，陈自明继承《褚氏遗书》的观点，认识到早婚早育的弊端，明确指出"合男女必当其年"。他指出"男虽十六而精通，必三十而娶。女虽十四而天癸至，必二十而嫁"，只有等到阴阳完实、气血充沛，"然后交合，则交而孕，孕而育，育而为子，坚壮强寿"。由此可见，陈自明已认识到晚婚晚育的重要意义，意识到"适时而育"有利于后代健康。

早婚早育不仅影响个人身体健康，而且易导致后代先天不足而影响正常发育。若女性月经始至，即与男性交合，使"阴气早泄，未完而伤，未实而动"，则致"交而不孕，孕而不育，育而子脆不寿"。陈自明已经认识到男女过早结婚则不易受孕，即使受孕也不易顺利生产，或者产儿体弱多病。

（2）重视产前调养

孕妇产前的情志、饮食、日常活动、所用针药等，均可影响人体气血，进而影响生产。因此，陈自明强调血养则胎安，胎安才能产顺。他认为孕妇产前调养应以调畅气血为原则，并提出以下几点要求。

①重视孕妇心性修养

心性修养包括清静养神、修性养德、情欲适度、顺应四时等，体现了中国传统文化的和谐观。孕妇保持良好的个人品质、平稳的心态、乐观的生活态度，对胎儿先天之精的充盈、秉性淳厚、聪明健康有奠基作用。逐月养胎法认为"欲子贤良，端坐清虚"，保持宁静的生活环境，有利于孕妇情志的安定。要培养孕妇丰富的兴趣爱好，接受礼仪、文学、艺术的熏陶。如：弹琴瑟、咏诗书，以提高孕妇的文化修养；适当参加社交活动，以利于孕妇调畅情志，气血畅通，这对提高孕妇素质、孕育健康的后代有重要意义。

②倡导孕妇饮食调理

首先，孕妇宜饮食清淡，营养丰富，为气血化生提供充足的原料，即"饮食精熟，酸美受御。宜食大麦，毋食腥辛""其食稻粳，其羹鱼雁，是谓成血气"（《妇人大全良方·卷十二·妊娠随月数服药及将息法》）。对于孕妇来说，饮食以粥羹为宜，原料以五谷杂粮、青蔬为主，鸡鸭鱼肉等则要烹调得精熟醇美、营养丰富、易消化吸收，慎食辛辣炙膊与肥甘厚味，以防助湿生热，否则易致胎热、胎动、胎肥、难产，或胎儿出生后多发疮疡疹毒、目赤目烂等疾。

其次，饮食有节。一者，节制进食量。在"逐月养胎法"中明确指出，孕妇在妊娠第四、五、八个月时宜"节饮食""无大饥，无大饱""无辄失食"等。妊娠中后期，由于早孕反应的结束和胎儿的迅速生长发育，孕妇食欲较好，如果不加节制，进食无度，会导致体重增加过快，容易导致胎儿过大，增加难产概率。二者，孕妇应注意饮食卫生，"不食邪味"等。孕妇气血下聚养胎，脾胃功能相对较弱，加之饮食不洁，易致腹痛、腹泻、痢疾等疾病，影响胎儿发育，甚至造成流产等不良后果。三者，饮食要寒温适度。妊娠期间，阴血聚冲任以养胎，机体常处阴亏阳亢状态，孕妇常喜食生冷。但贪寒喜凉最易损伤脾胃，脾胃运化失常，则气血化生不足，有损胎儿发育。

③重视孕妇起居调摄

孕妇妊娠期间的居住环境以简静为主。如"寝必安静""居处必燥"。因此，孕妇妊娠期间应选择一个朝向比较好的房间，保持房间空气流通，阳光充足，清洁卫生，避免噪声污染。

孕妇应谨避寒暑。妊娠期孕妇精血聚冲任以养胎，抗病能力较低。如不善调摄，易为时气外邪所侵而生病，影响胎孕，甚至酿成疾患。因此，《妇人大全良方》"逐月养胎法"中明确指出：怀胎四个月时应"洗浴远避寒暑"，五个月时"必厚其衣裳，朝吸天光，以避寒殃"，七个月时"无薄衣，无洗浴，无寒饮"。

孕妇应劳逸适度。逐月养胎法提出：怀孕早期以静养为主，辅助以简单的散步等活动。怀孕中期和晚期，孕妇可适量的参加劳动和户外锻炼，如"浣洗衣服""朝吸天光""出游于野""劳身摇肢，无使定止，动作屈伸"等，促使气血流通，强壮母子，有利于顺利生产。

孕妇应节制房事。妊娠早期"阴阳新合""男子勿劳"。房事不节，气血不得静养，相火妄动，冲任不得固护，是胎动、胎漏和流产的重要原因。现代临床研究亦表明，妊娠前三个月，胎盘尚未形成，同房容易诱发流产。妊娠后三个月，尤其是临产前一个月内性交，可导致胎膜早破、早产、子宫感染等，甚至导致胎儿和新生儿死亡。

（3）"外象内感"说胎教

胎教是有目的、有计划地创设和控制母体内外环境，依据胎儿身心特点，对胎儿实施各种有益刺激，以促进胎儿身心健康发展的科学理论和方法。中医学对胎教的论述历史悠久，西汉贾谊在《新书·胎教》中，有"周后妃任成王于身，立而不跛，坐而不差，笑而不喧，独处而不倨，虽怒而不骂，胎教之谓也"，以及"胎教之道，书之玉版，藏之金匮，置之宗庙，以为后世戒"的记载，明确提出"胎教"的概念。北齐徐之才《逐月养胎法》、隋代巢元方《诸病源候论》及唐代孙思邈《千金方》，都对胎教做了详细的论述。

陈自明结合临床经验，总结前人有关胎教的理论及具体实施方法，在

《妇人大全良方·卷九》中专设"胎教门"。在"胎教门"中，陈自明应用"外象内感"理论阐述了胎教的重要性。"外象内感"，意为胎儿在母腹中能够感应到外界的变化，外界的事物反映给胎儿，对其产生影响，即"子在腹中，随母听闻"。因此，孕妇应尽可能待在安静、洁净的环境中，保持心情舒畅愉悦，做到"耳不闻非言，目不观恶事，如此则生男女福寿敦厚，忠孝贤明"。反之，若不能保证孕妇心情舒畅、周围环境安静和谐，可致"男女既生，则多鄙贱不寿而愚"，此即所谓"外象而内感"。这种胎教思想，对现代优生优育也有实际指导意义。现代研究证明，胎教对婴儿的智力、听力和性格的发育都有很大的影响。良好的胎教，对孩子将来的健康成长有十分关键的作用，故"古人立胎教，能令子生善良、长寿、忠孝、仁义、聪明、无疾，盖须十月之内常见好景象。毋近邪僻，真良教也"（《妇人大全良方·卷十·转女为男法》）。

（4）重视临产教育

陈自明重视临产孕妇的生理教育。他提出："凡妊娠至临月，当安神定虑，时常步履，不可多睡饱食，过饮酒醴杂药，宜先贴产图……备办汤药器物。"他提倡在卧室内挂贴逐月胎儿位置变化及妊娠生理改变等有关内容的"产图"，注意饮食宜忌、起居劳役、情志调节及备办汤药器物。

陈自明记有"逐月服药将息法"，分别根据孕妇体质，列举有关调养汤药，尤其对足月临产时的养护药物。他主张"凡妊娠十月，宜用滑胎汤（枳壳散）"；方由枳壳二两、甘草一两组成，研为末，每服二钱，空心，沸汤调，日三服。即妊娠足月时用枳壳散以调畅周身气机，有利于生产。方后注强调"妇人以血为基本"的用药法则，谓："大率妇人妊娠，唯在抑阳助阴。盖抑阳助阴之药甚多，然胎前药唯恶群队，若阴阳交错，别生他病。唯是南山道士枳壳散所以抑阳，四物汤所以助阴故尔。然枳壳散差寒，若单服之恐有胎寒、腹痛之疾，以内补丸（熟地、当归）佐之，则阳不至强，阴不致弱，阴阳调停，有益胎嗣，此前人未尝论及也。"(《妇人大全良方·卷十六·滑胎例》)这种产前强调养胎，养胎以养血为主，血养胎安，胎安产顺的调养方法，对中医产科临床具有指导意义。

12. 重视药物质量

《妇人大全良方》开篇即论"辨识修制药物法度"，对如何选药、炮制都做了详细的说明，对于药材质量的要求十分严格。

（1）重视药物品种和产地

药物功效的强弱受产地和品种的影响很大，故历代有"道地"药材之说。陈自明十分重视道地药材，如：苍术取茅山者为上；白姜出大通州池中者为佳；乌药取洪州者为上；黄连"宜拣大而似鹰爪者佳"；葛根当用家葛根，不可用野葛根，因为野葛根有大毒，能动胎气。石菖蒲种类繁多，入药宜选"一寸九节者"为佳。另外还需根据其生长环境鉴别真假，"生于石上，叶有剑脊者真"；无剑脊者名溪荪；"生于泥中者名昌阳，可解巴豆毒"。

（2）重视药物炮制

药物炮制，是中药的一大特色，具有以下作用：其一，降低或者消除药物的毒副作用，保证用药的安全；其二，增强药物的作用，提高临床疗效；其三，改变药物的性能或功效，使之更能适应病情的需要；其四，改变药物的某些性状，便于贮存和制剂。陈自明对需要进行炮制的药物，一律详细记载其炮制方法。例如：肉豆蔻要用"三味面裹炮，令面黄为度"；艾叶应该"先去梗，焙燥碾烂，以马尾罗隔去灰末，只留黄。先秤分量，却用糯米粉打糊捏成饼子，炙黄用，或以酒炒亦可"。

（二）外科学术特色

《外科精要》是较早以"外科"命名的痈疽专著。全书分上、中、下3卷，卷上内容包括痈疽的病因病机、治则治法及处方用药方面的概论；卷中涉及痈疽的辨证和调护；卷下论及外敷麦饭石膏、神异膏等治疗痈疽，并详述痈疽常见并发症的治疗及善后，如发热、口渴、寒热多汗等。现将陈自明在痈疽治疗方法的学术特色介绍如下：

1. 痈疽的病因病机

宋代以前，中医外科专著甚少，理论也不系统。至于外科病因学说则更为简单，大多持"寒化为热，热结为痈"的外因论。宋代著名医家陈言著《三因极一病证方论》，创立了系统的中医病因学说，对临床各科均产生了深刻影响。陈自明对陈言"三因论"推崇备至，他有感于外科理论散漫无统，将陈言"三因论"引入外科领域，使痈疽的病因病学说臻于完善。

（1）三因学说

陈自明根据《三因极一病证方论》提出："痈疽之症，若七情亏损，气血经络壅结而成者，属内因。若六淫外侵，气血受伤，寒化而为痈者，属外因。若服丹石补药、膏粱酒面、房劳所致者，属内外因也。"（《外科精要·卷上·痈疽叙论》）由此可见，痈疽病因可分为三类：

内因：情志因素所伤。喜怒忧思太过，导致气血郁结不畅而成。

外因：外邪侵袭。素有内热或阴虚，风冷邪气搏于外，则"血脉凝泣不行，热气壅结而成"，致热邪不得宣发，热气郁结在里，热盛肉腐，郁结成痈，化结成疽。

不内外因：包括饮食不节、房劳过度、药石所伤等。首先，平素常食肥甘厚腻及饮酒过度，可致热邪内生，热壅结于里，以致热盛肉腐化成痈疽。即"大凡痈疮，多生于膏粱之人""温床厚被，未寒衣绵，未饥先食，无非饮醇酒，食鸡羊，啖油面，嗜炙煿"。其次，一夫多妻的风俗习惯，导致房事不节，耗损肾精，肾精亏虚，阴虚则热，热盛肉腐而成痈疽。即"今时之人，但见宠妾稍众，以为作丧太过，又病者于心有愧，自谓内耗中干，致有此疾"。第三，误服药石，加重阴精的损耗，导致热毒内蕴，消渴、消中、消肾、痈疽、发背等多因此而起。当时社会常"妻妾满前""色力太过，稍有不及，便服兴阳乳石狼虎之药以助之，取一时之快意"。另外，患痈疽者自认为，痈疽之疾是因"内耗中干"所致，因此，"一毫冷药断不肯服"，加之"医者又不执术""首以十宣散投合其意，便以膏药敷贴其外"，从而导致邪气方盛之时，"外被敷药闭其毫孔，内服温药助其毒气"，使热毒之气，无路发越，内攻脏腑，倾人性命，急如反掌。

综上可见，陈自明总结前人经验，详述痈疽病因病机，提出痈疽并非局部病变，而是发自内在脏腑，与天时环境、体质及脏腑气血的盛衰、畅滞密切相关的疾病。他继承"三因致病"的观点，又在此基础上有所创新，提出"热毒致病说"，完善了痈疽的病因理论。

（2）热毒致病说

痈疽的发病与外邪、饮食、情志等多方面因素有关。陈自明在总结前人病因理论的基础上，提出脏腑功能失调，气郁热结蕴久成毒，是痈疽发生发展的重要病机。

①热毒的成因

长期饮食不节，过服膏粱厚味之品，产生食积热毒；房劳过度，过服丹砂乳石，产生色劳热毒，最终导致体内热毒之气亢盛，长此以往导致体内积毒愈深，五脏六腑受其煎熬，热盛肉腐，易生痈疽。陈自明遍寻方论，"只有华佗《中藏经》所言是毒"。《外科精要·卷上·论痈疽其源》继承华佗之说，提出痈疽的毒邪致病说。

毒邪乃痈疽发病的关键病因，但痈疽的发病部位和特点不同，其发病原因亦有所差别，必须详察。如背疽的发病原因"不可一概将为热毒"，而其病因有五，即"天行一，瘦弱气滞二，怒气三，肾气虚四，饮冷酒、食炙爆物、服丹药热毒五"。（《外科精要·卷上·论背疽其源有五》）

②热毒的病机

陈自明对痈疽病机的认识主要继承了华佗和其师马益卿的观点。华佗认为："痈疽疮肿之作者，皆五脏六腑，蓄毒不流，则皆有矣，非独因荣卫壅塞而发者也。"(《外科精要·卷上·华佗论痈疮》)马益卿认为："至其失也，蒸则生热，否则生寒，结而为瘤赘，陷而为痈疽，凝而为疮癣，愤则结瘿，怒则结疽。"(《外科精要·卷上·马益卿先生痈疽论》)由此可见，荣卫壅塞、蓄毒不流、精气内陷，则形成痈疽。其中五脏六腑功能失常，是导致气血不畅、风毒内乘的基础。"五脏不和，则九窍不通，六气不和，则留结为痈，皆经络涩滞，气血不流畅，风毒乘之而致然也"。五脏主里，属阴，五脏气血失调，毒气内蓄则生疽；六腑主外，属阳，六腑气血失调，蕴毒内结则生痈疖。

陈自明认为"心，君也，犹家主焉"，痈疽的发生发展与心的关系最为密切。"心主血脉"，心气足，血脉通，则毒无留所，即"君主不动，邪气莫能干犯"，或"如主正于凶人，岂能自恣"；反之，心气弱，血脉流通不畅，则蓄毒留而为痈、为疽、为疮、为痛，即"疾如凶人，然家主衰，则凶人得以肆其暴"。

由此可见，感受外邪、饮食不节、情志不畅等均可导致脏腑失调、气血郁滞而致热毒内生，发为痈疽。

2. 重视整体治疗

人是一个有机整体，对于痈疽的诊治，亦应重视整体观念，正确处理局部与整体的辩证关系。陈自明总结前人的经验，在论述痈疽病机时，重视整体观念，治疗上亦摒弃单纯强调局部的思路，而是局部与整体并重、内外兼治。

（1）内外合治，给邪气以出路

在痈疽病机的分析上，陈自明注重整体与局部、体表与脏腑的辩证统一；治疗上不仅仅注重针对局部的攻毒，而是从脏腑气血全局考虑，提出了"邪有出路"和"内外合治"的治疗思路，充分体现了中医学整体观念和辨证论治的原则。

陈自明认为，痈疽之作"皆积微而至著"，因此，"治之宜急，又当施以活法"。痈疽"本因血化热盛，分肉之间，不能外泄，皮肤顽厚，渐逼入内，譬如强盗入室，迫近于主，主力且弱，以兵斗之，于主如何，不若开门与出乃顺"（《外科精要·卷上·灸法论要引证辨惑论》）。因此，活法之目的即给邪以出路。

痈疽之诊，首先宜辨阴阳虚实，病位所在，归何经何脏或属何腑。其次要明辨善恶顺逆、症状表现、舌苔、脉象等情况后再行论治。因此，痈疽的治疗应从整体辨证，详辨脏腑阴阳气血盛衰，通过针药调畅气血、平衡阴阳。

陈自明常根据痈疽的发病阶段和发病部位选择具体的治疗方法，方法虽多，但总不离中医论治的基本原则，即"寒则温之，热则清之，虚则补之，实则泻之，导之以针石，灼之以艾炷，破毒攻坚，以平为期，各有成法"（《外科精要·卷上·〈三因方〉痈疽叙论》）。他强调痈疽的治疗应遵循"当自外以火艾引泄毒气，使之散越于外；内则以五香连翘汤导之，甚者则以转毒散及托里之药解之"（《外科精要·卷上·痈疽备论》）。从内、从外两方面，共同达到祛邪外出的目的。

（2）分阶段论治

陈自明提出，痈疽"初发并宜灼艾，唯痛成则宜针，疽脓成则宜烙"（《外科精要·卷上·痈疽灸法论》），由此可见，不同阶段的痈疽所用治法不同。

痈疽初起治以温通。痈疽由外感六淫之邪，或情志不畅导致气血凝滞，留滞经络，郁久而发。正如《素问·生气通天论》所云："营气不从，遂于肉里，乃生痈肿。"因此，痈疽初发时，治疗宜流通气血、消痈散结，使邪有出路。此观点为后世医家继承。如《外科精义》中云:"盖痈疽本乎中热之郁结不通也,其风邪寒气所聚也,治宜温热之剂。"正因为气血遇热则流通,遇寒则凝滞。若见红肿热痛等则属阳证,已无形寒怕冷等表证,则宜清热解毒、消肿散结之剂,仍须少佐流通之品。

痈疽后期,成脓破溃后当培养后天,以资气血生化之源,生肌收口,增强正气御邪之力,利于疾病早愈。《薛氏医案》对陈自明的这一观点进行阐释,明确指出:"大凡疮疽当调脾胃,盖脾为仓廪之官,胃为水谷之海,主养四旁,以生气血。"由此可见,治疗痈疽,调理脾胃实为治本之图。即使热毒壅盛,必用苦寒者,亦当佐以辛温之剂,一者以温而通,二者不可过伤元阳,万不可一味大苦大寒,使病邪难却,延久不愈。

从临床实际而言,外科病证虽见于局部,但其病源绝非仅属外受,而由多方面因素造成。陈自明提倡"三因五源"之说,从自然气候、情志、饮食起居诸方面认识病邪来源,从人体素质和感邪性质分析病机,不仅使外科病因学说形成系统理论体系,而且对纠正前人重局部、轻整体,重外因、轻内因,重退邪、轻扶正的外科治疗思路,具有非常重要的意义。

陈自明通过总结前人经验,深入研究痈疽的病因病机、辨证论治思路和治病方法,强调对痈疽的治疗应从整体辨证施治,要辨明脏腑虚实寒热、气血盛衰,强调痈疽的整体辨证,重视"邪有出路"和"内外合治"的治疗思路,重视灸法,并收录了托里排脓的多首有效方剂,为后世医家提供了宝贵的经验,为中医外科学的发展做出了重要贡献。

陈自明

临证经验

　　《妇人大全良方》收录了治疗妇产科各种病证的方药，包括治疗月经病、不孕、妊娠病、产后病、妇人杂病等。《外科精要》重点记载了痈疽的辨治方法，强调重视整体辨证，以及运用灸法的临证经验。这些方药及治法中，蕴含了陈自明治疗妇产科、外科病证的丰富经验。现举例论述如下。

一、妇产科临证经验

（一）月经病

　　月经依时而下，是妇人的生理特点之一，月经失调是女性常见病。因此，《妇人大全良方》第一卷即提出："凡医妇人，先须调经，故以为初。"陈自明认为，欲治月经失调，须明月经之理。他引《素问·上古天真论》之论，说明女子月经产生的机理，"女子七岁肾气盛，齿更发长，二七而天癸至，任脉通，太冲脉盛，月事以时下"。可见，月经的正常与否，与肝肾、冲任密切相关。"所以谓之月事者，平和之气，常以三旬一见，以像月盈则亏也"，而月经按时而下则依赖于肝肾及冲任二脉的功能正常，即"冲为血海，任主胞胎，肾气全盛，二脉流通，经血渐盈，应时而下"（《妇人大全良方·卷一·月经绪论》），"女子为阴……故一七而阴血升，二七而阴血溢"（《妇人大全良方·卷一·精血篇》）。由此可见，肝、肾、冲、任、阴血，任何一个环节出现问题，均可导致月经病。

1. 月水不调

　　月水应按时按量而下，即"经者常候，谓候其一身之阴阳愆伏，知其安危。故其来必以月，太过不及，皆为不调"。"其有乍多乍少，断绝不行，崩漏不止"(《妇人大全良方·卷一·王子亨方论》)，皆属月水不调。

（1）病因病机

月水不调是由劳伤气血、风冷之邪侵袭，损伤冲任、手太阳手少阴之经脉，导致阴阳失调所致。如其云："夫妇人月水不调者，由劳伤气血致体虚，风冷之气乘也。若风冷之气客于胞内，伤于冲任之脉，损手太阳、少阴之经。"(《妇人大全良方·卷一·月水不调方论》) 邪气损伤冲任导致月水不调，具体临床表现则随感邪性质不同而异。若"过于阳则前期而来"，若"过于阴则后时而至"。

"冲任之脉皆起于胞内，为经络之海。手太阳小肠之经、手少阴心之经也，此二经为表里，主上为乳汁，下为月水。"(《妇人大全良方·卷一·月水不调方论》) 月水能否应时而下，受冲任气血的影响。若寒热调和，则冲脉、任脉气血充盛，太阳、少阴所生之血运行顺畅，月水依时而下。若寒温不适，经脉亏虚，风冷之邪乘虚而入，风邪与血相搏，或寒或温，寒则血结，温则血消，故可见月水乍多乍少而不调。

综上所述，月水不调的关键在于阴阳失调，若阴胜于阳，则胞寒气冷，血不运行，月水量少而延期；若阳胜于阴，则血流散溢，月水量多且经期提前。

（2）辨证论治

月水不调的根本病机为阴阳失调，治疗"当知阴阳，调其气血，使不相胜，以平为福"，具体治疗方法包括扶正与祛邪两方面。陈自明根据"调其气血，以平为福"的原则辨证用药，并收集有效经验方记录于《妇人大全良方》中。兹按照所治病证，分别举例论述如下：

①寒凝胞脉

正如自然界天寒地冻，水凝成冰，在人体，若肾阳亏虚，不能温煦胞宫，阴胜于阳则胞寒气冷，气血凝滞，血不运行，月水少而经期后延，伴时发疼痛。治以益气温阳散寒、滋阴养血通脉，方用紫石英圆，方由紫石英、禹余粮、人参、龙骨、川乌、官桂、桑寄生、杜仲、五味子、远志、泽泻、当归、石斛、肉苁蓉、干姜各一两，川椒、牡蛎、甘草各半两组成。

若"血脏久冷"导致的月水不调，常伴脐腹刺痛，治以破瘀散结，佐以养血温通之品，方用姜黄散，方由川姜黄四两，蓬莪术、红花、桂花、川芎各一两，延胡索、牡丹皮、当归各二两，白芍药三两组成，方中以姜黄、莪术、红花、桂花等行气散寒、破瘀散结、通络止痛；佐以当归、白芍养血充脉。

②冲任虚弱

冲任虚弱，气血不足，月候愆期，或前或后，或崩漏不止，赤白带下，小腹急痛；或每至经行头眩，饮食减少，气满心忪，肌肤不泽。治以养血通脉、行气降逆散寒，方用加减吴茱萸汤，方由吴茱萸半两，麦冬、干姜、白茯苓、牡丹皮、南木香、苦梗各三钱，甘草三钱半，当归半两，北细辛一钱半，防风、官桂各一分，半夏七钱，生姜五片，枣子一枚组成。

③瘀血阻络

若瘀血阻滞胞络，月水不调，或淋沥不断，断后复来，状如泻水，四体虚羸，不能饮食，腹中坚痛，不可行动；月水或前或后，或经月不来，举体沉重，唯欲眠睡，多思酸物。治以活血化瘀通络，配以益气温阳养血，方用桃仁散，方由桃仁、粉草、半夏各一两，赤芍药、生地黄各三两，泽兰叶、川牛膝、当归、桂心、牡丹皮、人参、蒲黄、川芎各二两，姜三片组成。

以上四首方剂，均治疗月水不调，方中均用当归养血活血，配伍以辛散温通为主，佐以益气、健脾、化瘀之品，体现了重视调畅气血的治疗思路。

2. 月水不通

陈自明所指"月水不通"，与现代妇科学中的"闭经"类似。陈自明总结了前人治疗月水不通的理论和经验，记载了许多临证经验。

（1）病因病机

陈自明对月水不通的具体病因病机做了精当论述，指出："夫妇人月水不通者，由劳伤血气致令体虚，受风冷邪气客于胞内，伤损冲任之脉，并手太阳、少阴之经，致胞络内血绝不通故也。"（《妇人大全良方·卷一·月水不调方论》）由此可见，月水不通的病机不外虚、实两端。主要包括以下几方面因素：

其一，风冷邪气乘虚而入，瘀阻胞络。妇人月水不通，多由劳伤气血致令体虚，外邪乘虚而入所致。冲任之脉起于胞内，为经脉之海。手太阳小肠经、手少阴心经互为表里，阴血上为乳汁，下为月水。若受风冷邪气客于胞内，伤损冲任之脉，"风冷伤其经血，血性得温则宣流，得寒则涩闭，既为风冷所搏，血结于内"（《妇人大全良方·卷一·月水不调方论》），手太阳、少阴之经络阻滞，胞络内血绝不通，故令"月水不通"。

其二，饮食损伤脾胃，气血乏源，胞络失充。饮食失宜，脾胃受损，失于运化，气血化生乏源，而致气血亏虚，胞络失养，月水不通。若月水不来，伴有腹胀、腹泻、肠鸣等症状，则可判断其病本在胃，"胃气虚，不能消化水谷，使津液不生血气"，而致月水不通。

其三，醉以入房，损伤肝肾，精血亏虚，胞络失养。肝藏血，肾藏精，精血同源。若醉以入房，则内气竭绝伤肝，肝血不足，月水衰少。若肝血不足，肝失疏泄则可致唾血、吐血、下血等失血之证，导致脱血，血气枯竭于内，亦可致月水不来。肾藏精，为先天之本，肾精充盛，则天癸至，月水依时而下。若房劳过度，耗损肾精，血亦亏虚，无以充养胞络，则"任脉虚，太冲脉衰少，天癸竭"，而月水不通。此时常表现出"肾脉微涩"，"肝脉沉而急"，时小便难，苦头眩痛，腰背痛，足寒时疼，月水不来，恐得之时有所堕坠。陈自明对这一病因病机认识，与《诸病源候论》相同。

其四，情志过极，损伤气血。在"室女经闭成劳方论"中，陈自明指出"世有室女、童男，积想在心"，思虑过当而致气血劳损；"盖忧愁思虑则伤心，心伤则血逆竭，血逆竭则神色先散而月水先闭也"。由此可见，忧思过度，首先伤心，心伤则不能荣养其子，而脾虚不嗜食；"思则气结"，气机郁滞，脾胃升降失常；过思亦伤脾，脾伤则失于运化水谷精微，气血化源不足而致气血亏虚。因此，思虑过极，"男子则神色先散，女子则月水先闭"，皆缘于气血受损。另外，惊恐、忧思等情志因素影响气机，"气为血之帅"，"气郁抑而不舒，则乘于血，血随气行，滞则血结"，日久可致气滞血瘀，"结积渐渐成块，脐下如覆杯，久成肉癥，不可治"，经候不行，脐腹疼痛，上攻心胁。

综上可见，月水不通是由外感风寒、房劳过度、饮食不调、情志等因素导致脏腑、气血失调，或痰瘀阻络，冲任不通，月经瘀闭；或气血亏虚，冲任不足，经水枯涸，胞脉失养而月水不通。

（2）辨证论治

月水不通的病机无非虚实两端。在辨证过程中，首先应分清虚、实、寒、热，根据"虚则补之，实则泻之，寒则温之，热则凉之"的治疗原则分别论治。虚者以补益气血，荣养冲任为主，实者则以活血化瘀，养血通络为主；偏寒者温阳散寒以通络；偏热者则滋阴降火、凉血活血以通络。总之，治疗关键在于使经脉畅通。

对月水不通的治疗，陈自明十分重视调治肝、脾二脏。他强调妇女以血为本，血化生于脾胃，统属于心，藏受于肝，源源不断，灌溉全身，一部分下归血海而为月经。肝、脾二脏是月经的化源，若肝脾受伤，脾不生血，肝无藏血，化源断绝，月经自然不通。临床所见月水不通之证，有因脾虚不生血者，有因积怒伤肝而血闭者，亦有因肾水不生肝木而血少者。陈自明在脏腑辨证中，抓住肝脾这个主要环节，治疗上亦以调治肝脾为重点。具体辨证论治如下：

①气血亏虚

外感、情志、饮食、过劳等因素过度损耗气血，且影响气血化生，导致机体阴血亏虚，无以充养胞脉，从而导致月水不通。以气血亏虚为主者，宜益气养血，兼活血化瘀，如治疗经闭成劳的柏子仁圆、泽兰汤、沉香鳖甲散、金花散、劫劳散、资血汤、麦煎散等；治疗血枯经闭的苁蓉圆、干地黄汤、磁石圆；治疗月水不利的白薇圆、牡丹散、牛膝散；治疗月水不行心腹刺痛的温经汤、桂枝桃仁汤、地黄通经圆、琥珀散等。

陈自明强调"气主先之，血主后之"，即在治疗气血亏虚证时，宜先益气温阳，后补血滋阴，气足则血生，阳足则血行。如桂枝桃仁汤，方中桂枝、大枣、甘草、生姜，辛甘益气温阳以助桃仁活血化瘀通脉；生地黄、芍药，滋阴养血以充血脉。

②瘀血闭阻

外感、情志、饮食等因素，影响气机升降及气血运行，则致气滞、痰浊、瘀血、癥瘕阻滞经脉，亦可导致月水不通。瘀血闭阻为主者，宜活血化瘀通络；瘀结日久，癥瘕积聚者，须配伍软坚散结、破瘀消癥之品。方用当归散、琥珀散、红花当归散、鳖甲圆、桃仁煎、通经圆等。

③痰浊阻络

饥饱失常、过食肥甘厚味等不良饮食习惯，可导致脾胃运化失常，痰浊内生。痰阻中焦，则气血化源不足，脾胃升降失常，气血不足则无以荣养胞脉；升降失常、气血郁滞则脉络不通，均可导致妇人月水不通。常见伴随症状，有腹胀、脐腹疼痛、腹满恶心、饮食减少、大便秘涩等。气滞痰浊为主者，治疗应以运脾化浊、行气活血为治疗大法，所用方剂如厚朴煎汤、局方北亭圆等。厚朴煎汤治疗湿滞伤中证，表现为胸腹胀满，食少便溏；或食积气滞，胸腹胀痛，大便秘结；或痰饮咳喘，方即厚朴（姜汁炙香，细切）单药，浓煎去滓，空心温服。厚朴为芳香化湿药，可燥湿除满、下气消积、消痰平喘，厚朴以姜汁炙香用，以增强其燥湿除满、化痰止呕的作用。《局方》北亭圆治脾元气弱，久积阴冷所致的月水不通，伴有心腹胁肋胀满刺痛，面色青黄，肌体瘦弱，怠惰嗜卧，食少多伤，噫气吞酸，哕逆恶心，腹中虚鸣，大便泄利，胸膈痞塞，食饮不下，瘕聚等病证。方由缩砂仁、胡椒、肉桂（去粗皮）、厚朴（去粗皮，姜汁炙）、附子（炮，去皮、脐）、川芎、当归（去芦，碎）、陈皮（去白）、干姜（炮）、甘草（炙）各四两，青盐（别研）、北亭（醋淘去砂石，别研）各二两，白术（别研）三两，五味子（楝）一两半，阿魏（醋化，去砂石）半两组成。上药共为末，用银、石锅，加入好酒，醋五升，白砂蜜一十两，先下北亭、阿魏、青盐三味，并好头面一升，同煎稠黏，便下药末半斤，再煎至如稀面糊，渐渐入药末煎，离火取出，更以干药末和搜成剂，更捣一千杵，圆如梧桐子大。用石菖蒲、马鞭草煎汤送下三四十圆，两服必通。方中以北亭、阿魏、青盐以泻热凉血、滋阴润燥、化癥消积，砂仁、厚朴、陈皮、胡椒醒脾燥湿除痰，白术、甘草益气健脾，干姜、肉桂、附子温阳散寒、益火消阴，当归、川芎、五味子养血滋阴。该药以石菖蒲、马鞭草煎汤送服，增加其利湿开窍、活血通络之功效。

在病变发生发展过程中，气血亏虚、瘀血闭阻、痰浊瘀阻等各种病证常同时并存或相互转化。因此，治疗时需根据病证的具体情况选择治法。

（3）用药特点

《妇人大全良方》共收录治疗月水不通的方剂 34 首，对 34 首方剂所用药物做简单统计，共用药 256 味，其中用药频次 ≥ 3 的药物有 29 味。结合统计结果，分析月水不通方的用药配伍特点如下。

①调补气血，发散风寒

从统计结果可以看出，使用频次最高的是补血药，而在补血药中应用最多的是当归。当归味甘、辛，性温；归肝、心、脾经；具有补血活血、调经止痛、润肠通便等功效。当归与补气药配伍则益气补血而不留瘀，与活血药配伍则可活血化瘀而不伤血。因此，在"妇人以血为基本"的妇科诸病中，当归为最常用药物之一。当归质润，为入心生血之上品，而脉为血府，诸脉皆属于心，若心无血养，则脉不通，若血无气附，则血滞而不行。《本草求真》指出："当归气味辛甘，既不虑其过散，复不虑其过缓，得其温中之润，阴中之阳，故能通心而血生，号为血中气药。"并指出："故凡一切血症，阴虚阳无所附，而见血枯、血燥、血闭、血脱等症，则当用此主治。"可见，对于血虚、血瘀所致的妇人月水不通，当归应为首选。月水不通方中常用当归、熟地黄、芍药以滋阴养血，由此反证了血虚无以充养胞脉，是妇人月水不通的重要病机。因此，补血通络是治疗月水不通的最直接方法。大量补血药的应用也从一定程度上反映了"妇人以血为本"的生理及病机特点。

从统计结果看，使用频次居于第二位的是活血调经药，其作用关键在于"通脉"。常用桃仁、牛膝、牡丹皮等。桃仁，味苦、甘，性平，入心、肝、大肠经。《神农本草经》记载其"主治瘀血，血闭瘕邪气"。《名医别录》记载其"破瘕癥，通月水"。可见桃仁可破瘀积、除癥瘕以通血脉。牛膝，味苦、酸，性平，入肝、肾经，善于逐瘀通经、通利关节、利尿通淋、引血下行。《药性论》记载其"逐恶血流结，助十二经脉"。《本草蒙筌》记载其"治女人血癥血瘕，月水行迟"。可见，牛膝为疏通肝肾经脉之良药。牡丹皮，味苦、辛，微寒，归心、肝、肾经。功能清热凉血、活血化瘀。《药性论》记载其"治女子经脉不通"。《日华子本草》记载其"通月经"。由此可见，上述三药均具有活血化瘀以通脉调经的作用。

综上所述，月水不通的治疗总不离养血和活血，分别体现了"补"与"通"的治疗原则，该原则对后世治疗月水不通产生了深远影响，对现代中医妇科临床亦具有重要的指导意义。

②药偏温平，多苦辛甘

陈自明治疗月水不通的常用药物，具有"药性偏温平，药味多苦辛甘"的特点。妇人以血为本，而血得温则行，得寒则凝，气血宣行则百病不生。因此，温性药可助血行、通血脉，正符合月水不通、胞脉闭阻、癥瘕积聚的病机特点。苦能降、能泄，辛可散、可行，甘可缓、可补。针对月水不通的基本病机，苦辛甘可益气养血、行气活血、化瘀散结而通畅血脉，荣养胞脉，固护冲任而调节月水依时而下。

在处方用药上，陈自明只吸取了《千金方》31首治疗月水不通方中简单而切中病机的桃仁煎（桃仁、大黄、虻虫、川朴硝）一方，药仅4味，但其疏通之力极强。另外，引用《产宝方》《妇人经验方》《梅师方》《局方》《博济方》《苏沈良方》《太平圣惠方》等方书中的处方，均为补通兼施的方剂，选方精良，为后世医家提供了良方良药。

③虫类药攻坚通络

陈自明治疗月水不通的34首方剂中，共有9首方剂用到虫类药，共用虫类药13次。虫类药乃血肉有情之品，以咸味、辛味居多，气温或平，且多有小毒。辛味能散、能行，加之性温，多能通，可消除壅滞；咸以入血，软坚散结，《素问·宣明五气》曰"咸走血"。虫类药性善走窜，能剔邪搜络，攻坚破积。清代吴鞠通曰："以食血之虫，飞者走络中气分，走者走络中血分，可谓无微不入，无坚不破。"其药效强，药力猛，一般用于急危重症、顽证的治疗，如中风、久咳、痹证、癥瘕积聚、瘰疬、恶疮等。清代叶天士《临证指南医案·积聚》明确指出："著而不移，是为阴邪聚络，大旨以辛温入血络之品治之。盖阴主静，不移即主静之根，所以为阴也，可容不移之阴邪者，自必无阳动之气以旋动之，而必有阴静之血以倚伏之，所以必借体阴用阳之品，方能入阴出阳，以施其辛散温通之力也。"虫类药，即为体阴用阳之品。"初病气结在经，久则血伤入络，辄仗蠕动之物，松透病根。"（《临证指南医案·积聚》）可见，以虫类药治疗久病之癥瘕积聚病证，得到历代医家的认可。

　　陈自明治疗瘀闭日久，癥瘕积聚于胞内而致月水不通者，常常用到虫类药以破血消癥、软坚散结、活血通络。常用的虫类药包括穿山甲、鳖甲、水蛭、虻虫等。穿山甲，味咸，性微寒，走窜，善下行，活血通络之功较强。《本草备要》记载其："宣，通经络。""咸寒善窜，喜穿山。专能行散，通经络，达病所。某处病，用某处之甲更良。入厥阴、阳明，肝、胃。治风湿冷痹，通经下乳，消肿溃痈，止痛排脓，和伤发痘。元气虚者慎用。风疟疮科，须为要药。"水蛭，味咸苦，性平，有小毒，入肝经。《神农本草经百种录》记载："水蛭最喜食人之血，而性又迟缓善入，迟缓则生血不伤，善入则坚积易破，借其力以攻积久之滞，自有利而无害也。"现代以来，常用于治疗妇科肿瘤中瘀血明显而无出血倾向者。入煎剂常用量为1.5～3克。虻虫，味苦，性凉，有毒，入肝经。《神农本草经》记载其："主逐瘀血，破下血积、坚痞、癥瘕，寒热。通利血脉及九窍。"《别录》谓其："主女子月水不通，积聚，除贼血在胸腹五脏者，及喉痹结塞。"《日华子本草》记载其："破癥结，消积脓，堕胎。"入煎剂常用量为1～1.5克。鳖甲，味咸，性微寒，归肝、肾经。功能为滋阴潜阳，软坚散结，退热除蒸。《别录》记载其："疗温疟，血瘕，腰痛，小儿胁下坚。"《药性论》记载其："主宿食、癥块、痃癖气、冷瘕、劳瘦，下气，除骨热，骨节间劳热，结实壅塞。治妇人漏下五色羸瘦者。"《日华子本草》记载其："去血气，破癥结、恶血，堕胎，消疮肿并仆损瘀血，疟疾，肠痈。"《医学入门》记载其："主劳疟、老疟、女子经闭，小儿痫疾。"入煎剂常用量为15～30克。

　　由上述所治病证可见，穿山甲、水蛭、虻虫等虫类药，均具有软坚散结、破瘀通络的功效。久瘀得破、久积得消，则气血、经络自然通畅。大量虫类药的应用，亦是陈自明重视"通"法的具体体现。

陈自明主张以辛味之品、虫类通络，治疗积聚之邪盛、病久、块坚之症。但需要指出的是，破瘀消癥药的应用，是以大量补养气血药物为前提的。如用地黄通经圆治疗"经候顿然不行，脐腹疠痛，上攻心胁欲死"等病证，方中用桃仁、水蛭、虻虫各50个以攻逐败血，同时用"熟地黄三两"养血补虚。虫类药与大量滋阴养血药配伍，体现了补法与通法的有机配合，亦体现了治疗月水不通病"通补兼施"的治疗原则。

④服用方法灵活多样

治疗月水不通的34首方剂中，服用方法中用到热酒2次，温酒8次，酒（未提温、热)2次；用到米醋2次，醋汤1次；用到米汤、米饮各2次；用煎桃仁汤冲服1次，用到鲍鱼煎汤1次。结合所治病证的表现、方药配伍特点及所选汤剂特点，可见陈自明善于选择各种汤剂送服圆、散，从而达到增强药效、治疗兼证等目的。如：红花当归散，治疗妇人"血脏虚竭，或积瘀血"所致的月经不通，方中以当归、红花、牛膝、赤芍药、苏木、桂心等活血养血、化瘀通络，服用时以"热酒"调服，从而借"酒"的辛香走窜之力以活血化瘀通络。若病程较长的病人，则需"浓煎红花酒调下"。久病入络，红花酒更能增强诸药活血化瘀通络的作用。磁石圆治疗妇人阴气衰弱，血枯不荣导致的月经不通，方中用干地黄、当归、人参、茯苓、附子益气养血、温阳通脉，磁石益肾纳气，但磁石质重性坠，以"米饮"送服以防止损伤胃气。

3. 崩漏

崩漏，是妇科的常见疑难病，为妇女不在行经期间，阴道突然大量出血，或淋沥下血不断，前者称为"崩中"，后者称为"漏下"；"崩为漏之甚，漏为崩之渐"。崩漏论治的理论，源于《素问》《灵枢》，最早见于《素问·阴阳别论》，其曰："阴虚阳搏谓之崩。"此观点为后世医家研究崩漏的病机提供了理论基础。张仲景在《金匮要略·妇人妊娠病脉证并治》首次提出"漏下""崩中下血"。《诸病源候论》首列"漏下候""崩中漏下候",明确了崩漏的概念,并观察到崩中与漏下可以同时并见,且可相互转化。《济生方·总论证治》云:"崩漏之病,本乎一证,轻者谓之漏下,重者谓之崩中。"《脉经》中有"青、黄、赤、白、黑"五崩之说。宋代齐仲甫《女科百问》中,曾有"阴崩""阳崩"之分。崩漏病因病机复杂,病程多反复。陈自明在《妇人大全良方》中,详细论述了崩漏的病因病机及其治则治法,采撷诸家之长,揆度阴阳,证论治法,贴切临床,对后世产生了深远影响。

(1)病因病机

从陈自明的论述来看,崩漏的病因可分为内、外因两端。

①气血亏虚、冲任虚损为内因

陈自明重视冲任、气血、脏腑,在论治崩漏过程中亦有充分体现。首先,认为各种原因导致冲任虚损,气虚不能制约经血,是崩漏发病的关键。"冲任之脉为经脉之海,血气之行,外循经络,内荣脏腑",而妇人崩中者,常由脏腑伤损冲脉、任脉,血气俱虚所致。若妇人劳伤血气,或调护失当,冲脉、任脉虚损,气虚不能制约经脉,经血不能按时而下,淋沥不断,则致"崩中漏下",即陈自明所说:"若劳动过多,致脏腑俱伤,而冲任之气虚,不能约制其经血,故忽然暴下。"(《妇人大全良方·卷一·崩暴下血不止方论》)

②风冷乘袭为外因

关于月经病的病因,陈自明多宗《诸病源候论》"风冷论"。妇人之经、孕、胎、产、乳等多种特殊生理阶段常可导致阴血损耗,使机体处于"阴血不足"的状态,阴虚不能敛阳,虚阳易浮动则变生"内风"。阴虚之体,气血不足,则卫外不固,风冷、寒热之邪则乘虚而入,即所谓"邪之所凑,其气必虚"。正虚之体,易受邪侵,而风为百病之长,为阳邪,主动,善行而数变。因此,崩中带下多"起于风气、寒热之所伤,或产后早起,不避风邪，风邪之气入于胞门，或中经脉，流传脏腑而发下血"（《妇人大全良方·卷一·崩中带下方论》）。

脉象亦能体现风冷邪气为崩漏发生的重要病因，如："诊其寸口脉微迟，尺脉微弦。寸口脉微迟，为寒在上焦，但吐尔。今尺脉微弦，如此即小腹痛。引腰脊痛者，必下血也。"（《妇人大全良方·卷一·崩暴下血不止方论》）小腹痛、引腰脊痛、尺脉微弦，均体现了风寒邪气侵下焦，为崩漏下血的原因。

由此可见，崩漏是以气血亏虚、冲任虚损为基础，"其脉数疾小为顺"；若感受外邪，或阴虚阳脱，脉象疾大，则"大甚者逆"，为正虚邪盛的脉象表现。可以根据脉象变化，判断疾病的预后。

（2）辨证论治

陈自明认为"凡血崩之疾，亦有阴阳冷热之不同，不可一概用药"（《妇人大全良方·卷一·崩暴下血不止方论》）。临证时当结合出血的量、色、质变化和全身证候，辨明寒、热、虚、实。虚证，包括肝肾亏虚、气血两虚、阳气不足、脾胃虚弱等，导致冲任虚损、冲任不固而下血不止；实证，则包括风寒滞络、瘀积内阻、邪热内盛等，导致血不循经而妄行。

①风寒滞络

阴血不足，风冷乘袭，或月经未净而行房事，导致"冷气上入于脏"，血遇风冷邪气则运行不畅，瘀滞于冲任，新血不得归经而致崩中漏下，常伴有脐腹刺痛，连及腰背，瘀滞内停于体内，肌肤、面目失于荣养而色泽萎黄。陈氏指出"风为动物，冲任经虚，被风所伤，致令崩中暴下……脉浮而大，风伤荣。荣，血也。"可见其识证精妙。他还总结出"去邪治崩，去故生新"治疗实证崩漏之规范，如用单方荆芥散、独圣散（防风一味）治疗崩漏，以辛温祛风之药止血；以温经汤治"带下三十六病"，经脉不调，小腹急痛，方中吴茱萸合桂心温中散寒，除阴霾之气；再如白芷暖宫丸暖血海，实冲任，治风寒客滞，脐腹刺痛，下血过多，白芷辛以散风，温可祛寒；另有艾叶、椒目、干姜皆辛温之品。陈氏谓"常服温补胞室，和养血气，光泽颜色，消散风冷"。

若气虚阳微，冲任虚衰，不能固摄经血，则见"崩下吸吸少气，脐腹冷极则汗出如雨，尺脉微小"。对于阳虚之崩漏，陈氏认为"可灸关元百壮"，内服"鹿茸丸"。关元穴具有补肾固本、益气回阳之功，为任脉与足三阴经交会穴；鹿茸为血肉有情之品，可壮元阳，温固冲任，补益精髓，治诸虚百损，崩中漏下，即所谓"温阳止崩"。

【医案举例】

一亲戚，妇人年四十五，经年病崩漏不止，面黄肌瘦，发黄枯槁，语言声嘶，服诸药无效。召仆诊之，六脉微濡。问之服何药？云：凡是当归、川芎、涩血诸品、丹药服之皆不作效。仆遂合《博济方》伏龙肝散，兼白矾圆，服之愈。（《妇人大全良方·卷一·崩中漏下生死脉方论》）

按：此为虚寒崩漏病案。妇人崩漏多年，阴血亏虚，阴损及阳，不能温养濡润，则见面黄肌瘦、发黄枯槁、语言声嘶、脉微濡之象。因阴阳俱不足，故服当归、川芎、涩血之药皆不效。陈自明以伏龙肝散合白矾圆治疗而愈。伏龙肝散由棕榈、伏龙肝、屋梁上尘组成，各等分，碾和令停，入龙脑、麝香各少许，每服二钱，温酒调下，淡醋汤亦可。方中以伏龙肝、屋梁上尘，温中燥湿、固经止血；以棕榈收敛止血；以龙脑、麝香，辛凉开窍、活血散瘀。白矾圆以白矾四两消痰燥湿止血；以大附子两个温中散寒；黄狗头骨灰四两收敛止血；粟米粥为圆以顾护脾胃。两方合用，寒热并用，辛开苦降，有散有敛，共奏温阳健脾以统摄气血、开郁化痰、通络逐瘀、收敛固涩、固崩止血之效。诸药合用，扶正祛邪，标本兼顾，故病程虽长，服之则愈。

②热伤冲任

热伤冲任，血必妄行。然热有虚实，陈自明以"经来色明如水下"为虚，以"色赤、黑"为实。若妇人血室有热，犹如自然界天暑地热，经水沸溢，则漏下不止，治疗用金华散。方中石膏二两，牡丹皮、瞿麦各一两为君。肺主气，居上焦，气热则血热；石膏归肺、胃、三焦之经，清解肺胃气分之热。胃为中土，阳明主司，冲脉隶属于阳明；血室居下焦，石膏尽解三焦气分之热，亦体现了"治血先治气"的原则。瞿麦入心、小肠之经，"手太阳小肠之经也，手少阴心之经也，此二经为表里，主下为月水"。瞿麦直折二经之热，从小便而解。牡丹皮入心肝肾，直入血分，清血室之热，清营凉血止血。气分之热得解，血分之热即清，血海宁静，则经不妄行。另有小蓟汤治血热崩漏，方以生地黄、小蓟取汁合白术，清营止血而不碍脾运。另一方，以生地黄汁合川芎之辛散，甘寒凉营而不碍血之畅行。陈自明清热凉血均取甘寒之味，很少用苦寒药，从而避免苦寒药常化燥伤阴的弊端。如阳热内盛者，"此由阴阳搏，为热所乘，攻伤冲任"而致崩漏，应益阴敛阳，清热凉血，活血止崩。

崩为血证，热随血泄，阴随血伤，或"黄瘦骨立"形羸之人，劳伤阴血，虚热内生，"血得热则流散，譬如天暑地热，则经水沸溢，阳伤于阴，令人下血，当补其阴"（《妇人大全良方·卷十七·杨子建〈十产论〉》），因此，崩漏虽以阳热盛为病机，但"经水沸溢，阳伤于阴"为其病变基础，故治疗"当补其阴"，宜服"补药丸子"，以阿胶、龟甲、鳖甲、龙骨、牡蛎、乌贼骨、当归、白芍等大补真阴，壮水之主，以制阳光。同时佐入川芎、丹参之辛味活血药，防热灼生瘀，滋补滞气，"气血宣行，其神自清"。

【医案举例】

仆尝疗一妇人崩漏暴下，诸医投姜、桂、附子等药，服之愈甚。召余诊之，六脉紧数，遂用此药（金华散）兼《局方》龙脑鸡苏圆，数服即安。服用数剂后病情痊愈。（《妇人大全良方·卷一·崩暴下血不止方论》）

按：本案为妇人崩漏暴下证，诸医皆用姜、桂、附等温热药治疗而致病情加重，显然药不对证。而陈自明诊见六脉紧数，诊为热伤血脉证，选用金华散（延胡索、瞿麦穗、当归、干葛、丹皮、石膏、桂心、蒲黄、威灵仙）以清里泄热、凉血止血，兼用龙脑鸡苏圆（柴胡、木通、阿胶、蒲黄、人参、麦冬、黄芪、薄荷、生地黄、甘草）益气滋阴养血以除烦解劳，散胸中郁热。药证相符，故服用数剂则病情痊愈。陈自明在本案前即明确指出"凡血崩之疾，亦有阴阳冷热之不同，不可一概用药"，可见弄清病机之阴阳冷热至关重要。

③冲任虚损

冲任之脉起于胞内，气血充盛为经水应时而下的前提。若冲任受损，制约无权，则崩中漏下，即"夫妇人崩中者，由脏腑伤损冲脉、任脉，血气俱虚故也"（《妇人大全良方·卷一·崩暴下血不止方论》）。因此，补益冲任为固经之本。而冲任二脉为肝肾所主，滋养肝肾可达补益冲任之效。陈自明治疗崩中漏下共计18方之多，均选用阿胶、龟甲、鳖甲、龙骨、牡蛎、鹿茸、乌贼骨等血肉有情之品，峻培本源，补益肝肾，固涩冲任。该类药味咸以入肾，滋而不腻，涩可固脱，阴阳相伴，阳中求阴，阴得阳升而泉源不竭。

人体气血充足、阴平阳秘，月经依时而下，经期、经量正常。若气血亏虚，冲任失养，气虚失于固摄，血非时而下，经血淋沥不断，则为崩漏。陈自明认为："冲任气虚，血失统摄，经必妄行。"因此，治疗崩漏时，他常以参、芪益气固冲。如治"邪气伏留，滞于血海"之牡丹丸，方中人参半两，不少于君药之牡丹皮。治"月水不断，口干心烦"之续断丸，方中黄芪一两，与续断、熟地黄之君药等量齐观。温阳止崩之禹余粮方，方中亦以人参大补元气；以黄芪煎汤送服凉血化瘀之丸，治"崩中下血久不止，或赤或黑，脐下痛"；以参芪并龟甲等，"治崩中泄血无度，经年淋沥，并黄瘦骨立"等。以上均体现了益气固冲法。气为血之帅，血为气之母，血生于气而统于气。崩漏为失血之疾，无形之气所当急固，益气不仅能固冲摄血，参、芪之甘亦能生血，阳生阴长，气血调和，则经候如常。

④积阻冲任

邪气留滞，瘀阻冲任，瘀积不去，血不归经，亦可导致崩漏不止。若妇人经候时行时止，或淋沥不断，腹中时痛，脉沉细，此非虚弱所致，而是"因寒热邪气客于胞中，冲任不调"。若因邪气伏留，滞于血海而表现为积聚内生，下利不足者，治疗以"有所去即愈"，方宜牡丹丸。方中丹皮、大黄、葶苈子、䗪虫、厚朴，配伍吴茱萸、椒目、细辛等，寒温并用，荡涤血海，去故生新，实为临床治疗寒热错杂证之典范。

因邪气瘀阻冲任，导致血不归经而崩漏不止，陈自明选择攻积散结、活血化瘀等治法，此正体现了"通因通用"的治疗原则。他还引张声道之言，警示后学者一定要详辨病机，并掌握疾病的发展规律。其曰："血崩乃经脉错乱，不循故道，淖溢妄行，一二日不止，便有结瘀之血，凝成窠臼，更以药涩住，转见增剧。宜先以五积散加醋煎，投一二服。次服灵脂散及顺气药，去故生新，自能平治。"可见，邪气阻滞所致血不归经之崩漏，不能一味止血，而应以行气散结、活血化瘀之品使血有所归。

在崩漏的治疗上，陈自明重视"治血先治气"。气为血之帅，血随之而运行，气畅则血行。调气药的应用是其治疗崩漏的特色之一。即使单验方也非专主止涩，如缩砂散，一味砂仁为细末，米饮调下，行气宽中醒脾，治脾虚不能运化所致的崩漏；煮附丸，单味香附，用好醋煮，治经脉不调，以及肝疏泄失职而导致的气郁崩漏。这些方法，均体现了治血先治气，"气血宣行，其神自清"的治疗原则。

除以上辨证论治外，陈自明常根据脉象判断崩漏的预后。崩漏为失血耗气之病证，阴随血伤，阳随血泄，日久则气血阴阳俱虚。亦有崩漏日久不愈，复感邪气，而寒热互见，虚实夹杂，多脏受累，非唯难治，甚至出现忽然崩中暴下，阴血暴亡，阴阳离决，生命难存者。陈自明以脉象决崩漏死生，其云："诊其脉寸口弦而大，弦则为脏，大则为芤；脏则为寒，芤则为虚。虚寒相搏，其脉为牢，妇人即半产而漏下。""尺脉急而弦大，风邪入少阴之经，女子漏自下赤。又漏下赤白不止，脉小虚滑者生，脉大紧实数者死也。又漏血下赤白，日下血数斗，脉急疾者死，迟者生也。"又云："尺寸脉虚者漏血，漏血脉浮，不可治也。"（《妇人大全良方·卷一·崩中漏下生死脉方论》）这些经验均可资临床借鉴。

（二）不孕症

在封建社会，人们认为"夫有夫妇则有父子，婚姻之后，必求嗣续"，"不孝有三，无后为大"，没有子孙后代是最大的"不孝"。因此，不孕症是妇科重要疾病。"不孕"之名词，始见于《周易·九五爻辞》中，如云："妇三岁不孕。""不孕"作为病名，首见于《素问·骨空论》中，如云："督脉者……此生病……其女子不孕。"可见，中医对不孕症的认识，已有两千多年的历史。历代医家对"不孕"的论述，散见于医书中的"求嗣""种子""嗣育"等篇章中。此病未形成固定的病名，有"不孕""无子""绝子""断续""全不产"等称谓。从历代文献记载来看，"无子""全不产"，相当于"原发性不孕"，"断续"相当于"继发性不孕"。

《妇人大全良方》专列"求嗣门"，对"不孕"的病因病机、辨证论治有详细的论述，分述如下：

1. 病因病机

陈自明认为"不孕"的发生，或由于丈夫有病未愈，或者妇人有病未愈，或者二者皆有疾病，"凡欲求子，当先察夫妇有无劳伤痼害之属"。在诊治时，应男女同查、男女同治。《妇人大全良方·求嗣门》对不孕症的病因病机做了详细论述。

（1）情志内伤

喜、怒、忧、思、悲、恐、惊七种情志的变化，是以气血为物质基础的，气血充足、气机调畅时，情志是随着外界刺激在生理范围内不断变化的。若妇女气血不足，或者受到过度的精神刺激，则导致情志失调，七情则变为致病因素。"怒则气上，恐则气下，惊则气乱，忧思则气结，悲则气消，喜则气缓"，各种情志因素失调，影响气机，耗损气血，产生气滞、痰浊、血瘀等一系列病理产物；气血紊乱，疏泄失常，痰瘀互结，瘀血内阻，"为病根深，疗之难差"，最终引起不孕。陈自明指出："女子嗜欲多于丈夫，感病倍于男子，加以慈恋爱憎、嫉妒忧患，染着坚牢，情不自抑。"（《妇人大全良方·卷二·〈产宝方〉论》）因此，女子最易受情志因素影响而损伤肝脾，导致脾失运化，痰浊内生，气血化源不足；导致肝失疏泄，气机郁滞，郁而化火，耗气伤津，炼液成痰；最终导致胞宫失养，痰瘀闭阻胞络，而致"无子"。由此可见，情志内伤是导致妇人不孕的重要因素。

（2）外感邪气

陈自明指出："妇人挟疾无子，皆由劳伤血气，冷热不调，而受风寒客于子宫，致使胞内生病，或月经涩闭，或崩血带下，致阴阳之气不和，经血之行乖候，故无子也。"（《妇人大全良方·卷九·妇人无子论》）因此，女子不孕有内外两方面因素，内因是劳伤气血，正气亏虚，使邪气有机可乘；外因是六淫邪气直中胞宫，致使胞宫受邪。若感受风寒，寒凝血瘀，月经量少，经来不畅，甚或闭经、崩漏、带下等疾病，导致不孕。

《妇人大全良方·卷九·妇人无子论》指出："子脏冷无子者，将摄失宜，饮食不节，乘风取冷，或劳伤过度，致风冷邪之气乘其经血，结于子脏，子脏得冷，故令无子也。""行步风来，便利于悬厕之上，风从下入，便成十二痼疾。"生活调摄不当，风寒之邪入客胞宫，可致宫寒，血得寒则凝结，冲任、胞宫受损，导致月水不利或不通，则不能摄精成孕。

（3）饮食失调

《妇人大全良方·卷九·妇人无子论》指出："子脏冷无子者，将摄失宜，饮食不节。"妇人暴饮暴食，过食肥甘厚味，或寒热失宜，均可损伤脾胃；脾胃运化失常，则痰湿内生，湿性黏滞，易阻滞气机；气滞血瘀，痰瘀互结，阻于胞络，可见月水不调、经行腹痛，甚或闭经、不孕。如肥胖妇女的不孕，多属此类。如过食寒凉，导致寒凝、气滞、血瘀，使胞宫寒冷；过食肥甘厚味，导致痰湿内生，脂痰凝塞，闭阻胞宫，出现闭经、不孕等。另外，饮食失调可损伤脾胃，脾胃失于运化则气血乏源，气血不足则无以受孕养胎。

（4）肾虚劳倦

男女双方素体虚弱、饮食不节、早婚、多育、房事不节，或久病失治、误治，均可致肾精亏虚、气血不足而不孕。因此，陈自明提倡晚婚、晚育。"男虽十六而精通，必三十而娶。女虽十四而天癸至，必二十而嫁"，如此则可使"阴阳完实"，男女交合，则"交而孕，孕而育，育而为子，坚壮强寿"。若女子"天癸始至，已近男色"，则导致阴气早泄，使阴气未完备而先伤，或未充盛而先动，最易损伤精血。且素体虚弱、饮食不节，脾胃受伤，气血乏源，肾精失于充养，气血亏虚、肾精不足，则"交而不孕，孕而不育，育而子脆不寿"。如妇人劳伤气血，气血不能充养胞胎，子宫失养则无子；月经闭涩或者崩漏带下，导致阴阳之气不和，经血不能按时而来，无法受孕；肾中阳气浮越于外，不能温养胞宫则导致无子；肾中有积寒则无子。肾气不足，气血失调，则会导致不能摄胎成孕。此外，人的体质因素不同，引起疾病的证型及对疾病的易感性亦不同。

陈自明还总结了反映精血不足或气滞血瘀不孕的脉象"脉微弱而涩"。他继承《诸病源候论》所论："诊其右手关后尺脉，浮则为阳脉绝无子也。""又脉微涩，中年得此为绝产也，少阴脉如浮紧则绝产。""恶寒，脉尺寸俱微弱，则绝嗣不产也。"可见，尺脉微弱是不孕症最常见的脉象，正是肾精不足、气血瘀滞在脉象上的体现。

至于男子方面，先天禀赋不足，肾精亏虚，无以施化；或房劳过度，肝肾精血损耗太过，肝阴不足则疏泄失常，肾精、肾阳亏虚则无以施化。以上种种因素均可导致不育。

综上所述，女子不孕多由先天禀赋不足，房事不节，肾精不充，冲任脉虚损；或肾阳不足，胞宫虚冷；或素体虚弱，阴血不足，胞脉失养；或情志不畅，肝气郁结，气血失和；或素体肥胖，恣食膏粱厚味，脾肾阳虚，蕴生痰湿，气机阻滞，冲任不通；或血瘀凝结，癥瘕积聚，积于胞中，引起胞络闭阻。男子不育，多由先天禀赋不足，后天饮食、情志、劳倦、久病体弱等因素，导致"阳气不足，不能施化"，或"肝肾亏虚，精气衰少"，无以施化而致。

2. 辨证论治

陈自明治不孕主张男女同治。治疗不孕不育应当结合病因病机综合治疗，必要时夫妻双方共同用药，把握病机，用药准确，方可效如桴鼓。在封建社会"男尊女卑"观念的影响下，不孕症的治疗往往忽略男方，而只针对女方用药。这样既不符合治病求本的原则，亦不易于抓住病机关键，而且女方用药过多，可破坏阴阳气血的平衡而更加不易受孕。陈自明提出"男妇同治"的原则，提醒临床医师，临证要细致，应从多方面考究病因，辨识病机，如此才能正确处方，取得佳效。

陈自明治不孕遵循"男子益精，女子养血"的用药原则。肾精为人身之根本，"人始生，先成精，精成而脑髓生"。《素问·六节藏象论》谓："肾者，主蛰封藏之本，精之处也。"不孕不育之源，或因肾精不足，水源亏乏则血少；或肾阳虚则气弱，气弱血少致血行不畅，从而导致气滞血瘀；或血瘀血少则化精乏源，又加重肾虚，瘀血阻络，两精不能相搏。故治疗应以益精、养血为原则。女子以血为基本，荣养胞胎亦以血为物质基础。治疗女子不孕，宜益气养血、荡胞祛瘀；治疗男子不育，宜益精壮阳，助阳施化。

不孕需男女同治，"其次第者，谓男服七子散，女服荡胞汤及坐导药，并服紫石门冬丸，则无不效矣"（《妇人大全良方·卷九·〈千金翼〉求子方论》）。即通过男子益精、女子养血，配合活血化瘀、荡胞泄浊以疏通胞络，使阴阳交合则能有子。大多数不孕症均可以通过药物调理而治愈，即其所言："夫病妇疹，须将药饵，故得有效也。"（《妇人大全良方·卷九·妇人无子论》）"依方调治，使内外和平，则妇人乐有子也。"（《妇人大全良方·卷九·陈无择求子论》）在治疗时应针对不同的病机，确定不同的治疗方法。

（1）女子养血以通胞脉

气血亏虚，胞脉失养导致不孕，治疗以益气养血为主。常用方剂如养真圆、地黄汤、紫石英圆、白薇圆。养真圆治疗妇人血虚气惫，阴阳不升降导致的久不成孕，方中以当归、熟地黄、白芍、川芎、五味子、酸枣仁滋阴养血安神；以人参、白茯苓益气健脾祛湿以滋气血之化源；鹿茸、肉苁蓉、禹余粮、菟丝子、覆盆子、紫石英、桑螵蛸、桑寄生补肾阳、强筋骨、益精血；卷柏、艾叶、川姜温中散寒，破血逐瘀；琥珀、牡蛎、钟乳粉镇心安神，收敛固涩。诸药合用，可达气血、阴阳双补之效。另外，方中应用鹿茸、川姜以升散通阳，配伍紫石英、牡蛎等重镇沉降之品，一升一降，共助阴升阳降、阳施阴化而成孕。地黄汤治疗妇人久无子，小腹冷疼，气不调畅之证，方中以熟地黄、当归补肾养血；以川芎、防风、桂心辛温散寒、行气活血；以川牛膝、卷柏、牵牛子活血散瘀、荡涤瘀浊。阴血充足，气畅血行，阴阳交合而成孕。紫石英圆治疗心血不足，血室亏虚所致的不孕症，方用阿胶、熟地黄、当归、川芎、赤芍药以滋阴养血、行气活血；以川续断、紫石英、鹿茸、柏子仁、桂心温肾通阳、养血安神；白术、炼蜜顾护脾胃。诸药合用，可滋阴养血、温阳益肾、镇心安神。因此，该方除治疗血室亏虚所致的不孕外，还可治心悸、头目眩晕、足如履空、呕吐不食、月水不调等各类虚证。白薇圆治疗妇人不孕，方由白薇、牡蒙、藁本、姜黄、当归、熟地黄、川芎、人参、柏子仁、石斛、桂心、附子、五味子、防风、甘草、川牛膝、吴茱萸、桑寄生、秦椒、禹余粮等组成。综观全方，综合了益气养血、祛风除湿、温阳通络等治疗方法，共达气畅血行、胞脉流通，阴阳和合之目的。

胞宫胞脉与肾相通，胞宫赖肾阳温煦、肾精滋养才能孕育胎儿。若肾阳虚衰，不能温煦胞宫，则宫寒不能摄精成孕。对于肾阳虚衰，宫寒不孕，陈自明以温肾暖宫、散寒化瘀为治法，常以桂心、附子、干姜等温肾阳、补心火之品，以增强温肾散寒之力。对于这一特点，后世清代傅山在《傅青主女科·种子》中，明确指出了补心火在治疗不孕中的作用，曰："补心而即补肾，温肾而即温心，心肾之气旺，则心肾之火自生，心肾之火生，则胞胎之寒自散。而今胞胎既热，尚有施而不受者乎？"常用方剂如紫石门冬圆、《千金翼方》白薇圆、续嗣降生丹。紫石门冬圆用于治女子宫寒不孕症，方中以紫石英、人参、桂心、炮乌头、干姜、食茱萸、细辛温补心肾、辛香通络散寒；以天冬、甘草、川芎、熟地黄、当归、石斛、薯蓣、桑寄生、紫葳、柏子仁滋阴养血、育阴涵阳；以川牛膝、牡丹皮、辛夷仁、厚朴行气活血化瘀，以通胞脉；以黄柏、续断、牡丹皮补肾除湿、清热凉血，防瘀热内生；以煅禹余粮、乌贼骨、牡蒙收敛固涩、镇静安神。综观全方，诸药合用，通补兼施，气血充足、胞宫得养、痰瘀得化、胞络畅通，则阴阳交合，阳施阴化而成孕。该方以攻补兼施、寒热并用、散敛结合为特点。《千金翼方》白薇圆治疗上热下冷导致的久无子或断续，方由白薇、车前子、当归、川芎、蛇床子、太一余粮、紫石英、菴䕡子、石膏、藁本、卷柏、泽兰叶、覆盆子、桃仁、麦冬、白芷、人参、桂心、蒲黄、干姜、川椒、细辛、干地黄、白茯苓、赤石脂、远志、白龙骨、橘皮组成，上药共为末，炼蜜圆如梧桐子大，酒服十五圆，日再增至四五十圆，以知为度。服药过程中，忌食驴、马、猪、鸡、鱼、蒜等。若已受孕，立即停止服药。续嗣降生丹治疗妇人禀受气弱，胎脏虚损，子宫冷惫，血寒痼冷所致的不孕，方由当归、桂心、龙齿、乌药、益智仁、杜仲、石菖蒲、吴茱萸各一两半，茯神、川牛膝、秦艽、细辛、苦桔梗、半夏、防风、白芍各三分，干姜一两，附子一双，川椒二两，牡蛎一大片组成，上药共为细末，取附子，纳朱砂别研为细末，糯米糊为圆，如梧桐子大，每服三十圆至百圆。空心，以淡醋、温酒或盐汤送服，一日二服。方中以附子、干姜、细辛、吴茱萸、桂心、川椒、乌药等辛温之品温补心肾、通阳散寒；以当归、白芍养血敛营，防辛散太过；半夏、桔梗、茯神、益智仁、石菖蒲健脾化痰；朱砂、龙齿、牡蛎镇心安神；秦艽、防风祛风除湿；杜仲、川牛膝以益肾强腰。诸药合用，共奏温阳散寒、健脾化痰、除湿通络之功，而助阴阳结合成孕。陈自明除运用此方治疗妇人不孕外，还用于治疗男子精气不固，阳事衰弱，白浊梦泄；妇人血虚带下，肌瘦寒热；男女诸虚百损，表现为客热盗汗、气短乏力、面白无华、饮食乏味等。

妇人经期、产后余血未净之时，感受寒邪，寒凝血瘀；或忧思恚怒，血气不和成瘀，胞脉瘀阻，两精不能相合，导致无子。治疗当先攻后补，先活血逐瘀以祛实邪，复投以益气养血、补益肝肾之药。金城太守白薇圆为《千金方》收录方剂，用于治疗月水不利，闭塞绝产十八年，"服此药二十八日有子"。方由白薇、细辛、人参、杜衡、厚朴、牡蒙、半夏、僵蚕、秦艽、当归、紫菀、川牛膝、沙参、干姜、川椒、附子、防风组成，共为末，炼蜜圆如梧桐子大，先食服三圆，不知，稍加至四五圆。方中人参、附子、川椒、干姜以温阳散寒、行气活血；白薇、沙参以滋阴清热；细辛、防风、秦艽祛风除湿，以清理血室；牛膝、当归以和冲脉之血；僵蚕以涤胞宫风痰；杜衡以破既留瘀血；牡蒙、紫菀以降上逆之气及胸中寒热结气。逆气下，结气散，而血行无滞；风气去，痰气除而子脏安和，故用半夏、厚朴、僵蚕专行清理风痰湿滞。此方搜剔除浊之力强，故服用数月便能有子。也正因如此，此药不宜久服，若觉有孕则停用，以防伤及胎元。

对于素体脾肾两虚，痰湿内生，闭塞冲任胞宫而不能摄精成孕者，治疗上除燥湿化痰以祛实邪外，尚需健脾益气以补虚，使邪去正安，胞宫清净，冲任调和，摄精成孕。

【医案举例】

秦桂圆，治妇人无子。知金州范罗言：乞以此方试令妇人服之，至四十九日，如无子，请斩臣一家，以令天下。何德扬方。虽其言似夸，然实有异验。

秦艽、桂心、杜仲、防风、浓朴各三分，附子（生）、白茯苓各一两半，白薇、干姜、沙参、牛膝、半夏各半两，人参一两，细辛二两一分，上十四味，并生碾为细末，炼蜜为丸如赤豆大，每服三十丸。空心食前，醋汤、米饮任下。未效更加圆数。已觉有孕便不可服。

臣妻年二十七，无子，服此药十二日便有孕。残药与石门县令妻，年三十四，断产已十六年，服此药便有孕。又残药与太子中守文季妻，年四十无子，服此遂有孕。其效如神，不可具述。此仙方也。(《妇人大全良方·卷九·求嗣门》)

按： 此方为陈自明收录知金州范罗之秦桂圆，专治妇人无子。从方剂组成看，该方所治为脾肾阳虚、痰湿阻络之证。方中用半夏、厚朴、白茯苓燥湿化痰、行气散结；人参、附子、干姜、细辛、桂心健脾益气、温化寒饮；秦艽、防风祛风除湿；痰浊瘀久化热伤阴，故以白薇、沙参滋阴清热，且可防止诸药辛温燥热太过；杜仲、牛膝补肝肾、散寒湿、强腰膝。诸药合用，攻补兼施，寒热并用，共奏健脾益肾、固护冲任、散寒通络、燥湿化痰之效。诸药炼蜜为圆，食前用"醋汤、米饮"冲下，体现了顾护脾胃的思想。

（2）男子益精以助施化

男子肾精不足，肾阳亏虚，不能助阳施化而不育。治疗男子不育以益精壮阳为法，常用方药为七子散、庆云散。七子散治男子不育伴有风虚目暗，精气衰少者。方中牡荆子、五味子、菟丝子、车前子、蕲葵子、山药、石斛、熟地黄、山萸肉、杜仲补益肝肾、填精益髓；鹿茸、附子、蛇床子、天雄、巴戟天、肉苁蓉、钟乳粉温补肾阳、育阳化阴；川芎、桂心、远志、白茯苓、川牛膝活血化瘀、化痰通络；人参、黄芪健脾益气，以资化源。综观全方，以益精壮阳为主，佐益气健脾，以补后天充养先天，配伍行气活血、化痰通络药，又防补益药滋腻碍气。庆云散治男子阳气不足，不能施化，施化无成而不育，方中以紫石英、天雄温补肾阳、峻暖精气；佐以覆盆子、五味子、菟丝子温补下元，桑寄生补肾强腰，天冬、石斛强阴益精，白术固津气而利腰脐间血。综观全方，寒热并用，为防紫石英、天雄二味之性过燥，配以天冬、石斛、桑寄生濡润之品，并以覆盆子、五味子、菟丝子佐制，白术健脾培土以发育万物。诸药合用，则扶阳施化之功尽显。若素来怕冷，不耐寒者，则去桑寄生，而加细辛四两，以鼓生阳之气；若阳本不衰，则去石斛而加槟榔十五个，以助祛除浊湿之垢。

（3）用药特点

《妇人大全良方》记载治疗女子不孕症的常用方剂有紫石英圆、秦桂圆、养真圆、白薇圆、地黄汤、金城太守白薇圆、《千金翼》白薇圆、《经心录》茱萸圆、续嗣降生丹。统计以上9方，用药频次≥3的药物有22味，按频次由高到低分析方药时可以看出，陈自明在治疗妇人不孕症时，首先重视调养气血，其次重视温阳散寒通络，再次配伍补益肝肾之品。

①调养气血

妇人不孕多是由于劳伤气血所致，在治疗上最常选用的药物组合是：当归、川芎、熟地黄、桂心；当归、川芎、熟地黄、人参。气血调和则月经按期而至，合阴阳则有子。脾胃为气血生化之源，因此，在调养气血时，常配伍健脾祛湿药，如茯苓、半夏、厚朴等。

②温阳散寒通络

治疗不孕症药物的性味具有以下特点：从药性看，以温热居多，取其温阳散寒之效；从药味看，以辛甘味为主，常配伍苦味药，以求辛开苦降，补泻兼施。从不孕症的病机分析，痰湿、瘀血闭阻胞脉是导致阴阳不能交合而无子的主要因素。痰湿、瘀血均属于阴邪，血得温则行，得寒则凝，故治疗宜用辛温开窍之品，如桂心、干姜、附子、细辛、鹿茸、紫石英等。其中，干姜、附子、细辛可温化痰湿、健运脾胃；桂心、干姜、附子、细辛可温中散寒、温阳通脉以疏通气血；鹿茸、附子、紫石英温补肾阳以暖胞宫。其中，紫石英味甘、辛，性温，主治女子宫寒不孕，历代本草多有述及。如《神农本草经》谓其："补不足，女子风寒在子宫，绝孕十年无子。"《药性论》说其："女人服之有子。"《本草纲目》中提到："紫石英上能镇心，重以去怯也。下能益肝，湿以去枯也。心主血，肝藏血，其性暖而补，故心神不安、肝血不足及女子血海虚寒不孕者宜之。"可见，历代医家均已认识到紫石英可治疗血寒宫冷所致的不孕。

③补益肝肾

治疗不孕的药物以入肝、肾经者居多。肝藏血，肾藏精，肝肾主下焦，冲任二脉皆起于胞中，"冲为血海""任主胞胎"，肝肾功能正常与否直接影响冲任的功能。因此，调畅气血、补益肝肾，可以填补冲任二脉，冲任二脉气血充足是有孕的前提。常用补益肝肾的药物有熟地黄、牛膝、桑寄生、杜仲、续断、五味子等。补益肝肾常配伍祛风除湿药，如秦艽、防风、藁本等，此类药可以祛除体内痰湿等有形之邪，从而调畅气血，使阴阳易于交合而有子。

（4）外治法

外治法作为内服药物治疗不孕的辅助手段由来已久。唐代孙思邈在
《千金翼方·卷五·妇人求子》中就有用"坐药"（阴道用药）治疗不孕的
记载。书中还详细记载了坐导药方的组成、制作方法、使用方法。陈自明
亦非常重视外治法的应用。他在治疗妇人不孕时，常结合病人情况，给予
坐导药以局部治疗，将整体治疗与局部治疗相结合，从而达到调整阴阳、
协调气血、温暖胞宫、祛瘀泄浊的疗效。陈自明收集的临床验证有效的外
治药有以下几种：

①坐导药

"坐导药"用于治疗因"子宫有冷恶物"所致的不孕，即妇人全不产
育，或者服用荡胞汤后仍有恶物不尽者。方由皂角、吴茱萸、当归、大黄、
晋矾、戎盐、川椒、五味子、细辛、干姜组成。坐导药制备方法：上药为
细末，以绢袋盛，大如指，长三寸余。盛药满，系袋口，内妇人阴中。坐
导药纳入阴道中后，不影响患者坐卧，但病人不能行走，小便时可以取出，
小便后再纳入，一日更换一次。陈自明记载：用药后应有清黄冷汁排出，
待清黄冷汁排尽即可停止纳药。若无清黄冷汁排出，可继续用药至十日。
另外需要指出的是，该方法在治疗过程中不可随意停药，需要坚持将恶物
排尽后方可停药。

应用坐导药常配合口服紫石英圆以加强滋肾养肝、益气温阳、活血化
瘀作用。另外，对于湿热下注者，常嘱其每日早晚配以苦菜煎汤熏洗局部，
以加强清热利湿解毒作用。

②《延年》方

陈自明引用《延年》方治疗妇人子脏偏僻，冷结无子。方仅蛇床子、
芫花二味组成，二药各等分为末，取枣大用纱囊盛裹，如小指长，纳入阴

道。当劳动工作时需要取出，用药期间应避免风冷，注意保暖。蛇床子，味辛、苦，性温，归肾经，功可温肾壮阳、散寒祛风、燥湿杀虫。《神农本草经》记载其："主治妇人阴中肿痛，男子阴痿湿痒，除痹气。"《名医别录》称其："主温中下气，令妇人子脏热，男子阴强，久服好颜色，令人有子。"芫花，味辛、苦，性温，有毒，归肺、肾、大肠经，功可泻水逐饮、祛痰止咳、杀虫疗癣。《神农本草经》谓其："主治咳逆上气，喉鸣喘，咽肿，短气，蛊毒，鬼疟，疝瘕，痈肿，杀虫鱼。"《名医别录》记载其："有小毒。消胸中痰水，喜唾，水肿，五水在五脏皮肤，及腰痛，下寒毒肉毒。"二药均为辛苦温之品，一可温肾壮阳、散寒祛风，扶正以祛邪；二可泻水逐饮、祛痰燥湿。本方为外用之剂，可祛邪而不伤正。该方针对寒湿下注，胞宫寒冷之不孕而设，组方简约，力专效宏。另外，二者均有杀虫作用，该方可治疗各种阴道细菌以及寄生虫感染导致的不孕。

③内炙圆

该方可"令子宫暖"，以治妇人无子。方由麝香二分，皂荚十分，川椒六分组成，共为末，炼蜜为圆如酸枣大，以绵包裹纳入产宫中，留少许棉线在外以便取出药物。若自觉产宫内寒凉，或排出物较多，药物不净，即抽棉线取出药物，再更换一粒。该药可一日一次更换，昼夜皆可。麝香，味辛，性温，归心、肝、脾经，可开窍醒神、活血散结、止痛消肿、催产下胎。《日华子本草》记载其："辟邪气，杀鬼毒蛊气，疟疾，催生，堕胎，杀脏腑虫，制蛇虫咬，沙虫溪瘴毒，吐风痰，内子宫，暖水脏，止冷带疾。"皂荚，味辛，性温，有小毒，归肺、大肠经，功效祛痰开窍。《神农本草经》载其："主治风痹，死肌，邪气，风头泪出，下水，利九窍，杀鬼精物。"《名医别录》记载其："主治腹胀满，消谷，破咳嗽囊结，妇人胞下落，明目，益精。可为沐药，不入汤。"《药性论》载其："主破坚癥，腹中痛，能坠胎。"又曰："将皂荚于酒中取尽其精，于火内煎之成膏，涂帛，贴一切肿毒，兼能止疼痛。"川椒，味辛，性热，归脾、胃、肾经。功效温中止痛、杀虫止痒。《神农本草经》记载其："味辛，温。主治邪气咳逆，温中，逐骨节皮肤死肌，寒湿痹痛，下气。久服之头不白。"《名医别录》谓其："大热，有毒。主除五脏六腑寒冷……散风邪，瘕结。"《药性论》谓其："能治冷风顽头风，下泪，腰脚不遂，虚损留结，破血，下诸石水。能治嗽，主腹内冷而痛。"《药性赋》谓其："味辛，性大热，有毒。浮也，阳中阳也。其用有二：用之于上，退两目之翳膜；用之于下，除六腑之沉寒。"由此可见，三药合用，可达温阳散寒、豁痰散结、破血消瘀、通络等作用，使子宫温暖而摄精成孕。

④《经心录》茱萸圆

该方治疗十年无子的妇人阴寒症。方中吴茱萸、川椒各一升，共为末，炼蜜如弹子大。以绵包裹纳入阴中，每日更换两次，虽未见恶物流出，但可以"开子脏，令阴温即有子也"。方中吴茱萸味辛、苦，性热，归肝、脾、胃、肾经，可散寒止痛、降逆止呕、助阳止泻。《神农本草经》记载其："主温中下气，止痛，咳逆，寒热，除湿血痹，逐风邪，开腠理。"《名医别录》记载其："主去痰冷，腹内绞痛，诸冷、实不消，中恶，心腹痛，逆气，利五脏。"川椒亦为辛热之品，二者配伍可增强温暖胞宫之效。

从以上诸方看，外治法用药多味辛、苦，性温、热。由此反证，胞宫寒冷、瘀阻不通是妇人不孕的重要病机，活血化瘀、温暖胞宫、温里散寒是治疗不孕的常用治法。陈自明多用辛温、辛热药化瘀散寒暖宫，如川椒、细辛、干姜、麝香等。他常用苦味药以逐瘀散邪、燥湿祛浊、通调气血，如大黄、蛇床子、皂荚等。辛温之药善于宣通气血、祛除寒邪，又可行血破瘀；苦温药可燥湿泄浊、辛开苦降、调畅气机。因此，对于胞宫寒冷、寒凝血瘀所致不孕症效果显著。

（三）妊娠病

妊娠期间发生与妊娠有关的疾病，称为妊娠病。妊娠病不仅影响孕妇的健康，还可能妨碍胎儿的正常发育，甚至造成堕胎、小产等不良后果。因此，必须注意妊娠病的预防和调治。《妇人大全良方·妊娠门》详细记载了妊娠病的防治方法，体现了陈自明辨治妊娠病的丰富经验。

1. 妊娠恶阻

妊娠恶阻，又叫妊娠剧吐。昝殷在《产宝方》中称之为"子病"，《诸病源候论》中始创"恶阻"病名，并更为详细地描述了其主要特征："恶阻者，心中愦闷，头眩，四肢烦痛，懈惰不欲执作，恶闻食气。"大多数患者经治疗后能痊愈，极个别患者也可因剧吐出现某些并发症。《妇人大全良方》对该病的病因病机进行了系统论述，并记载常用验方，为后世沿用。

（1）病因病机

恶阻的病因主要有虚实两方面。虚者，素体禀赋不足，体虚气弱，无力升降，气逆于上则为恶阻；实者，为风气外侵，或内有痰饮，邪气阻滞而致气逆于上，呕恶频作。

《妇人大全良方·卷十二·妊娠恶阻方论》指出，妊娠恶阻为妊娠期间常见病证，"既妊娠便有是病"。病情轻重，视正气强弱。正气盛者，则病势轻，"其状颜色如故，脉息和顺，便觉肢体沉重，头目昏眩，择食，恶闻食气，好食酸咸"等。病轻者不服药亦无妨。正气虚或邪气盛者，则病势重，"或作寒热，心中愦闷，呕吐痰水，胸膈烦满，恍惚不能支持"，则"须以药疗之"。

（2）辨证论治

妊娠恶阻的治疗需首辨虚实。"虚则补之"，虚证宜益气降逆、健脾和胃、滋阴养血；"实则泻之"，根据病证性质的不同，分别采取行气、祛湿、化痰降逆、疏肝等方法。

①脾胃虚弱

脾胃居中焦，脾主运化，为胃行其津液；胃主受纳，以降为和，脾升胃降，共同完成水谷精微的运化、转输，故脾胃为气血生化之源。妇人在妊娠之后，经血停闭，胎元初凝，血聚冲任以养胎。若胃气素虚，失于和降，胃气上逆则见恶心呕吐。即陈自明所言"妊娠呕吐恶食，体倦嗜卧，此胃气虚而恶阻也"。治以益气健脾、和胃降逆之法，方如白术散、人参橘皮汤、人参丁香散、醒脾饮子、保生汤等。白术散治疗恶阻呕吐清水，十余日粥浆不进者。方由白术一两，人参半两，丁香二钱半，甘草一钱组成，共为细末，每服二钱，姜五片，水煎服。方中以人参、白术、甘草益气健脾和胃；以丁香、生姜，温中健胃、降逆止呕。药简力专，为治疗脾胃虚证的常用方。人参橘皮汤治疗脾胃虚、痰浊内阻而致的妊娠恶阻，呕吐痰水。方由人参、陈橘皮、白术、麦冬各一两，甘草三钱，厚朴、白茯苓各半两组成，共为粗末，服用时加淡竹茹、生姜，水煎，空心、食前服。方中除用健脾益气之参苓术草外，还配伍了陈皮、厚朴、竹茹以行气燥湿、清热化痰，扶正兼顾祛邪。人参丁香散治疗脾胃虚弱兼有寒湿的妊娠恶阻，胃寒呕逆，翻胃吐食及心腹刺痛。方由人参半两，丁香、藿香叶各一分组成，上药共为散，每服三钱，水煎温服。该方以益气健脾之人参，配伍温胃降逆之丁香、化湿和中之藿香叶，共奏扶正祛邪之效。醒脾饮子出自宋代王衮《博济方》，治妊娠阻病，呕逆不食，甚者中满，口中无味，或作寒热，方由草豆蔻、厚朴各半两，干姜三分，甘草一两一分组成，共为细末，煎服，用时加枣二个，生姜三片。诸药合用，共奏燥湿化痰、温中降逆之效。病轻者，只一二服便能增进食欲。保生汤治妇人妊娠后，精神如故，恶闻食臭者，或但嗜一物，或大吐，或时吐清水之恶阻。方由人参一分，甘草一分，白术、香附子、乌药、橘红各半两组成，共为粗粉，姜五片，水煎温服。方中以人参、白术、甘草，益气健脾、燥湿和中；以乌药、香附子、橘红，温中降逆、理气化痰。诸药合用，攻补兼施，使痰浊得化，气机调畅，升降有序。如觉恶心呕吐，加丁香、生姜煎服以增降逆之力。并于方后告诫后人，此情形切勿作寒病治之，宜服此药以益气健脾、和胃降逆、行气化痰。

②痰饮内阻

《诸病源候论·卷四十·妇人妊娠病诸候》指出："此由妇人元本虚羸，血气不足，肾气又弱，兼当风饮冷太过，心下有痰水挟之，而有娠也。"陈自明遵此说，提出："夫水饮停积，结聚为痰，人皆有之。少者不能为害，多则成病，妨害饮食，乃至呕逆。"（《妇人大全良方·卷十二·妊娠痰逆不思食方论》）陈自明明确指出痰饮内停是导致妊娠呕吐的重要病机，并指出"妊娠之病，若呕逆甚者，伤胎也"。追究妊娠呕吐之原由，"皆胃气不调或风冷乘之，冷搏于胃"所致。因此，治疗妊娠恶阻应以健脾益气、燥湿化痰、和胃降逆为治法。常用半夏茯苓汤、茯苓圆等。"妊妇有痰，必生阻病"，孙思邈创制半夏茯苓汤以应对痰逆恶阻，陈自明试其方疗效肯定，并收录于《妇人大全良方》。痰逆妊娠恶阻，可见心中愦闷，虚烦吐逆，头目昏眩，四肢怠惰，百节烦疼，痰逆呕吐，嫌闻食气，好啖咸酸，恶寒汗出，羸极黄瘦，多卧多起，不进饮食，宜服半夏茯苓汤，方由半夏一两、生姜五两，茯苓、熟地黄各三两，橘红、北细辛、人参、芍药、紫苏、川芎各一两，苦梗、甘草各半两组成，每服四大钱，姜七片，水煎，空心温服。方以半夏、茯苓、橘红燥湿健脾、化痰散结以祛痰浊；以川芎、细辛、苦梗活血化瘀、开郁顺气，均为不利胎元之品。若孕妇羸弱，胎孕不牢，则动必成咎。因此，用药时需详辨患者体质而加减应用。若有客热烦渴、口疮者，去橘皮、细辛之辛温燥热，加前胡、知母以清热滋阴、降气化痰。若腹冷下痢者，去地黄之滋腻，加炒桂心以温化寒湿。若胃中虚热，大便秘，小便赤涩者，去地黄，加大黄、黄芩以清热泻火通便，给邪以出路。

治疗妊娠恶阻时，陈自明常嘱孕妇先服半夏茯苓汤两剂后，再以米饮送服茯苓圆（由赤茯苓、人参、桂心、干姜、半夏、橘红各一两，白术、葛根、甘草、枳壳各二两组成，炼蜜为圆）以治妊娠阻病，心中烦闷，头目晕重，憎闻食气，吐逆吐痰，烦闷颠倒，四肢重弱，不能胜持者，服之即效。此方的应用体现了治病分阶段、逐层击破的特点。在病势重时，"急则治其标"，祛邪为主，以半夏茯苓汤燥湿化痰散结；待痰浊渐化，病势渐缓，则应标本兼治，故茯苓圆中用人参、白术、茯苓、甘草、葛根、枳壳益气健脾、升清降浊，配以半夏、橘红燥湿化痰以祛邪，以求标本兼治之效。其以"米饮"送服，亦体现了祛邪不伤正、顾护脾胃的用药特点。

"脾为生痰之源，肺为贮痰之器"，肺的宣发肃降失常，亦可导致痰浊水饮内生。因此，在治疗妊娠恶阻时，不仅要健运脾胃，亦应调理肺的升降，配伍宣肺化痰之品。如治疗妊娠心胸支满，痰逆，不思饮食，方由赤茯苓、前胡、白术、紫苏叶各一两，半夏、麦冬、人参、大腹皮各半两，姜五片组成。方中前胡性微寒，味苦、辛，归肺、脾、肝经，功专疏散风热、降气化痰；紫苏叶性温，味辛，主入脾肺经，发表散寒、宣肺止咳、理气和中。二药配伍，一升一降，调节肺之宣发肃降而化痰止呕。陈自明收录的另一方，治疗妊娠心膈气滞，呕吐，不下饮食，心神虚烦，四肢少力。方由枇杷叶、半夏、麦冬、人参、甘草各半两，诃子肉、藿香各一两，赤茯苓、枳壳、陈皮各三分，姜三片，枣一个组成。方中枇杷叶、诃子肉、藿香、半夏等应用亦体现了调理肺气升降以止呕的辨治思路。

《素问·至真要大论》曰："诸逆冲上，皆属于火。"妊娠呕逆亦属"冲上"之证。治疗妊娠呕吐不食兼吐痰水，陈自明常用清热降逆之法。如其中一方，由生芦根、橘红、生姜、槟榔组成，即借用生芦根以清热滋阴、引热下行。另外，他还收录了《集验方》中疗妇人妊娠恶阻，呕吐不下食之方，方由青竹茹、橘皮、生姜、茯苓、半夏组成，亦体现了清热化痰降逆之法。他还提到，服药期间忌用"羊肉、饧、酢"等，以避免进食热性食物。

③血虚肝郁

妊娠之后，血聚以养胎，血虚则肝木失其濡养，肝体阴而用阳，肝血不足而其用有余，肝气犯于胃，则见呕恶、厌食。肝体既虚则求助于外，故孕妇常喜食酸以补肝。妊娠之后，月经停止来潮，其气血精华均聚以养胎，浊气不得下泄，则反上逆引动胃气而呕恶频作。若上扰清窍则为头晕、头胀、头重，实乃"清气不升，浊气不降"，其因胎而致，故名"胎气上逆"。妊娠之后，浊气中困，脾失健运，水湿气血失去运行常度，加之肝气犯脾，饮食减少，清阳不升，则见嗜睡乏力、肢体倦怠。妊娠之时，因血养胎，体阴不足，火气有余，故口干、吞酸、情绪烦躁。恶阻发病多在妊娠月余至2～3个月，此正乃肝胆养胎之时。陈自明指出："若左脉弱而呕，服诸药不止者，当服理血归源药则愈。经云，无阴则呕是也。"故养肝血、和脾胃为治疗血虚肝郁恶阻之大法。在治妊娠恶阻，呕吐不止，头痛，全不入食，服诸药均无效时，陈自明常治以理血归源而愈。方由人参、甘草、川芎、当归、芍药、丁香各半两，白茯苓、白术、陈皮各一两半，苦梗、枳壳各一分，半夏三两，生姜五片，枣一枚组成。该方由六君子健脾化痰、行气降逆，四物汤（去熟地黄）滋阴养血、柔肝缓急，丁香温中降逆，苦梗、枳壳升清降浊，共奏补益气血、理血归源之效。气血调畅、升降有序则呕吐自止。妊娠恶阻病，常觉心中愦闷，头重目眩，四肢沉重，懈怠懒动；或发作烦热，恶闻食气，欲啖咸酸，多睡少起，呕逆不食；或胎动不安，腰腹疼痛；或时有下血；以及妊娠期间一切疾病，均可用安胎饮（甘草、茯苓、当归、熟地黄、川芎、白术、黄芪、白芍药、半夏、阿胶、地榆各等分，生姜四片组成，每服三钱，水煎服）治疗。方由四物汤加阿胶滋阴养血、益精填髓；配苓、芪、术、夏、草益气健脾，资其化源；地榆可清热凉血，制其温热之性。此方体现了滋阴养血柔肝以降逆止呕的治疗方法。二香散治疗妊娠胎气不安，气不升降，饮食不香，呕吐酸水，起坐觉重等症，方由香附子一两，藿香叶、甘草各二钱组成，共为细末，每服二钱，服用时入盐少许，以百沸汤点下。从组方及其所治病症可知，该方亦为疏肝理气、降逆止呕之方。陈自明收录《近效》中一方，用于治疗妊娠恶食、心中烦愦，热闷呕吐，方由青竹茹、麦冬各三两，前胡二两，橘皮一两，芦根一握组成。方后注曰："体热、四肢烦热者，加地骨皮。"该方以滋阴清热、降逆止呕为治法，体现了阴虚内热，虚热上越而致妊娠恶阻的病机。

2. 胎动不安

胎动不安是指妊娠期间出现腰酸、腹痛、小腹下坠，或伴有少量阴道流血为主要表现的病证。妊娠期阴道少量出血，时下时止而无腰酸腹痛者，称为胎漏。若妊娠期仅有腰酸腹痛、下腹坠胀，或伴有少量阴道出血者，称为胎动不安。胎漏、胎动不安是堕胎、小产的先兆。西医学称为"先兆流产"，是妇产科常见病之一。

（1）病因病机

导致胎漏、胎动不安的原因，古人论述颇多。《诸病源候论》已有对胎漏、胎动不安病机的简单论述："漏胎者……冲任气虚，则胞内泄漏。""胎动不安者，多因劳役气力或触冒冷热，或饮食不适，或居处失宜。"《妇人大全良方·卷十二·胎动不安方论》云："妇人妊娠常胎动不安者，由冲任经虚，胞门、子户受胎不实故也。并有饮酒、房事过度，有所损动不安者。"可见，陈自明总结前人经验，对胎漏、胎动不安病因病机的认识已渐趋完善。他认为该病的发生，多与外感风寒、情志不畅、饮食失调、房事不节、用药不当等因素损伤冲任，导致胎元不固有关。其中尤以冲任虚损、肾不固胎，风寒外袭、荣经有风为病机关键。

①风邪侵袭，损伤经脉

若"妇人冲任二经，挟风寒而有胎""或因登高上厕，风攻阴户，入于子宫"（《妇人大全良方·卷十二·胎动不安方论》），即明确指出孕时受风寒侵袭而感邪，或调摄失宜，致风攻阴户而上入胞宫，均可导致风邪郁于经脉而动血，导致血不养胎而胎动不安，或血随风动而胎漏下血。风性主动，善行而数变，"若谓妇人荣经有风，则经血喜动，以其风胜则可也"（《妇人大全良方·卷十二·胎动不安方论》）。可见，陈自明认识到风邪侵袭可致胎动不安的病机特点。

②情志不畅，心肝受损

心藏神，肝藏魂，肝主疏泄。若孕妇经受过度情志刺激，喜怒失常，首先损伤心肝，即"有喜怒不常，气宇不舒，伤于心肝"（《妇人大全良方·卷十二·胎动不安方论》）。而心主血脉，肝藏血，二脏损伤，常影响气血调畅，触动血脉，冲任经虚，乃至门户不固，而表现为胎动不安、胎漏下血等。

③房事不节，冲任脉虚

"冲任之脉为经络之海，起于胞内。手太阳小肠脉也，手少阴心脉也，是二经为表里，上为乳汁，下为月水。"（《妇人大全良方·卷十二·妊娠漏胎下血方论》）因此，妊娠之人，精血壅之以养胎，蓄之以为乳汁，经水不能依时而来。而冲任二脉与肾精关系密切，肾藏精主任脉，肾精之盛衰直接关系到胎儿的生长发育，故称肾为胎元稳固之本，肾中和缓则胎有生气。如陈自明所说："母之肾脏系于胎，是母之真气，子之所赖也。"（《妇人大全良方·卷十二·妊娠总论》）若房事不节，过度耗损肾精，肾精亏虚，冲任不足，则致漏胎下血。此即冲任脉虚，不能约制手太阳、少阴之经血，而见孕时胞漏、月水时下等症。由上可见，肾为固胎之本，肾虚是胎动不安的重要原因。若素体肾虚，则胎元不固，再加之房事不节，更损肾精，则可致"先漏而后堕者"，从而导致胎漏、胎动不安等疾病。因此，陈自明在论述产前调护时，强调节制房事的重要性。

④用药不当，壅滞气机

有的妇人正值壮年，气血旺盛，听信庸医之言而妄用温暖胞宫之药，则"使胞门子户为药所操搏,使新血不滋,旧血不下,设或有子,不以迟晚则必堕"(《妇人大全良方·卷十二·胎动不安方论》)。此即因进补不当,壅滞气机,胞内气血凝滞,使不易受孕,或即便受孕,胎气必不稳固。另外,陈自明强调进补不当的危害可延续至中年以后,表现为崩中、带下等妇科病,"或月信愆期,渐觉黄瘦,腰背不伸,五心烦热,五劳七伤之疾从此而生"(《妇人大全良方·卷十二·胎动不安方论》)。由此可见,用药不当亦是妇人发病的重要因素之一。

综上可见,风冷外邪、情志不畅、房事不节、用药不当等因素可导致气血失调、冲任亏虚、气滞血瘀,使胎失所养而见腹痛、腰酸、胎漏下血等症。其中风冷乘袭导致胎动不安是易被医家忽视的。陈自明则非常重视风邪致病,这一点是值得我们学习和借鉴的。

另外,陈自明还认识到,胎动不安与母体和胎元两方面因素有关,指出"其母有疾以动胎"和"胎有不牢固以病母"两种情况,应详辨病因,辨证论治。

（2）辨证论治

从总体而言,胎动有两个原因,需辨病之根源。一是"母病而胎动",此时以疗母疾为主,其胎自安;二是"胎不坚固自动",此唯当安胎,其母自愈。因此,在治疗时应首先明确病之根源,这是取得疗效的前提。

胎动不安可分虚、实两端。实者,以风寒外袭、荣经有风、痰瘀阻络;虚者,以冲任虚损、肾不固胎。有因"荣经风胜"而致漏胎者,若治之以补益滋养之药,即"胎不损,强以药滋之",即犯实实虚虚之戒,终使胎堕。此种情况,当治之以散风、息风之药,邪气去则胎动自止。若因肾精素亏,或房事不节所致的漏胎下血,宜治以益气养血、补肾安胎;若因进补不当导致痰浊内生、气滞血瘀而致妊娠胎动、崩中、带下者,则宜治以行气化痰、活血化瘀。因此,辨证时应详辨虚实,切忌实实虚虚。

妊妇体质不同，气血盛衰各异。因此，孕后月经按时而来者，应详辨病之真假。血盛之妇人，"有虽有胎而月信虽不多，常来而胎不损者"，有"不以日月多少而常堕胎者"（《妇人大全良方·卷十二·胎动不安方论》），因此，不可以孕妇月经仍来而误以为漏胎，需详询病情，仔细辨识。若确辨为胎动不安，妊妇体质不同，胎动之轻重亦不同，需据妊妇形色判断病之轻重。轻者仅有胎动不安，重者可致伤堕，"当以母形色察之"：母面赤舌青色者，提示儿死母活；唇口青，两边沫出者，提示子母俱死；面青舌赤，口中沫出者，则提示母死子活。

治疗胎动不安、胎漏下血以祛风、补肾、固护冲任为原则，具体治疗方法包括祛风散邪、补肾填精、养血安神、平调寒热等。

①祛风散邪以安胎

从病因病机分析，风邪为妇人妊娠胎动不安的重要原因，故祛风为其重要治法之一。如陈自明用《删繁方》中葱豉安胎方治疗妇人怀妊，胎动不安，方由辛温解表之香豉、葱白，与益气养血止血之阿胶组成。辛温之品可祛散外风、行气散滞，阿胶养血止血、稳固胎元。此方体现了内外兼顾、动静结合的特点。陈自明记载的护胎法，以及治妊娠胎动不安，腹内绞痛，烦闷的经验方，均以葱、姜、豉解表散风，或配伍鲤鱼、粳米以健脾利水，或配伍当归、桑寄生、阿胶、川芎，行气养血、滋补肝肾，均体现了祛风散邪以安胎的治则，同时又兼顾到气血为滋养胎元之本，真正做到了扶正祛邪，标本兼顾，气血同调。

"内风"亦为导致胎动不安的重要因素。肝肾阴亏，肝血不足，则虚风内动，扰动胎元而致不固，此为内风致病，治疗宜滋阴养血息风。而阴虚必有内热，热致风生，风助热盛。因此，常配伍清热息风药。如陈自明治妊娠八九月胎动不安，心腹疼痛，面目青，冷汗出，气欲绝，用钩藤汤。方中以钩藤凉肝息风，人参、茯神益气安神，当归养血活血，桑寄生滋补肝肾、祛风安胎，桔梗宣畅肺气以制约肝木。若胎动不安伴有烦热，则加石膏以清热泻火、除烦止渴；或临产月出现胎动不安，则加桂心温通经脉、调畅气机以利于生产。除此之外，钩藤汤亦可用于治疗劳动用力过度导致的胎动不安。

陈自明收录的治疗胎动不安、漏胎下血方共27首，其中15首方剂用到祛风药，常用药物有川芎（7次）、葱白（5次）、豆豉（3次）、秦艽（2次）、钩藤（1次）等。川芎，在《神农本草经》中记载："味辛，温。主治中风入脑头痛，寒痹，筋挛缓急，金创，妇人血闭无子。"据其所主病证分析，川芎具有祛风散寒通络之功效。《药性赋》记载川芎："其用有二：上行头角，助清阳之气止痛；下行血海，养新生之血调经。"《本经逢原》记载："川芎辛温上升，入肝经，行冲脉，血中理气药也。"故川芎常用于治疗中风入脑头痛等证，取其辛散血分诸邪。《本草崇原》记载："川芎辛散温行，不但上彻头脑而治风，且从内达外而散寒，故寒痹筋挛，缓急可治也。治妇人血闭无子者，妇人无子，因于血闭，芎禀金气而平木，肝血疏通，故有子也。"可见，各家均认识到川芎能调冲任气血，可用于治经闭、无子等病证。《本草求真》记载："散肝气，祛肝风。川芎专入肝……气郁于血，则当行气以散血；血郁于气，则当活血以通气，行气必用芎、归，以血得归则补，而血可活，且血之气，又更得芎而助也……下行血海，其辛最能散邪，血因风郁，得芎入而血自活，血活而风自灭，又何有毒、有痹、有痛、有郁，而臻病变多端哉。"由此可见，川芎具有祛风邪、行气郁、散瘀血、调冲任等功效，均为其治疗胎动不安的重要理论依据。《妇人大全良方·卷十一·验胎法》记载了川芎验胎法："妇人经脉不行已经三月者，欲验有胎"，可用"川芎（生，不见火）为细末，空心，浓煎艾汤调下方寸匕。觉腹内微动，则有胎也"。若艾汤送服川芎末后，腹中微动，则是怀孕胎动，若腹中不动，则是经闭。此种验胎方法简便易行，为后世医家所沿用。葱白味辛，性温。归肺、胃经。功可发汗解表、散寒通阳、解毒散结。《神农本草经》记载其："可作汤，主治伤寒，寒热，出汗，中风，面目肿。"未提及其安胎功效。《开宝本草》记载其："（主）伤寒骨肉痛，喉痹不通，安胎，归目，除肝邪气，安中，利五脏，益目精，杀百药毒。"可见，葱白有安胎、安中、利五脏的功效。到《神农本草经疏》则对上述作用进行了详细解释："葱禀天之阳气……辛能发散，能解肌，能通上下阳气，故外来怫郁诸证，悉皆主之……邪气散则正气通，血自和调，而有安胎。"由此可见，葱白之所以能安胎，依赖它的辛温发散之性，解表祛风，恢复气血调畅，则胞胎自安。

②补益冲任以安胎

冲为血海、任主胞胎，二者皆起于胞中，受肝肾精血的滋养和补充。气血为滋养胎元的物质基础，气血旺盛、肝肾精血充足则胎有所养而稳固。反之，若气血不足，或肝肾亏虚，则胎失所养，常胎元不固、胎漏，甚至数堕胎。因此，在治疗胎动不安时，陈自明非常重视益气养血，补益肝肾以填冲任之虚。

陈自明常以桑寄生、续断、地黄、当归等补益肝肾之阴，养血安胎；胎动不安伴有腰疼痛者，则以阿胶、鹿角胶、鸡子等血肉有情之品益精填髓，强腰壮脊；脾胃为后天之本，化生气血，补益先天，因此，陈自明常配黄芪、人参、茯苓、糯米、秫米、甘草等健脾益气以生血。如用于治胎气常不安的寄生汤，方用桑寄生、阿胶补益肝肾、养血强腰；秦艽祛风湿、强腰膝；糯米补中益气、健脾养胃。诸药合用，治妊妇胎气至五月以后常不安，服之必效。治疗妊娠重下，痛引腰背的安胎止痛汤方，由当归、阿胶、干地黄、黄连、芍药、鸡子组成，以补益冲任、清热养血，加入秫米一升以健脾和胃。

若遇胎动不安，伴有腹痛，时有下血者，除用养血药之外，还需加入艾叶以散寒止痛、温经止血。如胶艾汤，由阿胶、艾叶组成，以养血温经止血。治疗妊娠三四个月，腹痛时时下血者，陈自明常以续断、当归、干地黄、阿胶滋阴养血止血，竹茹清热化痰除烦，鸡苏芳香醒脾。治疗妊娠六七个月，忽然胎动下血，伴有腹痛不忍，急处方以川芎、当归行气活血，桑寄生益肾强腰，清酒活血化瘀、助药温通。诸药合用，则可温通血脉，血行循经，通则不痛。

　　陈自明用于治疗妊娠胎动、腰痛及下血的安胎方，由当归、川芎、苎麻根、鹿角胶、艾叶、葱白组成。治妊娠忽然下血，腰痛不可忍的安胎方，由鹿角、当归组成；或用阿胶，艾叶灰共为末，糯米饮调下。二方用到鹿角胶或鹿角加阿胶，因鹿角胶、阿胶均属血肉有情之品，味甘、咸，入肝、肾经，具有补肝肾、益精血、止血安胎等功效，配伍应用，可达到固护冲任以安胎之效。

　　③调畅气血以安胎

　　情志不遂，肝气郁结，气机郁滞，血随气滞而成瘀，血行不畅则胎失所养。如产前服顺气饮子可以安胎。方用紫苏叶、木香、草豆蔻、大腹子（气弱者不用）行气导滞、健脾化湿；人参、茯苓、甘草健脾益气，防止行气耗散太过；加苎麻根以清散郁热，糯米少许顾护脾胃之气。黄芪汤治胎动不安，伴有腹痛下黄汁等症。方用黄芪、川芎，益气健脾、行气活血以安胎止痛；下黄汁为脾胃湿热下注所致，糯米健脾渗湿以安胎止带。

　　④平调寒热以安胎

　　胎居胞宫之中，赖母体之气血滋养，母之气血充足，逐月循经供养，则胎元稳固。在人体，气为阳，血为阴，血得寒则凝，得温则行，寒温适宜，则气血调畅，脏腑得养。若素体阳虚，或风寒侵袭、过食寒凉，损伤脏腑阳气，阳虚则生寒，气血凝滞，痰浊内生，瘀血不去，新血不生，胞胎失养而致胎动不安。因此，陈自明常用艾叶、干姜等辛温之品，温中散寒以安胎。如收录《产宝方》中"治妊娠冷热，腹内不调，致胎不安"方，即用艾叶、当归、干姜、川芎以温中散寒、养血活血，调节寒热以稳固胎元。若素体阴虚，或感受热邪，过食温暖胞宫之药，则致体内阳盛于阴，郁热迫血妄行，则致胎漏，热动伤胎则胎元不稳而欲堕。对于阳盛于阴之胎动不安，治疗宜清热凉血以安胎。陈自明常用白药子、苎麻根、竹茹等甘寒之药清热解毒、止血以安胎。如用安胎铁罩散，治疗郁热内盛之胎动不安，即用白药子、白芷为细末，用紫苏汤调服，清热解毒以安胎，配伍辛温发散之品，以收"火郁发之"之效。再如，《养生必用方》《救急》中治疗胎动去血、腰腹痛之方，用阿胶、川芎、当归养血止血安胎；青竹茹清热化痰，银可重镇、清热解毒。综观诸方，陈自明常用辛温解表药与清热药配伍，既可平调寒热，又可防寒凉太过而凝滞气血。总之，妊妇之体，应寒温适宜，以平为贵。

3. 妊娠心腹腰背痛

妇人以血为基本，尤其妊娠后气血下聚以养胎，气血相对不足，经络、筋脉、四肢失其荣养，"不荣则痛"；正气不足，卫外不固，邪气易乘虚而入；正邪交争，气机不畅，则见"不通则痛"；加之胎儿不断长大，阻滞气血运行，亦可致"不通则痛"。因此，妊娠妇人常可出现心、腹、腰、背等部位的疼痛症状。

（1）病因病机

陈自明对妊娠心腹腰背痛的病因病机主要从外感、内伤两方面分析。

①风冷侵袭，经脉不畅

"夫妊娠心腹痛者，或由宿有冷疹，或新触风寒，皆由脏虚而致发动也。"(《妇人大全良方·卷十二·妊娠心腹痛方论》) 妊娠之人常处于气血不足状态，正虚邪凑，易受风冷邪气侵袭；"邪正相击，而并于气，随气上下冲于心，则心痛；下攻于腹则腹痛，故令心腹痛也"。因此，风冷邪气常致妊娠妇人心腹腰背疼痛。风冷邪气侵入人体，邪正交争于内，可导致气机失调，气滞血瘀而致疼痛。若气乘胞络，则可损伤子脏，导致胎动不安，甚至引起胎漏下血、胎堕等危症。血气自养，为精神之主，若气血不和，卫外不固，故邪毒之气易于侵袭。若机体宿有风冷邪气内蕴，加之妊娠气血不和之时，则可导致宿寒与气血相搏而引起疼痛。若寒在胞络则致妊娠小腹痛；若邪在心腹，导致心腹刺痛、闷绝欲死。以上情况皆由气血不和，正邪相搏而致，若不及时治疗，多致胎气受损。

②饮食不节，痰浊阻滞

妇人妊娠后，气血相对不足，脏腑功能虚弱，加之饮食不节，活动量减少，脾胃运化失常，水谷津液转输不利，则水湿痰饮内停。因此，妊娠之后常有饮食减少、恶心、呕逆、肠鸣、腹痛、乏力等不适症状，此皆为痰浊内阻、气机不畅、升降失常所致。若风冷夹痰饮上乘于心之经络，正邪搏结而致心痛。

③情志内伤，气滞血瘀

五脏藏五志，情志变化以五脏气血为基础，肝主疏泄，调畅情志。若气血不足，肝体失养，肝用失常而失于疏泄，导致气机失调、气血郁滞；喜怒忧虑过度，则进一步加重气机紊乱，气滞血瘀，出现腹胀、腹满、刺痛、肠鸣等症状。

④肾精素虚，风冷乘袭

"肾主腰足"，若劳伤损动，正气虚则风邪乘之，而致腰痛；冷气乘虚入腹，则致腹痛，故妊妇常有腰腹相引而痛。妇人肾以系胞，妊娠而腰痛甚者，治不及时，疼痛不止，常可引动胎气，甚至堕胎。

（2）辨证论治

①风冷侵袭

正气不足，风冷侵袭，导致心腹痛，为正虚邪侵之证，治疗应扶正祛邪。扶正常以人参、茯苓、当归、阿胶等益气养血，祛邪以葱白、川芎、薤白等辛温发表散风。若妊娠感受冷气，忽中心腹痛如刀刺者，治宜益气养血、温中散寒、行气止痛。方由川芎、人参、茯苓、吴茱萸、苦梗、当归各三两，厚朴、芍药各二两组成。方中以人参、茯苓益气健脾，助中焦升清降浊之力；当归、川芎、芍药滋阴养血，行气活血止痛；以吴茱萸散寒止痛、温中降逆；厚朴、苦梗行气导滞，调畅气机。诸药合用，祛风散寒、气机调畅，则疼痛自止。若妊娠妇人受风冷侵袭而腹痛，并胎动不安者，治宜益气养血、温阳通脉。方由葱白一升，人参、厚朴、阿胶、川芎各二两，当归三两组成。方中以人参、阿胶、当归益气养血、稳固胎元，同时可扶正以祛散外邪；以葱白、川芎行气散寒止痛、温通血脉；厚朴行气除满，以消除寒邪所致的腹内积滞，恢复周身气机之有序升降。

若寒邪侵袭而致妊娠腹内冷痛，且有胎动不安者，陈自明选用《古今录验》方治疗。方由薤白一斤，当归四两组成。方中薤白辛苦温，功可温中通阳、下气散结，消散腹内寒痰积滞；以当归补血活血，既可通经活络以止痛，又可养血以安胎。二药配伍，既可祛寒散邪，又能养血安胎，且疏通一身之经脉，抵御外寒之力增强。该方配伍精当，药简力宏。

②脾胃虚弱

饮食不节、情志不畅等诸因素损伤脾胃，导致脾胃虚弱、运化失常，水谷津液不归正化而致气血乏源，脏腑经络失于濡养而致"不荣则痛"。脾失运化，痰湿内生，阻滞气机，气郁化热，痰浊、郁热壅滞气机而致"不通则痛"。治疗应以健脾养血、行气祛湿为主，根据病情配合清热、化痰、消积、导滞之品。例如：治疗妊娠卒心痛、气欲绝时，以川芎、当归（即佛手散）养血行气，调畅气血；茯苓健脾化痰以助气机调畅，宁心安神以补益心气；厚朴行气燥湿、降逆除满。诸药合用，可调畅气血、祛除痰浊瘀积，使脉络通畅、心脉得养而神安痛止。白术汤，选自《古今录验》，陈自明用其治疗妊娠卒心痛，欲死不可忍者。方由白术三两，赤芍药二两，黄芩一两半组成。方中重用白术以健脾燥湿；赤芍药清热凉血、活血化瘀止痛；以黄芩清热燥湿。药仅三味，针对虚、湿、瘀、热等多重病机起效，可谓方简效全。陈自明收录《千金方》治疗妊娠心痛方，方由青竹茹一升，羊脂八两，白蜜三两组成。方以青竹茹清热化痰；羊脂甘温，补肾养血，温中祛风以止痛；白蜜缓急止痛、固护脾胃。药仅三味，却兼顾痰热之标实、气血不足之本虚，可谓寒温并用、标本兼治之方。当归芍药散，治妊娠腹中绞痛，心下急痛，疗产后血晕，内虚、气乏，崩中，久病诸症。方由白芍药半斤，当归、茯苓、白术各二两，泽泻、川芎各四两组成，上为细末，每服二钱，食前温酒调服。此方"常服通畅血脉，不生痈节，消痰养胃，明目益津"。《元和纪用经》谓其："本六气经纬，元能祛风补劳，养真阳，退邪热，缓中，安和神志，润泽容色，散邪寒、瘟瘴时气。"阿胶散，用于治疗胎动不安伴有腹痛、不思饮食等症者。方中白茯苓、白术、陈皮、甘草、姜、枣益气健脾、行气化痰，以恢复脾之健运；川芎、阿胶、当归滋阴养血、行气活血以止痛。治疗妊娠四五月，忽心腹绞痛时，以大红枣十四枚，烧存性，为末，以童子小便调下。此方取大红枣健脾养血，童子小便散瘀止痛。

由以上诸方可知，治疗因脾胃虚弱所致的胎动不安，陈自明常以茯苓、白术、陈皮、泽泻、厚朴健脾祛湿化痰，恢复脾胃运化之功；以当归、川芎、阿胶、芍药滋阴养血、行气止痛，调畅气血；以竹茹、黄芩清热化痰，清除郁积之邪，使邪去正安而病愈。

③气滞血瘀

情志不遂，肝郁气滞，或胎元渐渐壅滞气机，气机不畅、血行受阻，常随气滞部位不同而出现心、腹、腰、背等各部位的疼痛。治疗应以行气散结、活血止痛为主，配伍益气健脾、滋阴养血、化痰祛湿之品。如治疗妊娠五个月以后，胎元壅滞气机而出现的胸腹间气刺满痛，或伴肠鸣、呕逆、纳差的病症时，用香术散治疗。方中以广莪术行气散结、活血止痛，丁香温胃降气，粉草和中益气、缓急止痛。上三味为末，以盐汤点服，可"觉胸中如物按下之状"，随气机调畅而疼痛自止。草豆蔻散，治疗妊娠心腹常痛，伴饮食减少，四肢不和，甚至全不进食者。方中以草果仁、陈橘皮燥湿除寒、行气开郁；以白术、桂心、干姜、木香健脾行气、温中散寒止痛；以干地黄、川芎、当归滋阴养血、行气止痛。诸药合用，共奏调畅气血、温阳健脾之效。

陈自明收录的治疗腹痛的同名为当归散的方剂有三首，其组成、主治均不同。兹分别介绍如下：第一首当归散主治妊娠中恶，心腹疼痛等病证。方由当归、丁香、川芎各三两，青橘皮二两，吴茱萸半两组成，共为细末，以温酒调服。该方侧重于治疗虚寒气逆证。第二首当归散治疗妊娠气壅攻腰痛不可忍者，可兼治腹痛。方由当归三两，阿胶、甘草各二两，葱白一斤组成，水煎分温五服。该方侧重于治疗血虚气郁证。第三首当归散治疗妊娠被惊恼，胎向下不安，小腹痛连腰，伴有下血者。方由当归、川芎各八分，阿胶、人参各六分，艾叶四分，大枣二十个，茯苓十分组成。该方侧重于治疗气血亏虚证。

仓公下气汤，治妊娠心腹胀满，伴有两胁烦闷，不下饮食，四肢无力者。该病由肝郁脾虚、痰浊内阻所致，治宜疏肝健脾、化痰行气。方以陈皮、赤茯苓、半夏、甘草、生姜、大枣燥湿化痰、运脾和胃；以青皮、紫苏茎、赤芍药疏肝行气解郁；以羌活、桂心祛风胜湿止痛；槟榔、大腹皮、桑白皮行气消积以调畅气机。诸药合用，共奏健脾行气、疏肝消积之功，使胀满得消而食欲增。

诃梨勒散，治疗妊娠心腹胀满，气冲胸膈，烦闷，四肢少力，不思饮食者。方由诃梨勒、赤茯苓、前胡各一两，陈皮、大腹皮、桑白皮各三分，枳壳、川芎、白术各半两组成，上为粗末，每服四钱，姜三片，枣二个，水煎服。方中以赤茯苓、陈皮、白术健脾、化痰、燥湿；大腹皮、枳壳、川芎行气活血、除满散结；诃梨勒、前胡、桑白皮清热化痰、降逆止咳。诸药合用，脾运得健，痰湿得化，逆气下降，气畅血行，则胀满自除。

治妊娠心下急，气满切痛者，方用赤茯苓六分，桑白皮五分，前胡四分，郁李仁、槟榔各三分组成，上为细末，水煎夜卧服。方中以赤茯苓健脾除湿；以桑白皮、前胡化痰降逆；以槟榔行气除满，郁李仁润肠通便，以使逆气下行。

④肾精亏虚

对于肾精亏虚腰腹痛，治疗以补肾填精、益气养血为主。根据具体病情，配伍温阳散寒、行气活血化瘀之药。以紫酒治疗妊娠腰痛如折，方由大黑豆二合，炒令香熟，以酒一大盏，煮取七分，去豆，空心顿服。黑豆为肾之谷，性平，味甘，归脾、肾经，具有消肿下气、润肺清热、活血利水、祛风除痹、补血安神、明目健脾、补肾益阴、解毒等作用。本方以黑豆一味补肾益阴、活血利水，另以酒煮黑豆，取酒之温热之性，助黑豆祛风除痹止痛，虽组方精简，却效果显著。

对于肾阳虚导致的妊娠腰痛，治疗以温补肾阳为主。如通气散治妊娠腰痛，疼痛难忍者，具有神效。该方以补骨脂于瓦上炒香为末，嚼核桃肉半个，空腹以温酒调服。补骨脂性温，味辛，入肾经，具有补肾助阳的功效；核桃肉味甘，气温，入肾经，具有补气养血、补肾填精、止咳平喘、润燥通便等功效。二药均为温补命门之药，对于肾阳不足导致的腰痛具有良好疗效。对于肾阳虚所致的妊娠腰背痛，反复不愈者，则以鹿角酒淬后以酒送服。利用鹿角补肾通阳之性，亦可增强疗效。

对于肾虚兼风寒湿邪侵袭所致的妊娠腰痛，治疗除补肾养血外，需配合祛风湿、强筋骨药物。如治疗妊娠腰疼痛不可忍或连胯痛的经验方，以杜仲、白芍药、阿胶补肾养血；以五加皮、防风、金毛狗脊、川芎、北细辛、萆薢祛风湿、强筋骨、通络止痛；杏仁润肺降气，调畅气机。诸药合用，共奏祛风除湿、补肾养血、强筋健骨、活血止痛之效。如治疗妊娠二三月，腰痛不可忍者，方由续断、杜仲各十分，川芎、独活各三两，狗脊、五加皮、萆薢、芍药、薯蓣、诃子肉各八两组成，上药共为末，炼蜜圆如梧桐子大，空心，酒下四十圆，日三服。该方以续断、杜仲、薯蓣、诃子肉补益肝肾、益精补髓；以川芎、独活、狗脊、五加皮等祛风除湿、散寒止痛。诸药合用，使补益而不敛邪，祛邪而不伤正。

若治疗肾虚腰痛兼有胎动不安者，则以补益肝肾、益气养血、固护冲任之药，起到安胎、止血作用。如治疗触动胎元以致腰痛、背痛方，由杜仲、五加皮、当归、芍药、人参、川芎、萆薢各三两组成。治疗妊娠二三月及七八月，胎动不安，或腰肚痛及血下方，由川芎、当归各四两，艾叶、阿胶各二两，甘草一两组成。再如《小品方》中用苎根汤治疗损动胎元，腰腹痛，去血，胎动向下等，方由生干地黄、苎根各二两，当归、芍药、阿胶、甘草各一两组成。

对于产前、产后出现的腰腹痛，均可用大地黄圆治疗。《信效方》用其治疗血气虚，四肢不举，骨髓热疼等病症。方由熟地黄二两，乌梅肉、当归各一两组成，上为细末，炼蜜圆如弹子大，每服一圆，白汤嚼下，空腹服用。方中以熟地黄、当归补益肝肾、养血活血；以乌梅肉、蜜酸甘化阴，柔肝缓急止痛；乌梅量大具有疏通之力，以防熟地黄之滋腻阻碍气机。

4. 滑胎

《医宗金鉴·妇科心法要诀》明确提出堕胎（未成形）或小产（五月成形）应期而下的特点，称为滑胎，书中云："若怀胎三五七月无故而胎自堕者，至下次受孕亦复如是，数数堕胎则谓之滑胎。"近代中医妇科教材已将古代"数堕胎"归属于滑胎范畴。

（1）病因病机

关于滑胎的病因，陈自明继承《诸病源候论》之说，他在《妇人大全良方·卷十三·妊娠数堕胎方论》中明确指出："夫阳施阴化，故得有胎。荣卫调和，则经养周足，故胎得安，则能成长。若血气虚损者，子脏为风寒所苦，则血气不足，故不能养胎，所以数堕胎也。"此明确提出数堕胎由血气不足，胞宫寒冷，胎失所养而致。

肾为先天之本，主司生殖，与冲任二脉、胞宫关系密切；冲为血海，任主胞胎，肾、冲任二脉、胞宫等均需后天所化生气血的不断补充和滋养。若妊娠之人素体多病，或妊娠之后，饮食、房事不节，失于调护，变生疾病，脏腑衰损，气血化生不足、肾气亏损，则冲任不固，胎元不实，以致胚胎不能正常发育而致流产。陈自明指出："其妊娠腰痛者，喜堕胎也。"可见，数堕胎与肾气的充盛与否关系密切。肾气即肾精所化之气，若肾气虚，则封藏失职，冲任不固，胎失所系，便成滑胎之疾；肾阳为阳气之根本，具有温煦胞宫和全身的作用，若肾阳虚，命门火衰，则冲任失于温煦不能暖宫，胞宫虚寒，胎元不固，亦可致滑胎。《素问·金匮真言论》曰："夫精者，身之本也。"《素问·上古天真论》曰："肾者主水，受五脏六腑之精而藏之。"肾精主司机体的生长发育和生殖，若肾精匮乏，冲任精血不足，胎失濡养，结胎不实，则堕胎、小产反复发作而成滑胎。

脾主运化，统血，升清，输布水谷精微，为气血生化之源。脾气上升，将水谷精微之气上输于肺，以荣养其他脏腑。若脾虚气血乏源，不能荣养子脏，则可致胎不能长。若脾虚中气下陷，亦可导致胎元失摄而致堕胎、结胎不实等。

综上所述，数堕胎由血气不足、胞宫寒冷所致，与脾、肾两脏关系尤为密切。

（2）辨证论治

结合数堕胎的病因病机，该病的治疗应以益气健脾以滋气血化源，补肾填髓以固养胎元为原则。

①脾虚失摄

《删繁方》疗妊娠怀胎数落而不结实方，由甘草、黄芪、人参、川芎、白术、地黄、吴茱萸各等分组成，上为末，空心，温酒调二钱。方中以黄芪、人参、白术、甘草益气健脾、升阳举胎。《广济方》疗妇人怀妊数伤胎方，由鲤鱼二斤，粳米一升组成，上二味如法作臛，少着盐，勿着葱、豉、醋，食之甚良。一月中须三遍作效，安稳无忌。鲤鱼味甘，性平，入脾、肾、肺经，具有补脾健胃、利水消肿的功效，粳米补脾胃、养五脏。二者合用，为治疗脾虚失摄所致数堕胎的有效食疗方。《古今录验》疗妊娠养胎用白术散，由白术、川芎各四分，川椒三分，煅牡蛎二分组成，上药共为细末，酒调一钱匕，日三夜一。方以白术、川椒健脾祛湿，川芎行气化瘀，煅牡蛎收敛固涩。诸药合用，湿瘀得化，脾气得健，气血调畅以滋养胎元。若苦痛者，加芍药缓急止痛；心下毒痛，倍加川芎以增行气化瘀之力；吐唾不能饮食，加细辛一两，半夏大者二十枚，以温阳化饮；若呕，亦以醋浆水服之；复不解者，服小麦汁；其人若仍渴者，服大麦粥。

疗妊娠胎不长，用黄芪散，可安胎和气，思食，利四肢。方由黄芪、白术、陈皮、麦冬、白茯苓、前胡、人参各三两，川芎、甘草各半两组成，上为粗粉，每服三钱，姜三片，枣一枚，水煎服。方中以黄芪、人参、白术、茯苓、麦冬、甘草、姜、枣健脾益气，以滋血之化源；川芎、前胡、陈皮行气活血、燥湿化痰，防滋补药呆滞气机，变生痰瘀。诸药合用，气旺血行、气血充足以养胎元。疗妊娠胎不长，宜服养胎人参圆，由人参、白茯苓、当归、柴胡、刺蓟、厚朴、桑寄生各一两，枳壳三分，甘草半两组成，上药共为细末，炼蜜为圆如梧子大，每服二十圆。方中以人参、茯苓、甘草益气健脾，以滋气血化源；以当归、桑寄生养血补肾；柴胡、枳壳、厚朴、刺蓟调畅气血，防滋补瘀滞气血。

综观诸方，陈自明治疗脾虚失摄所致的胎萎不长、滑胎，均从健运脾胃、滋气血化源入手。

②肾气不足

《经心录》紫石英圆，主治风冷乘袭子宫所致的堕胎，或始为人妇，便患心痛，乃成心疾，或月水未来者。该方可"服之肥悦，令人有子"。方由紫石英、天冬、五味子各三两，乌头、卷柏、乌贼鱼骨、云母、禹余粮、当归、川椒、桑寄生、石楠叶各一两，泽泻、杜仲、远志、肉苁蓉、桂心、甘草、石斛、人参、辛夷、柏子仁各二两组成，共为末，炼蜜为圆如梧桐子大。温酒下二十圆至三四十圆。卷柏圆，主治因气血虚损，子脏风冷，致胎不坚固或妊娠数堕胎者。方由卷柏、钟乳粉、鹿角胶、紫石英、阳起石、桑螵蛸、禹余粮、熟地黄各一两，桂心、川牛膝、桑寄生、北五味、蛇床子、牡丹皮、杜仲、川芎、当归各三分组成，共为末，炼蜜圆如梧桐子大。每服三四十圆，空心温酒吞下。白术圆，治妊娠宿有风冷，胎萎不长；或失于将理，伤动胎气，多致损堕娠胎。方由白术、川芎、阿胶、地黄、当归各一两，煅牡蛎粉二分，川椒三分组成，上为末，炼蜜为圆如梧桐子大，空心，米饮吞三四十圆。该方可调补冲任，扶养胎气，常服益血，保护胎元。

综观以上诸方，对于肾精不足、肾失温煦所致的胎萎不长、滑胎之症，陈自明均以益肾壮阳、滋补肝肾为主要治法，并配伍人参、白术等益气运脾之药，阴阳双补、脾肾同调，使气血化源充足，以滋养先天、稳固胎元。

5. 堕胎后血下不止

素体虚弱，冲任亏虚，无力养胎而滑胎，或药物堕胎，必然损伤经脉，导致流血较多，甚至流血不止。而血流失过多，气随血脱，常导致烦闷、厥逆，甚至死亡。

（1）病因病机

堕胎后流血不止，需详审病因病机，有因损伤阴血而致阴虚血燥、出血不止者；有因瘀血内阻，血不循经而妄行者；有因阳虚摄血无力而出血不止者。

（2）辨证论治

若因堕胎损伤阴血，阴虚血燥，出血不止者，应滋阴养血止血；若因堕胎后瘀血阻滞，血不循经者，治宜活血化瘀止血，体现了"通因通用"的治则；若阳气虚弱，胞衣排出不尽，气机不畅，出血不止，治疗宜温阳益气、化瘀通络以止血。

①滋阴养血止血

堕胎损伤阴血，阴虚血燥，虚热内动而致出血不止者，常见心慌、烦闷，脉细数等。治宜滋阴养血以止血。常用阿胶、生地黄以滋阴养血、润燥止血。若血虚燥热，夹有寒阻经脉者，常见堕胎后下血不止，伴有腹痛。治疗宜以阿胶滋阴润燥、养血止血，配以艾叶温经止血；同时，艾叶可散寒止痛。若阴虚较重，病人烦躁不安，需以水煮甘草汁下阿胶二两配鸡子一枚，借阿胶、鸡子血肉有情之品以大补真阴，滋阴降火以止血。

陈自明另收录《千金方》治疗落胎下血不止方，即以生地黄汁调代赭末服，以生地黄汁之苦寒清热凉血止血，以代赭末清热降气、收敛止血。二药配伍，标本兼顾，故能收良效。

②活血化瘀止血

堕胎损伤血络，瘀血停滞于胞内，或血溢出于脉外而瘀积，均可导致出血不止。常表现为出血不止，伴有腹内刺痛，或有包块，固定不移，血色紫暗，或夹有血块，舌质紫暗等。治疗宜活血化瘀止血。常用当归、蒲黄、丹参等活血养血之品。如《广济方》中治疗因损妊而导致的下恶血不止的龙骨散，方中以龙骨收敛止血；以当归、地黄、芍药、阿胶滋阴养血止血；以艾叶、干姜温经散寒止血；以地榆、蒲黄，清热凉血、祛瘀止血；粥饮调下以顾护脾胃。诸药合用，寒热配伍、攻补兼施、通涩并用，共奏止血不留瘀，祛瘀不伤血之效。《千金方》中治疗妊娠胎堕后出血不止时，以酒煮丹参一味奏效，正利用了丹参既能清心凉血止血，又能活血化瘀而不伤血的特点。治妊娠堕胎，下血不尽，甚至极度烦满，时发寒热、狂闷时，以水煎豆豉取汁，调鹿角屑二钱服，败血尽出则血自止。方中以鹿角屑温阳化瘀，以豆豉清心除烦，瘀去则血止，可谓"通因通用"之典范。

6. 断产

断产即断绝生育。陈自明认为"天地大德曰生"，故从伦理道德方面，不愿施行断产之术。但他认识到，"然亦有临产艰难；或生育不已；或不正之属，为尼为娼，不欲受孕而欲断之者"（《妇人大全良方·卷十三·断产方论》），因此，他广泛收集断产经验方以备临证应用。然而历代断产方众多，方中多含有水银、虻虫、水蛭等作用猛烈之品，此类药物虽能断绝生育，也具有一定的毒副作用，有损身体健康。因此，陈自明选择作用平和而有确切疗效者，兹列具于后。

《小品方》疗妇人断产验方：故蚕纸，方圆一尺；烧为末，酒饮调服，终身不复怀孕。

疗妊娠欲去之并断产方：瓜蒌、桂心各二两，豉一升，水煎服。

《广济方》落胎方：栝楼根四两，肉桂五两，牛膝三两，瞿麦一两，水煎服。

《小品方》疗羸人欲去胎方：粉草、干姜、人参、川芎、生姜、肉桂、蟹爪、黄芩各等分，细切，水煎服。

7. 妊娠咳嗽

妊娠期久嗽不已，或伴五心烦热者，称为"妊娠咳嗽"，亦名"子嗽"。《诸病源候论》有"妊娠咳嗽候"的记述。如久嗽不愈，潮热盗汗，痰中带血，精神倦怠，形体消瘦者，属于痨嗽，俗称"抱儿痨"。

（1）病因病机

陈自明曰："夫肺感于寒，寒伤于肺，则成咳嗽也。"（《妇人大全良方·卷十三·妊娠咳嗽方论》）陈自明明确提出咳嗽的发生是由寒邪伤肺所致，咳嗽病位在肺，寒邪为罪魁祸首。"邪之所凑，其气必虚"，他进一步指出："所以然者，肺主气而外合皮毛，毛窍不密，则寒邪乘虚而入，故肺受之也。"因此，妊娠咳嗽的病机是肺气虚，御邪无力，寒邪乘虚伤肺。

咳嗽病位在肺，但与五脏六腑密切相关。陈自明指出："五脏六腑俱受气于肺，以其时感于寒而为嗽也。秋则肺受之，冬则肾受之，春则肝受之，夏则心受之。其诸脏嗽不已，则传于腑。"此与《素问·咳论》中"五脏六腑皆令人咳，非独肺也"的观点一致，均说明咳嗽的病变脏腑不限于肺。

除外感邪气之外，饮食、情志等因素，导致气滞、痰浊、郁热等，亦可影响肺的宣发肃降而导致咳嗽。在妊娠期间，胎儿为有形之体，且不断增长，阻滞气机，升降失常而致痰浊内生，气机不畅，郁久化热，痰浊、郁热均可导致肺气不利而为咳嗽。若妊娠咳嗽经久不愈，则会影响胎儿的正常发育，甚至导致胎动不安、小产等严重后果。因此，陈自明单列妊娠咳嗽方论一篇。

（2）辨证论治

①痰浊壅肺

用款冬花散治疗妊娠心膈痰浊壅滞，肺气失宣导致的咳嗽，或伴有头疼等。方由款冬花、麻黄、贝母、前胡、桑白皮、紫菀各半两，旋覆花、白术、甘草各一分，石膏一两组成，每服四钱，水煎服。方中以款冬花、贝母、前胡、紫菀清肺化痰、降逆止咳；石膏辛凉宣肺，兼清肺中郁热；桑白皮养肺阴、清虚热；麻黄宣肺，旋覆花降逆，一升一降，恢复肺气之宣发肃降，以清贮痰之器；白术、甘草益气健脾，以杜生痰之源。诸药合用，升降相因，标本兼顾，咳嗽自止。

②胎气壅滞

胎气壅滞影响肺气宣降，肺失肃降而上逆致子嗽、子悬。《妇人大全良方》用桔梗散治疗妊娠咳嗽、喘急、不食等。方由天冬一两，桑白皮、苦梗、紫苏各半两，赤茯苓一两，麻黄三分，贝母、人参、甘草各半两组成。马兜铃散治妊娠胎气壅滞，咳嗽喘急，方由马兜铃、苦梗、人参、甘草、贝母各半两，陈皮、大腹皮、紫苏、桑白皮各一两，五味子七分半组成，每服四钱，姜三片，水煎服。紫菀汤治妊娠咳嗽不止，胎不安。方由甘草、杏仁各一分，紫菀一两，桑白皮一分，苦梗三分，天冬一两组成，每服三钱，竹茹一块，水煎入蜜半匙，温服。

综观诸方，多以桔梗、紫苏、杏仁、陈皮等理气化痰，以桑白皮、天冬、五味子等滋阴降逆，或配伍贝母、紫菀润肺化痰止咳，或配伍人参、茯苓健脾安胎，或配伍大腹皮行气利水。以上方剂均体现了陈自明治妊娠咳嗽用药多柔润，避免辛燥走窜而伤胎的特点。

③外伤风冷

麻黄散治疗妊娠外感风冷，肺气不降而致的痰逆、咳嗽不食等。方由麻黄、陈皮、前胡各一两，半夏、人参、白术、枳壳、贝母、甘草各半两组成，每服四钱，葱白五寸，姜半分，枣三个，水煎服。方中以麻黄、葱白、姜解表散寒；半夏、陈皮健脾燥湿化痰；前胡、贝母清热化痰止咳；人参、白术、甘草、大枣益气健脾，扶正以祛邪；陈皮、枳壳理气降逆，以防补益之药壅滞气机。诸药合用，则脾胃健运，痰化咳止。

④阴虚肺热

百合散用于治疗妊娠咳嗽，心胸不利，烦闷不食等。方中以川百合、麦冬、桑白皮、甘草滋阴清热、润肺止咳；以紫菀、苦梗、竹茹清热化痰、宣肺降逆。服用时入蜜半匙，以增润肺止咳之力。若治疗妊娠伤寒久不愈，涎多咳嗽时，陈自明则用知母、天冬，滋阴润燥、清肺生津止咳；以桑白皮甘寒泻肺利水，助肺通调水道，水湿痰饮归于正化；杏仁味苦能降，且兼疏利开通之性，降肺气之中兼有宣肺之力，从而达止咳平喘之效。方仅四味药，既补肺阴之体，又助肺宣肃之用，用药精当，故能药到病除。

8. 妊娠子烦

妊娠子烦，病名出自《诸病源候论》。在前人对该病认识的基础上，陈自明对其进行了深入研究，总结如下。

（1）病因病机

妊娠期间妇人感受外邪、饮食失节、情志失调等均使阴阳失调而致子烦，可伴身热、烦躁、口干渴、不思饮食或呕吐涎沫等症，甚者可致胎动不安。陈自明认为："夫足太阴，脾之经也，其气通于口。手少阴，心之经也，其气通于舌。"（《妇人大全良方·卷十三·妊娠烦躁口干方论》）若妊娠之人脏腑气虚，荣卫不理，阴阳隔绝，热气乘于心脾，津液枯少，可令心烦而口干。若火热乘心，亦可致心惊胆怯，烦闷不安。或素体阴血不足，孕后聚血养胎，阴血虚亏，心火偏亢，可见五心烦热，口干咽燥，干咳无痰等症。

太阴受邪，运化失常，水津不布，则不欲食、恶心呕吐；郁久化火，炼液为痰，痰随气机升降，阻于心胸则见胸闷、烦躁；阻滞津液上承则见口渴；痰浊上蒙清窍，则头晕、头疼、目眩；或素有痰饮，孕后阳气偏盛，阳盛则热，痰热互结而上扰心肺，则心烦而兼见头晕心悸，脘闷呕吐，痰多等症。

（2）辨证论治

①热乘心脾

热乘心脾而致津液枯少，心烦口干，烦闷不止者，治宜清热养阴，安神除烦，升津止渴。方如竹叶汤、竹茹汤、柴胡汤、人参散、益母圆等。

竹叶汤治子烦，方由防风、黄芩、麦冬各三两，白茯苓四两组成，每服四钱，竹叶数片，水煎服。或时时饮竹沥亦可。方中以黄芩清热泻火；以麦冬滋阴；茯苓运脾渗湿以升清；防风为风中润剂，可疏肝健脾，以助脾胃升降；竹叶、竹沥以清心除烦。综观全方，诸药轻清柔润，清热不伤阳，滋阴而不碍脾，治疗热乘心脾之轻证。柴胡散，治妊娠心烦，头目昏重，心胸烦闷，不思饮食或呕吐。方由柴胡一两半，赤茯苓、麦冬各一两，枇杷叶、人参、橘红、甘草各半两组成，每服四钱，姜三片，水煎服。方中以人参、赤茯苓、甘草益气健脾，以助中焦枢纽之升清降浊；以麦冬滋阴除烦；柴胡升举清阳；枇杷叶、橘红、生姜降气化痰。诸药合用，使中焦健运，清阳得升、痰浊得降，气机调畅，诸症自除。人参散，治妊娠热气乘于心脾，津液枯少，烦躁壅热，口舌干渴者。方由人参、麦冬、赤茯苓、地骨皮、家干葛、黄芩、犀角屑各三分，甘草半两组成，水煎服。方中以人参、赤茯苓、干葛、麦冬、甘草益气健脾、养阴升津；犀角屑、黄芩、地骨皮清热凉血。热邪得清，津液上承，则烦躁、口舌干渴得解。治疗心火独盛之妊娠子烦，口干不得卧者，以黄连（去须），研为细末，每服一钱，粥饮调下，借黄连清心除烦而愈。治妊娠心烦热不止者，用葱白一握，豉二合，水煎分三服。葱白辛温，发散、通阳；淡豆豉既能透散外邪，又能宣散肺胃之郁热。以辛温发散药治疗烦热，取"火郁发之"之效。益母圆，治妊娠因服药致胎气不安，类似于虚烦不得卧，巢元方称之为子烦。知母一两为细末，以枣肉为圆如弹子大，每服一圆，细嚼，煎人参汤送下。方中知母甘寒质润，善清肺胃气分实热，而除烦止渴，又能滋肾阴、润肾燥而退骨蒸；大枣甘温，能益气健脾养血，防知母之寒凉伤脾。由方剂功效可知，该方主要治疗滥用补药导致的郁热内生，耗伤阴津之证。升麻散，治妊娠壅热，心神烦躁，口干渴逆者。方由川升麻、黄芩、人参、麦冬、栀子仁、柴胡、茯神、栝楼根、犀角屑各一两，知母、甘草各半两组成，每服四钱，水煎服。方中以人参、麦冬、茯神、甘草益气生津；栝楼根、知母滋阴清热除烦；犀角屑、栀子仁、黄芩清热泻火；升麻、柴胡辛凉解表、疏风清热，使郁火发散而解。知母散，治妊娠烦躁闷乱，口干及胎脏热者，方由知母、麦冬、甘草各半两，黄芪、子芩、赤茯苓各三分组成，每服四钱，水煎去滓，入竹沥一合，更煎二沸，温服。方中以知母、麦冬、子芩、竹沥清热滋阴降火；以黄芪、赤茯苓、甘草益气运脾，以恢复中焦升清降浊之功，使气机调畅，则烦闷自除。葛根散，治妇人妊娠数月，胸膈烦躁，唇口干渴，四肢壮热，少食者。方由葛根、黄芩、人参、葳蕤、黄芪、麦冬、甘草等分组成，每服四钱，竹茹一块如钱大，水煎服。方中以人参、黄芪、葛根、甘草益气健脾，助脾运以升清止渴；以黄芩、竹茹清热泻火除烦；葳蕤、麦冬养阴生津、润燥止渴。诸药合用，邪热得清，阴津得复，气机调畅，烦满自除。人参黄芪散，治妊娠身热，烦躁口干，食少者。方由人参、黄芪、家葛根、秦艽、麦冬各一两，知母三分，甘草半两，赤茯苓一两组成，每服四钱，姜三片，淡竹叶二七片，水煎服。

综观以上诸方，陈自明多用人参、黄芪、茯苓、葛根等益气健脾，以助升清止渴；配伍黄芩、栀子、竹茹、竹沥等清热泻火、除烦降浊；以知母、麦冬、葳蕤滋阴清热，以补热邪耗伤之阴津。诸药合用，既可清泻已化之郁热，又可恢复中焦枢纽之功以调畅气机，杜绝产生郁热之源。诸方均为标本兼治之方。另外，陈自明遵循"火郁发之"之理，常以葱白、豆豉、升麻、柴胡等疏风解表药发散郁结，给邪以出路，值得我们学习借鉴。

②停痰积饮

若心烦而兼见头晕心悸、脘闷呕吐、痰多者，治宜在益气健脾、清热泻火的基础上，配伍清热化痰之品。如麦门冬散中配伍前胡、橘红、竹沥、茯苓、栝楼根等药。麦门冬散治妊娠心烦愦闷，虚躁吐逆，恶闻食气，头眩，四肢沉重，百节疼痛，多卧少起者。方由麦冬、子芩、赤茯苓各一两，柴胡、赤芍药、陈皮、人参、苦梗、桑寄生、甘草、旋覆花各半两，生地黄二两组成，上为粗末，每服四钱，姜半分，水煎服。

9. 妊娠中风

妊娠中风即妊娠期间感受风邪所致之病，病名出自《诸病源候论》。根据临床表现不同，陈自明将其分为中风猝倒、风痉。

（1）病因病机

风为六气之一，能长养万物；若非其时有其气，或骤然变化者，则为百病之长，名为风邪，贼害万物，中于人则为病。妊妇平素体弱，或孕后聚血养胎，阴血相对不足，经络、脏腑失荣，易为风邪所袭而致中风。风邪中于经络者，症见肌肤不仁，手足麻木，口眼㖞斜，甚则半身不遂；中于脏腑者，症见猝然昏倒，痰涎壅盛，不省人事。

（2）辨证论治

妊娠中风，应详辨病因病机施治。若因阴血虚而致虚风内动，应以补虚为主，治宜滋阴养血祛风。若以风寒之气外袭所致，应以祛邪为主，治宜祛风散寒、养血安胎。妊娠之人的体质有其特殊性，不可按中风常法治疗，应时时注意补虚安胎，故用药多具平和之性，用方常选防风汤、白术酒等柔润之剂。

防风散治妊娠中风猝倒，心神闷乱，口噤不能言，四肢强急者。方由防风、桑寄生、葛根各一两，菊花、防己、北细辛、秦艽、当归、桂心、茯神、甘草、羚羊角各半两组成，每服四钱，姜三片，水煎去滓，入竹沥半合，温服。方中以羚羊角、菊花、竹沥清肝息风，以防风、防己、秦艽祛风除湿，以细辛、桂心、姜、葛根发表散风，桑寄生、当归滋阴养血以息风。诸药配伍，寒温并用，标本同治，使风邪得散，经脉得养，而风息病愈。白术酒治妊娠中风，伴有口噤、语言不能者。方由白术一两半，独活一两，黑豆一合组成，细锉，以酒三升，煎去滓，分四服。方中以白术健脾燥湿，以助脾之升清降浊；独活辛温，祛风胜湿、散寒；黑豆甘平入肾，可活血利水、祛风解毒以疏通气血，滋阴养血以息内风；酒具辛温之性，可发散风寒、行气活血。诸药合用，使气血调畅、风息瘀散。若伴有口噤者，拗口灌服，使周身得汗即愈。治妊娠中风，口眼不正，手足顽痹，方由防风、羌活、防己各一两，麻黄半两，黄松木节一两，桂心、荆芥穗、羚羊角屑、桑寄生、甘草、薏苡仁各半两组成，每服三钱，生姜半分，水煎去滓温服。方中以羚羊角屑凉肝息风；防风、羌活、防己、麻黄、桂心、荆芥穗祛风胜湿、发表散邪；黄松木节苦、温，归肝经，祛风燥湿、止痛；薏苡仁可利水渗湿、健脾止泻、除痹散结；桑寄生祛风湿、益肝肾、强筋骨。诸药合用，风邪得散，湿浊得化，经络通达，痹阻自通。

除内服中药治疗外，陈自明还收录了治疗妊娠中风病的外治方法。如治妊娠因感外风，如中风状，不省人事者，由熟艾三两，以米醋炒，令极热，乘热以绢帛裹，熨脐下，良久即省。该方以艾叶温通之性调动任脉气血以散寒祛邪；米醋入肝经，可疏肝理气，味酸性敛降以息肝风，兼防艾叶温散太过。

风痉指妊娠体虚，受风而伤太阳之经络，后复遇风寒相搏，发作时口噤背强，冒闷不识人，须臾自醒，良久复作者，又名子痫，或子冒，甚则角弓反张。临证时要详辨病机，辨明虚风内动，或外风乘袭。治疗宜祛风、除湿、养血、活血，方用加减小续命汤、葛根汤、竹沥汤等。若见风夹痰瘀蒙闭清窍者，治疗时应配伍化痰开窍之品。

妊娠中风，症见角弓反张，口噤语涩者，用加减小续命汤。方由麻黄、防风、独活各一两，羚羊角、桂心、升麻、酸枣仁、甘草、秦艽各半两，川芎、当归、杏仁各三分组成，每服四钱，姜四片，水煎去滓，入竹沥半合，温服。方中以麻黄、防风、独活、桂心等辛温发表、祛风散寒；以羚羊角凉肝息风止痉；酸枣仁、当归、川芎以养血柔肝缓急、行气活血通络；

竹沥以清热涤痰。妊娠中风，腰背强直，时复反张者，方用防风、葛根、川芎、生干地黄各二两，杏仁、麻黄各两半，桂心、独活、甘草、防己各一两，每服四钱，水煎服。以上两方均以发表散风与养血息风药配伍应用，体现了内外兼顾、标本同治的特点。

妊娠临月，因发风痉，忽闷愦不识人，吐逆眩倒，小醒复发的子痫，治宜清热养血祛风、健脾化痰安胎，方用葛根汤。方由葛根、贝母、牡丹皮、木防己、防风、当归、川芎、白茯苓、桂心、泽泻、甘草各二两，独活、石膏、人参各三两组成。其中贝母"令人易产"，若临近产期时，可以用其助产；若未临近产期，则需慎用，可用升麻代替。

10. 妊娠伤寒

妊娠伤寒即妊娠期间感受寒邪所致之病。

（1）病因病机

《妇人大全良方·卷十四·妊娠伤寒方论》曰："夫冬时严寒，人体虚，为寒所伤，即成病为伤寒。"伤寒是否发病、发病轻重决定于正虚、寒邪两方面。体虚感寒则发为伤寒，发病轻者表现为淅淅恶寒，翕翕发热，微咳鼻塞，数日可止；发病重者表现为头疼体痛，先寒后热，久而不愈，严重者可伤胎。但对于妊娠伤寒，张仲景未提出明确治法，由于妊娠特殊的生理和病机特点，用药宜有避忌，"不可与寻常妇人一概治之也"。

（2）辨证论治

妊娠伤寒为感受寒邪所致，而寒主收引，闭塞腠理，凝滞气血，气机不畅则郁而化热。若表寒不解，入里化热，热盛动血，损伤胎气。因此，妊娠伤寒用药与一般人应有区别，其关键在于"勿犯胎气"，时时注意不伤胎气。治病药须与安胎药相间服用，即"妊娠伤寒，瘟疫时气，先服此以安胎，宜阿胶汤。却以治病药相间服"（《妇人大全良方·卷十四·妊娠伤寒方论》）。

治疗妊娠伤寒，"或汗或下，各随脏腑表里"，首先应明辨邪气所在部位。根据邪气在表、在里之不同，而选择不同治法。伴有恶寒发热者，邪在表；发热而不恶寒者，邪在里；寒热往来，发作有时者，邪在半表半里。随着邪气的不断深入，邪侵血分可见伤寒发斑等危重急症。

①邪在表

风寒外袭，邪束卫表，治当以发汗解表，如葱白汤、麻黄散、升麻散等。妊娠伤寒，憎寒发热，当发其汗，宜葱白汤，方由葱白十茎，生姜二两组成，上细切，水煎服，微微汗出则愈。治妊娠五六个月，伤寒头疼，壮热，四肢烦疼，当治以麻黄散，方由麻黄、桂心、柴胡、赤芍药各一两，甘草半两组成，每服三钱，姜三片，水煎温服。治妊娠伤寒，头痛，身体壮热，当以升麻散，方由川升麻、苍术、麦冬、麻黄各一两，黄芩、大青各半两，石膏二两组成，每服四钱，姜半分，淡竹叶二七片，水煎温服。以上三方以辛温或辛凉发汗解表为治法组方，若兼有壮热、烦渴，配伍赤芍药、黄芩、大青叶等以清热凉血，防热盛动胎。

②邪入里

伤寒表邪入里化热，治宜清热泻火，或配辛味药以散在表余邪；或配益气药以鼓邪外出；或配滋阴养血药以制约热邪伤阴；或配清热凉血药以防热盛动血伤胎。总之，表邪入里化热之证应表里兼治，以利于清除邪气。陈自明收录了前胡汤、栀子大青、柴胡散、苏木汤、旋覆花汤等治疗伤寒表邪入里证。前胡汤治妊妇伤寒，头痛壮热，肢节烦疼，方由石膏十二分，前胡六分，甜竹茹三分，黄芩、大青各五分，贝母、栀子仁各四分组成，每服五钱，葱白三寸，水煎去滓温服。苏木汤治妊妇伤寒，或中时行，洒淅作寒，振栗而悸或哕，方由赤芍药、橘红、黄芩、黄连、甘草、苏木等分，上粗粉，每服五钱，水煎服，微微汗出则愈。若胎动不安，可兼服阿胶汤。旋覆花汤治妊妇伤寒，头目旋疼，壮热心躁，方由旋覆花、赤芍药、甘草各半两，前胡、石膏各一两，白术、人参、麻黄、黄芩各三分组成，为粗粉，每服四钱，姜半分，水煎去滓温服。麦门冬汤治妊妇伤寒，壮热呕逆，头疼，不断饮食，胎气不安者，方由人参、石膏各一两，前胡、黄芩各三分，家葛根、麦冬各半两组成，每服五钱，生姜四片，枣二个，淡竹茹一分，水煎温服。白术散治妊妇伤寒，烦热头痛，胎气不安，或时吐逆，不下食者，方由白术、橘红、麦冬、人参、前胡、赤茯苓、川芎各一两，甘草、半夏各半两组成，每服四钱，姜四片，淡竹茹一分，水煎温服。柴胡散治妊娠热病，骨节烦痛，头疼壮热者，方由柴胡、家葛根、知母、栀子仁、甘草各半两，石膏一两，大青、黄芩、升麻各三分组成，每服四钱，葱白三寸，水煎热服。

妊娠伤寒后期，寒邪渐退，余留气血不畅，可见妊妇腹中隐痛、腹胀闷、头痛等，应从肝脾论治，以疏肝理血、健脾安胎为治法组方，如芍药汤、当归茯苓散、《良方》白术散。芍药汤治妊娠五个月之内的伤寒病，方由黄芩、当归、芍药各四钱，川芎十六钱，白术八钱组成，为细末，温酒调服方寸匕，日二服。方中以川芎、温酒辛温散寒，黄芩清热，当归、芍药养血活血，白术健脾安胎。另外，陈自明指出，常服该方可助产，减少生产时的痛苦。王子亨称该方为产后常服之药，可治产后百病。治妇人伤寒，伴腹中隐痛，宜服当归茯苓散，方由当归、茯苓、白术各二两，白芍药半斤，泽泻、川芎各四两组成，上为细末，酒服方寸匕，每日三次。方中以川芎、酒辛温发散表寒；以当归、芍药、川芎养血活血、缓急止痛；白术、茯苓、泽泻健脾渗湿以安胎。诸药并用，以治风寒入里，凝滞气血导致的胎动不安。《良方》白术散，治妊娠伤寒，白术、黄芩各等分，上为散，每服三钱，姜三片，枣一枚，水煎温服。方中以白术、大枣、姜健脾除湿以安胎，以黄芩清除余热以固胎。陈自明方后注："若自觉头痛发热，上方服二三剂即痊愈。若伴有四肢厥冷，则属于阴证，不能服用该方。"可见，该方是针对伤寒解后，体内余热未清之证而设。

③邪在半表半里

外邪由表入里，伏于半表半里，症见寒热往来，治当以和解法，如黄龙汤、柴胡石膏汤即按此法组方。黄龙汤治妊妇寒热头疼，嘿嘿不欲食，胁下痛，呕逆痰气，以及产后伤风，热入胞宫，寒热如疟，并经水适来适断，病后劳复，余热不解者，方由柴胡一两，黄芩、人参、甘草各一分半组成，每服五钱，水煎温服。此方为小柴胡汤去半夏而成。因半夏为妊娠慎用药，故方中去半夏以防其辛燥之性伤胎。枳实散治妊妇伤寒，四日至六日以来，加心腹胀，上气，渴不止，饮食不多，腰疼体重者，方由枳实一两，陈皮三分，麦冬半两组成，为细末，每服三钱，生姜半分，葱白七寸，水煎服。

④伤寒发斑

妊妇发斑，变为黑色，尿血，宜服栀子大青汤，方由升麻、栀子仁各二两，大青、杏仁、黄芩各一两半组成，为粗粉，每服五钱，葱白三寸，水煎温服。

妊娠伤寒，苦热不止，身上斑出，忽赤忽黑，小便如血，气欲绝，胎欲落时，治宜辛凉解表、清热泻火、凉血止血。方由栀子仁、升麻各四两，青黛二两，石膏八两，葱白一升，黄芩三两，生地黄二十分组成，水煎服。方中以升麻、石膏辛凉解表，配伍葱白助阳解表；以栀子仁、青黛、黄芩、生地黄清热泻火、凉血止血消斑。

（四）产难

1.产难六因

《妇人大全良方·产难门》开篇即指出："夫产难之由有六，所受各异。"因此，陈自明对于产难的治疗亦各不相同。其所论产难之由有六，兹详述如下。

（1）运动过少

妇人以血为基本，气顺则血顺，适当运动则可调畅气血。而富贵家庭对妊妇无微不至的照顾，使产妇免于运动，"羞出入，专坐卧"。久则气机不畅，气闭而不舒快，则血凝而不流畅，胎不转动，最终导致生理失常，临产必难，甚至闷绝。相反，贫穷之人，怀孕之后仍日夜劳作，血气舒畅，生产容易，无需催产药物。因此，陈自明提出"孕妇常贵于运动者明矣"（《妇人大全良方·卷十七·产难论第一》）。

（2）房事不节

妊娠已经六七个月，胎形已具，此时若恣情交合，嗜欲不节，使败精、瘀血聚于胞中，可致"子大母小，临产必难"。若生下孩子头上有白膜一片，滞腻如胶，俗名曰戴白生；儿身有青有黑，俗名曰宿痣。以上二者皆由孕妇入月交合所致。由此可见，孕妇房事不节，不仅会影响自身的健康，对腹内胎儿亦有不利影响，严重者"其子亦生浸淫、赤烂疮疡"，即胎蛆。因此，陈自明强调妇人妊娠后宜戒房事。

（3）情志不舒

情志不舒，是导致产难的重要原因。若因信卜筮，或说鬼祟等多种不良刺激，使产母心惊神恐，忧恼怖惧，气血逆乱，则临产必难。另外，陈自明提到"被闲杂妇人、丧孝秽浊之人冲触"可导致难产，可以理解为不良情绪的影响。因此，妊娠期间需调畅情志，保持良好的精神状态。

（4）坐草太早

在临产之前，腹痛时作时止，称为弄痛。这时并不是真正临产，若接生者误以为马上生产而让产妇配合用力，则容易造成胞浆早破而致羊水流失，使风邪趁机侵入产门，风燥伤阴，产道干涩。若胎儿未转顺即令孕妇用力生产，则导致胎儿转顺困难而致难产。

（5）坐草太久

等到疼痛难忍，眼中如火时，才是胎儿临产的先兆，此时才可用力逼迫产门，促进胎儿产出。如用力时机不对，或用力太过，产母困睡，抱腰之人又不稳当，致令坐立倾侧，胎死腹中，其为产难。

（6）寒温失当

若正值盛暑生产，宜居深幽房室，日色远处，打开窗户，多贮清水，以防血晕、血闷、血溢妄行、血虚发热之证。如冬末春初，天色凝寒，宜密闭产室，窒塞罅隙，内外生火，常令暖气如春，仍下部衣服不可去绵，方免胎寒血结，否则致产难。可见，孕妇生产之时，应保持周围环境寒温适宜。

2. 产前调护

陈自明注重产前调养将息，调气养血则胎安，胎安才能产顺。他指出："凡妇人妊娠之后以至临月，脏腑壅塞，关节不利，切不可多睡，须时时行步。不宜食黏硬难化之物，不可多饮酒，不可乱服汤药，亦不可妄行针灸。须宽神，减思虑，不得负重或登高涉险……贴产图……备办汤药器物。"（《妇人大全良方·卷十六·将护孕妇论》）产前调护主要包括以下几方面的内容。

（1）妊娠生理教育

陈自明强调在妊娠期间应对妊妇进行生理教育，于卧室挂贴逐月胎儿位置变化及妊娠生理变化等有关内容的"产图"。

（2）调节饮食

妊娠临月时，饮食宜清淡，不宜食黏硬难化之物，不可多饮酒，不可乱服汤药，并立"逐月服药将息法"，分别据妊妇体质情况列举有关调养汤药，尤其对足月临产的方药养护，主张"凡妊娠十月，宜用滑胎汤（枳壳散）"（枳壳二两、甘草一两，上为末，每服二钱，空心，沸汤调，日三服）。方后加注强调"妇人以血为基本"的用药法则，谓："大率妊娠，唯在抑阳助阴。然胎前药，唯恶群队，阴阳错杂，另生他病。唯枳壳所以抑阳，四物汤所以助阴血尔。然枳壳散其味多寒，若单服恐致胎寒腹痛，更以内补丸（熟地黄、当归）佐之，则阳不致强，阴不致弱，阴阳调和，有益胎嗣，此前人未尝论及也。"（《妇人大全良方·卷十六·滑胎例》）这种产前强调养胎，养胎以养血为主，血养胎安，胎安产顺的调养方法，对中医产科临床始终具有指导意义。

（3）调畅情志

经过漫长的妊娠过程，孕妇在临产前常有对分娩的恐惧，以及过分的担心和焦虑，尤其是初产妇；或者对产儿性别的担忧。这些情志变化若得不到及时疏解，则会影响气机调畅，进而影响血行，气血不畅则会导致难产。因此，陈自明强调产妇"须宽神，减思虑"，保持心情舒畅。

（4）劳逸结合

妊娠至临月时，胎阻于中，脏腑壅塞，关节不利，此时"切不可多睡，须时时行步"，适当运动可调畅气机，气畅则血行，气血调畅，胎安则易产。

综上所述，产妇临产的精神状态和体力状况往往影响分娩产程的进展。因此，陈自明要求接生人员在产程开始时，不仅要注意消除产妇对分娩的恐惧心理，而且要照顾产妇的饮食营养，以维护产妇体力，等待分娩。在《妇人大全良方·卷十六·将护孕妇论》中，陈自明指出："欲产时不可多人，喧哄怆惶，但用二老妇人扶行及凭物站立。"又说："苦心烦，用水调服白蜜一匙；觉饥，吃糜米少许，勿令饥渴，恐乏其力。不可强服催药，早于坐草，慎之。"

3. 验证筛选催生方法

陈自明广泛收集并验证筛选出常用催生方法，主张手法为先，外治内治兼施。宋以前催生古方不下 40 则，对其中疗效未必确切者，陈自明一一予以验证筛选，并增以自制验方。于《妇人大全良方·卷十七·催生方论》节下，谓"今开历验数方于后"，方简药精者计有四首，"催生柞木饮子"（生柞木、甘草）、"催生如神散"（百草霜、白芷）、"如圣散"（黄蜀葵花，无花用葵子亦可）、"催生丹"（兔脑髓、乳香、母丁香、麝香）。另附验方一则（明乳香为末，醋调服）。其选方旨意及用药大法，被后世医家概括为："滑以流通涩滞，苦以驱逐闭塞，香以开窍逐血，气滞者行气，胞衣先破者固血。"（《证治准绳·女科·催生法》）如"如圣散"用葵花子，意在滑润通涩；"催生柞木饮子"用柞木以苦泄驱逐；"催生如神散"用百草霜、白芷止血以防血晕；"催生丹"兼具行气催生止血防脱诸功用。足见其筛选增创用方精当，既有一方一法以应症情单一的前人效方，又有一方多法以应症情多变复杂的自制验方，仁心仁术可钦可仰。

陈自明指出"若见浆水，腰腹痛甚"，是"胎离其经"，即临产的先兆，立即令产母仰卧，令儿转身，头向产门，用药催生坐草。也就是胎膜破裂羊水流出，腹痛阵发周期缩短，程度加剧，同时腰痛也呈加剧趋势，为将产的征兆。如果仅仅出现腹痛而腰痛不明显，或虽痛但不加剧者，即使羊水已破，多属"弄胎"；只有"腰腹痛甚"，陈自明将"腰痛甚"置于"腹痛甚"前面加以强调，因为"腰痛甚"是"胎离其经"的指征，其辨证精确堪称专家。然仅此还不足以作为可使用催生药的依据，文中又进一步指出还须探明胎儿是否已转身，头位是否已至产门，如此方可排除因胎位不正导致种种难产的可能性。

陈自明对前人外治催生方法，除肯定手握石燕法外，诸如针刺或用盐刺激胎儿手足等古方法概不录用。对唐代杨子建《十产论》中的手法复位外治法则倍加赞赏，其重视程度比内治法确属有过之而无不及，谓"世之收（救）生者，少有精良妙手，多致倾命"。如"横产者，当令稳婆先推儿身顺直，头对产门，以指探其肩，不令脐带羁扳，方用药催之，继以产母努力，儿即生"。由"先令"二字可见其所谓"妙手"，首先是指技术熟练，手法轻巧的稳婆外治；其次，是指医术精良的医生施药。横产者如此，倒产、偏产、碍产等，均有不同的施治手法。总之，都是强调：难产催生手法外治为先，外治内治兼施；医者、稳婆、产母三者通力合作，密切配合。这种多法并用，综合救疗，充分调动多方积极因素的治疗方法，垂范至今。

4. 探研兔脑等催生药物

除手法催生之外，陈自明还潜心探研兔脑等催生药物，创制"催生丹"。《神农本草经》中未有关于兔脑的药用记载。有关兔脑的药用记载，首见于《名医别录》中"兔头骨"条下，谓"脑治冻疮"，并未提及催生的功用。其后的《新修本草》等众书之说，皆本于《名医别录》。隋唐间方书众多，如《千金方》《外台秘要》，乃至现存唐代产科专著《经效产宝》等书，均未记载用兔脑髓催生滑胎的相关方剂。而至宋代，兔脑髓药用催生已经在妇产科临床中普遍应用。《妇人大全良方·卷十七·催生方论》收载的第 4 首催生方为"催生丹"，即以兔脑为主要药物组成。

陈自明在记述催生丹功用之后，有一处小注，明确指出兔脑髓等配方的来历，谓其"出《圣惠方》，《局方》同"。《太平圣惠方》是宋初（992）朝廷主持编纂的大型医药书籍，由王怀隐等人将太医院的各家验方汇编而成，可见这一则验方在我国民间使用的年代更为久远。陈自明所采用的催生丹处方，几乎与《局方》所载完全相同，只删去"或横或逆"四字。可见陈自明对催生丹的应用范围更为精当，四字之略不是文字疏漏，而是出自丰富的妇产科临床经验。

宋代方书及本草著作中，记载兔脑髓药用于催生者，继《太平圣惠方》之后，有《博济方》（1047）、《证类本草》（附方）、《卫生家宝产科备要》等。

"催生丹"见于《妇人大全良方》，药仅四味，由兔脑髓、乳香、母丁香、麝香组成。除兔脑髓外，其他三味在《神农本草经》及其后诸家本草书中，均说明其功用。概言之，其味皆芳香，性善走窜，具有行气止痛、通经催生等作用，是古代催生方中常用的药物。陈自明在前人成就的基础上，结合自己临床经验，以兔脑髓为主药，佐以芳香药物制成"催生丹"，其催生效用可以说冠于宋以前诸催生方之首。

陈自明精专妇产科，兼通内外各科，他对宋代以前的妇产科学进行一次全面系统的总结，并融入自己数十年的临证经验和家传经验方，尤其是在催生技术上成就尤为突出，为妇产科学的发展做出了重要贡献。

（五）产后病

1. 产后血晕

产后血晕是指由于生产过程中败血流入肝经，导致眼见黑花，头目旋晕，不能起坐，甚至昏闷不省人事的病证。

（1）病因病机

陈自明认为："凡晕，血热乘虚，逆上凑心，故昏迷不省、气闭欲绝是也。"（《妇人大全良方·卷十八·产后血晕方论》）根据产妇出现血晕的病证不同，陈自明总结了三条常见原因：一是"有用心使力过多而晕者"，此为气血亏虚所致；二是"有下血多而晕者"，此者以血虚为主，血虚不能荣养清窍而致晕；三是"有下血少而晕者"，是因产后恶露排出不尽，瘀血内停，导致清窍失荣而致晕。上述三者，"晕"的临床症状虽类似，但因其病机不同，其治法各异，临证时需仔细辨识。

（2）辨证论治

①失血用力过多而晕

妊妇生产过程耗气伤血，妇人分娩后，气血暴虚，血随气奔并于上而迷乱心神，眼前生花而发为血晕，常表现为虚热之象。《妇人大全良方·卷十八·产后血晕方论》中收录古书中记载的多种方法以预防和治疗产后血晕。其一，产妇才分娩完，预烧秤锤或江中黄石子，硬炭烧令通赤，置器中，急于床前以醋沃之，得醋气可除血晕。此处正取秤锤、石子重坠之性以降逆气，取醋之酸敛、散瘀之功效，以防血脱、瘀滞。其二，欲分娩者，须先取酽醋以涂口鼻，仍置醋于旁，使闻其气，兼细细饮之。此以醋之酸涩收敛之性防气血耗散太过。其使用时间是在分娩前，这正体现了"未病先防"的思想。

另外，对于气血暴虚，血随气上之血晕症，陈自明还收录了清魂散等有效方剂以益气补血散瘀。方由泽兰叶、人参各一分，荆芥一两，川芎半两组成，共为末，用温酒、热汤各半盏，调一钱急灌之，下咽即开眼，气定即醒。中医学认为，精血不能速生，元气所当急固。方中以人参急固元气；以泽兰叶、川芎活血通经、行气开郁；荆芥可入血分，行气祛风。诸药配伍，可急固元气，行气开郁，活血通经，并防外邪侵袭。

②下血多而晕

产妇失血过多，清窍失养所导致的晕厥，属于虚证。表现为昏闷烦乱，治疗应以补血清心为主。"若去血过多而晕者，当服芎藭汤"，方由当归、川芎等分组成，二药配伍可养血不留瘀，活血化瘀而不伤正。《广济》治疗产后血晕，临床表现为心闷不识人，神言鬼语，气急欲绝者，方由芍药、甘草各一两，丹参四分，生地黄汁一升，生姜汁、白蜜各一合组成，先煎前三味，再下地黄、生姜汁、蜜，分为两服。方中芍药、甘草酸甘化阴，以补阴敛阳；生地黄汁、丹参等清心、凉血、活血以防产后瘀滞；生姜汁温中散寒、降逆止呕；白蜜甘缓以调和诸药，共奏养血益阴、清热祛瘀之功效。

③下血少而晕

产妇因下血过少，恶露不下，上抢于心，亦可导致晕厥，临床表现为心下满急，神昏口噤，绝不知人，气闭欲绝等，属于实证。当治以破血行血、开窍散瘀。陈自明收录"张氏方"治产后血晕，全不省人事，极危殆者，即"用韭菜切，入在一有嘴瓷瓶内，煎热醋沃之，便密缚瓶口，以瓶嘴向产妇鼻孔，令醋气透入，须先扶病患起"（《妇人大全良方·卷十八·产后血晕方论》）。陈自明认为，该证因"恶血冲心"所致，因此治疗应以祛瘀降逆为大法；"韭能去心之滞血，加以醋气运达之"，二者配伍，一可祛瘀下行，一可行气降逆，故用之无不效验。

2. 产后癫狂

（1）病因病机

妇人新产后，身体常处于瘀与虚并存的状态。但由于瘀、虚所伤脏腑及病变程度的不同，其病证、治法亦各不相同。妇人产后癫狂表现多样，陈自明根据其病因及证候将其分为六类，分别采取不同的治法。

（2）辨证论治

①心虚血停

"心主身之血脉"，因生产耗伤血脉，心气虚无力行血，败血停积，上干于心，则见心中烦躁，卧起不安，乍见鬼神，言语颠错或狂言独语等病证。治疗上应以益气养血、镇心安神、祛瘀开窍为主。陈自明收录调经散（没药、琥珀、桂心、芍药、当归、麝香、细辛，上为末，每服半钱，生姜汁、温酒各少许调服），柏子仁散（柏子仁、远志、人参、桑寄生、防风、琥珀、当归、生地黄、甘草，上为粗末，先用白羊心一个切片，以水一大盏半，先煮至九分，去羊心，入药末五钱，煎至六分，去滓，无时服），茯神散（茯神、人参、龙齿、琥珀、赤芍药、黄芪、牛膝、生地黄、桂心，上为末，每服三钱，水一盏，煎至七分，不拘时，去滓温服）三方。方中以人参、柏子仁、茯神等益气养心；以生地黄、当归、芍药、黄芪、柏子仁等养血安神；以琥珀、龙齿镇心安神；以麝香、细辛、桂心、远志等辛温散寒、化痰开窍、祛瘀通脉。诸药配伍，共同起到益气养血、镇心安神、祛瘀开窍的作用。

②风邪乘袭

产后脏虚，"由体虚心气不足，心之经为风邪所乘也，或恐惧忧迫，令心气受于风邪，风邪搏于心则惊不自安"（《妇人大全良方·卷十九·产后脏虚心神惊悸方论》），产妇可出现心中惊悸，志意不定，言语错乱而不自觉知，神思不安等病证。治疗宜益气养血祛风、镇惊安神定悸。陈自明收录七宝散、琥珀地黄圆等 7 首方剂。方中用羌活、独活、防风、白薇以祛风散邪；人参、麦冬、地黄、当归、白芍药、黄芪等益气养血以安神。其中有 4 方用朱砂以重镇安神。

③心虚中风

心主血，血气通于荣卫、脏腑，遍循经络，产后则血气俱伤，腑脏皆虚，心不能统于诸脏，荣卫不足，即为风邪所乘，则令心神恍惚不定。因此，产后心神恍惚不定的治疗应补益气血、充实荣卫，兼以祛风散邪、疏经通络。陈自明收录的 3 首方剂，均以芍药、麦冬、甘草、当归、人参、大枣等益气养血，配伍桂心、当归、甘草等辛温通络。若烦躁者，加茯神、酸枣仁安神定志；若语涩、四肢不利，加用防风、羌活、干蝎、白附子等祛风散寒、化痰通络。

④败血扰神

"产后多因败血迷乱心经而颠狂，言语错乱无常，或晕闷者"（《妇人大全良方·卷十八·产后狂言谵语如有神灵方论》），此证即瘀血闭塞清窍所致神志不清，治疗宜活血化瘀、开窍醒神。治宜蒲黄、五灵脂、生香附子、红花、没药、血竭等活血化瘀之品，配伍地黄汁、童便、赤芍药等滋阴清热、凉血活血之药，防瘀久化热，进一步耗损阴血。诸药合用，共奏活血化瘀、开窍醒神之功。

⑤热入血室

"产后感冒风寒，恶露斩然不行，憎寒发热如疟，昼日明了，暮则谵语，如见鬼状"（《妇人大全良方·卷十八·产后狂言谵语如有神灵方论》），此证为表邪入里，与败血瘀结化热，热邪循经上扰神明所致。治疗以活血化瘀为主。陈自明选录琥珀地黄丸及四物汤，或用生干地黄加北柴胡等分煎服。如不愈，再以小柴胡汤加生干地黄与黄芩等量，煎服即愈。

综观以上诸证可见，产后诸疾均当以"逐败生新"为首要任务，然后详辨病证。只要辨证准确，依法施治，皆可取得良好疗效。

3. 产后乳痈

陈自明对乳痈的发生发展及治疗做了详细的论述，明确指出吹奶、妒乳、乳痈病名虽异，其实均为乳痈，"只分轻重而已"，"轻则为吹奶、妒乳，重则为痈"。陈自明收集了包括单验方在内共42首方药，提出了药物外敷、按摩、吸奶等治疗乳痈早期的简单方法，并对乳痈的预后做出判断，对后世诊治乳痈有重要指导价值。现就《妇人大全良方》中对乳痈的论述做一介绍。

（1）病因病机

①乳汁蓄积，气血相搏

《妇人大全良方·卷二十三·产后妒乳方论》曰："夫妒乳者，由新产后，儿未能饮之，及乳不泄，或乳胀，捏其汁不尽，皆令乳汁蓄结，与血气相搏，即壮热大渴引饮，牢强掣痛，手不得近是也。"由此可知，"儿未能饮之""乳不泄""乳胀，捏其汁不尽"等乳汁不能完全排出，是乳汁蓄积、发生妒乳的根本原因。乳汁蓄积，与气血相搏则郁而化热，表现为壮热，大渴引饮，掣痛手不得近。而造成乳汁蓄积不通的原因，主要论及以下两方面：一是乳头破碎，"凡妇人、女子乳头生小浅热疮，搔之黄汁出，浸淫为长……名为妒乳病"。此证与清代高锦庭《疡科心得集·辨乳痈乳疽论》所载"乳头风，乳头干燥而裂，痛如刀刺，或揩之出血，或流黏水，或结黄脂"一致，系乳头破碎，又称乳头风，相当于现代医学的乳头湿疹。乳头破碎，疼痛难忍，则产妇难以哺乳，而致乳汁不能正常排出。二是吹奶。《妇人大全良方·卷二十三·产后吹奶方论》曰："夫产后吹奶者，因儿吃奶之次，儿忽自睡，呼气不通，乳不时泄，蓄积在内。"《诸病源候论·卷四十》引《养生方》云："热食汗出，露乳伤风喜发乳肿，名吹乳，因喜作痈。"由此可见，伤风或因儿饮口气所吹，均可致乳汁不泄而蓄积，相当于乳痈之早期证候。另外，在临床上所见乳头畸形、新产妇哺乳不得法、断奶不当，也是导致乳汁蓄积的常见因素。

②肝郁胃热，妒乳不瘥

《妇人大全良方·卷二十三·产后乳汁或行或不行方论》曰："盖妇人之乳，资于冲脉，与胃经通故也。"冲脉有十二经之海、血海之称，乳汁的化生与运行，是通过冲脉之气血化生，胃经输送的。妇女以肝为先天，肝亦为"血海"，且主疏泄。若因情志不畅，肝郁气滞，乳汁不能正常排泄；再若产后恣食肥甘厚味而致阳明积热，胃热壅盛，经络阻塞，乳络不畅，乳汁排泄不利，终由肝郁胃热导致乳汁蓄积；乳汁蓄积，与气血相搏，郁久化热，亦可加重肝郁胃热，二者互为因果。《妇人大全良方·卷二十三·产后妒乳方论》曰："吹奶、妒乳、乳痈，其实则一，只分轻重而已，轻则为吹奶、妒乳，重则为痈。"说明吹奶、妒乳是乳痈过程中的不同时期。《妇人大全良方·卷二十三·产后吹奶方论》曰："夫产后吹奶者，因儿吃奶之次，儿忽自睡，呼气不通，乳不得泄，蓄积在内，遂成肿硬……若不急治，肿甚成痈……速与服皂角散、瓜蒌散，敷以天南星散，以手揉之则散矣。"由此可见，吹奶是由于乳儿口气所吹，导致乳汁不通而壅结肿胀。此时病势轻，表现为"壅闭乳道，津液不通，腐结疼痛"，或者"不痒不痛，肿硬如石"。在治疗上，除服药之外，以手按揉蓄积乳汁亦可使之消散。妒乳是处于乳汁蓄积与血相搏阶段，表现为"壮热大渴引饮，牢强掣痛，手不得近"，只是局部红肿疼痛，还未腐肉败血化脓，相当于现在所言"乳痈"早期。这时若及时采取恰当的治疗方法，去除蓄积之乳汁，调畅气血，则病易愈，而不会发展成为乳痈。正如《妇人大全良方·卷二十三》所说："妒乳初觉便以手捏去汁，更令旁人助吸引之，不尔或作疮有脓，其热盛必成痈也。"所以，妒乳是乳痈的早期表现，若治及时便发展成乳痈。

（2）辨证论治

《妇人大全良方》治疗吹奶、妒乳、乳痈，包括单验方在内共42首方药，剂型有散剂、水煎剂、酒煎剂，治法有外洗、外贴、外敷、外涂等，并介绍按摩、吸乳等疗法。对各个时期均采用内外综合治疗方法，这对控制病情发展，早期治愈，缩短疗程有重要的意义。

①吹奶

吹奶由乳汁蓄积在内，壅闭乳道，津液不通所致，为乳痈之轻证。因此，治疗以通畅乳道为要。"产后吹奶，最宜急治"，陈自明治吹奶"速与服皂角散、瓜蒌散，敷以天南星散，以手揉之则散矣"（《妇人大全良方·卷二十三·产后吹奶方论》），既强调抓紧时机早期治疗，又运用内服、外敷、按摩三种疗法综合治疗。内服药物，有瓜蒌散（方由乳香一钱，栝楼根末一两，共研令均，以温酒调服二钱），皂角散（方由皂角、蛤粉等分研细，以热酒调八字服之），二方均具有清热解毒、化痰散结之功效。治奶结硬疼痛方，由"百药煎为细末"，每服三钱，以酒一盏，煎数沸，热服。陈自明记载了两种外敷药物。其一是天南星散，以天南星为末，用温汤调，以鹅羽涂于患处。其二是疗乳硬作痛方，嫩桑叶生采，研，以米饮调，摊纸花贴病处。另外，陈自明还记载了按摩手法，以手揉按患处，取软为度。

②妒乳

乳汁蓄积，与气血相搏，郁久化热，肝郁胃热，热势盛实，必化成痈。因此，妒乳应以清热泻火、调畅气血、消痈散结为主要治疗方法。陈自明收录了治疗妒乳的内服、外治方法，分述如下：口服药物以葵茎及子捣筛为散，以酒调服，可治疗产后吹奶作痈。瓜蒌一个，大粉草一寸，生姜一块，用酒煎煮，服之可治疗产妇乳初结胀不消，令败乳自退。服药后宜"顺所患处乳侧卧于床上，令其药行故也"（《妇人大全良方·卷二十三·产后妒乳方论》）。外敷药物皂荚十条，以酒一升，揉取汁，硝石半两，煎成膏敷之。"以马溺涂之"，可治疗乳肿，次第结成痈者。

③乳痈

陈自明对乳痈的治疗，按病程不同分期治疗，分为成脓期、溃脓期、收口期，分别采用不同的治疗方法。

【成脓期】

成脓早期治疗"以消为贵"，陈自明收录了内服方连翘汤以清热化痰、软坚散结，方由连翘子、升麻、芒硝各十分，玄参、芍药、白蔹、防己、射干各八分，大黄十二分，甘草六分，杏仁八十枚组成，以水九升，煎以三升，大黄次下，硝分三服。该方治产后妒乳、乳痈。

对于内服效果差者，陈自明收录外治方以内外兼治，诸方如下：以蒲黄草捣敷肿上或涂以地黄汁，以使其内消。确不能内消者，施以刀针切开排脓，对于惧怕刀针者，可"取白鸡内翅第一翎各一茎，烧末服之，即决"。金黄散治疗乳痈未溃，方由川大黄、粉草各一两组成，上为细末，以好酒熬成膏，倾在盏中，放冷，摊纸上贴痛处，仰面卧。该方取大黄、粉草清热泻火解毒之力，以消痈散结、通络止痛。治疗乳痈或疮久不差，脓汁出，疼痛欲死不可忍者，以鹿角二两，甘草半两，上为细末，用鸡子白和于铜器中暖温，敷患处，每日更换五至七次，即可治愈。该方取鹿角通阳之力托痈排脓。

【溃脓期】

以芙蓉花或根二层皮研碎，蜜调敷，以达解毒消肿排脓之效。外敷过程中，应视病情调整贴敷范围，"看疮大小，如未穿即留中孔；如已穿即塞其孔，其脓根自然洇出尽"，并需要频繁更换敷料。待脓出尽后，再用收口期敛疮药外敷。

【收口期】

溃脓耗伤气血，故在收口期治疗宜以益气养血、收肌敛疮为主。

陈自明收录治疗妇人发乳、丈夫发背，烂生脓血后的气血亏虚证的内服方，方由黄芪、麦冬、地黄、人参、升麻、茯苓各三两，当归、芍药、远志、甘草各一两，大枣十个组成。方中用人参、黄芪、茯苓、升麻、甘草、远志、大枣，以大补元气、益气升阳、生肌敛疮；地黄、麦冬、当归、芍药滋阴养血。诸药合用，补气养血以促进疮口愈合。

《妇人大全良方》收集以下三方用于干糁疮口，以去腐生肌敛疮。分别如下：第一方：干脓散，由乌贼骨、黄丹、天竺黄各二钱，轻粉二匕，麝香一字，老降真骨三钱组成，上研为细末，干糁疮口，不数日干。第二方：降真节二钱，天竺黄、露蜂房各一钱，麝香、轻粉各少许，上为末，干糁。第三方：乳香、没药、黄丹各一钱，龙骨二钱，真坯子三钱，血竭半钱，麝香一字，降真节一钱，上为细末，干糁。

《妇人大全良方·卷二十三·乳痈方论》曰："又怀胎发乳痈肿及体结痈，此必无害也。盖怀胎之痈，病起于阳明。阳明者，胃之脉也。主肌肉，不伤脏，故无害也。"说明妊娠期乳痈，由于未产育，气血未泄，且阳明为多气多血之经，又主肌肉，气血旺盛，即使化脓溃破也宜生肌敛口，妊娠期乳痈预后较佳。

《妇人大全良方·卷二十三·乳痈方论》云："年四十以下治之多愈。年五十以上宜速治之即差。若不治者，多死中年。"根据发病年龄判断预后，提示年龄越大治疗效果越差。陈自明在《妇人大全良方》中首次提出"乳岩"之名，五十岁以上患乳痈者多属于"乳岩"范畴，预后不良。

【医案举例】

癸亥年，仆处五羊赵经略听判闻夫人年七十岁，隔二年，左乳房上有一块如鹅卵大，今忽然作楚，召余议药。仆云：据孙真人云，妇人年五十岁以上，乳房不宜见痛，见则不可疗矣。幸而未破，恐是气瘤，谩以五香连翘汤去大黄煎服，服后稍减则已。过六七年后，每遇再有肿胀时，再合服，必消减矣。(《妇人大全良方·卷二十三·乳痈方论》)

五香连翘汤：大黄一两，木香、沉香、丁香、乳香、麝香、升麻、独活、桑寄生、连翘、木通各二两，上为粗散，每服五钱。水二盏，煎至一盏，入竹沥少许，搅停去滓，温服。

按：妇人年五十以上，如发现乳房肿块，不可掉以轻心，必须辨其善恶，恶者往往不治，而善者多为气瘤，一般不会破溃。皆因经络气血凝滞，痰、气、瘀血搏结而致。以五香连翘汤流行气血、化痰散结，因年事已高，正气已衰，故去大黄之攻击而以黄芪益气托毒。此病虽有不能彻底治愈者，但可控制其发展，减轻症状。

总之，由于《妇人大全良方》为妇产科专著，只在"产后门"论述了产后乳痈的发病和治疗，对乳痈病因的论述，主要谈到吹奶、妒乳造成乳汁蓄积所致者。薛己在《校注妇人大全良方》中对情志内伤、饮食所伤、外感等因素造成的非哺乳期乳痈、乳岩的病因病机、治则治法等做了更全面的论述和补充，为中医药防治乳痈、乳岩提供了借鉴。

（六）妇科杂病

1. 妇人中风诸症

《妇人大全良方·卷三·妇人中风方论》指出"妇人血气虚损"则风邪侵入人体，"当时虽不即发，停在肌肤，后或重伤于风，前后重沓，因体虚则发，入脏腑俞。俞皆在背，中风多从俞入，随所中之俞而乃发病"。书中所提到的中风包括了中风、中气、中寒、中痰、中暍、风痹、血风等，常见症状有角弓反张、手足不随、偏瘫偏枯、口眼㖞斜、口噤不语、头晕头痛、心神惊悸、癫狂、全身疼痛等。

（1）中风角弓反张

中风角弓反张即指腰痛反折挛急如角弓之状。陈自明认为："夫妇人角弓反张者，是体虚受风，风入诸阳之经也。"角弓反张的发生多与感受风、寒、湿邪有关，常有多动、项背反张、强硬如发痫之状，其脉多沉迟、弦细。

感受寒邪而见胸满口噤，其人卧不着席，脚挛急，咬齿，无汗恶风等，治宜发散风寒、温阳止痉。方如葛根汤、小续命汤等。葛根汤，由葛根、麻黄、姜皮、桂枝、粉草、芍药、大枣组成。因产后多阴虚，阴虚者不宜发汗，需据病情适当调整。

热盛于里，阴液大伤，筋脉失养而出现抽搐、胸满口噤、卧不着席、脚挛急等，治宜清热泻火、急下存阴。方如大承气汤，该方适合于急性期短期使用，待热退神清之后即停用，或继以滋阴理气之品善后。

体虚感受风邪而致有汗、不恶寒者，包括营卫失调证、阳虚证、风痰阻络证等。营卫失调证治疗宜发表散风、调和营卫，宜用桂枝加葛根汤。阳虚证治疗宜温阳散寒、柔筋缓急，方如附术散、桂心白术汤、附子防风散、八物白术散等。风痰阻络证治疗宜祛风搜络、化痰止痉，方如白僵蚕散、乌蛇圆等。

（2）中风口噤

妇人中风后出现口噤，是因体虚受风，风邪侵犯额颊夹口之筋脉所致。手三阳之筋，结入于额颊；足阳明之筋，上夹于口。若风冷之邪乘虚侵入以上筋脉，则致筋挛，引起牙关急而口噤。

口噤的治疗以祛除风寒邪气为目的，《妇人大全良方·卷三·妇人中风口噤方论》共收录了三首方剂，均用于治疗妇人中风口噤，或伴四肢强直者。分别介绍如下：天南星散方由天南星（姜汁炒黄）、白附子（炮）、黑附子（炮）、乌蛇肉（酒炙）、全蝎（炒）各等分组成，为细末，以生姜汁、温酒调下，或撬开口灌。走马散方由黑附子（炮）、天麻、桂心、石膏、麻黄、蝎梢、川乌（炮，去皮尖）、南星（炮）、麝香组成，共为细末，每服一字，以豆淋酒调灌。乌蛇散方由乌蛇肉（炙）、全蝎（炒）、天麻、南星（炮）、僵蚕（炒）、腻粉组成，共为细末，每服一字，以生姜酒调灌下。

（3）中风不语

陈自明继承《诸病源候论》观点，认为舌强不语是风邪中于心脾所致。他在《妇人大全良方·卷三·妇人中风不语方论》中明确指出："脾脉络胃夹咽，连舌本，散舌下；心之别脉系舌本。""喉咙者，气之所以上下也；会厌者，音声之户；舌者，声之机；唇者，声之扇。"若心脾二脏感受风邪，风寒客于会厌之间，则可致舌强不能语。"经云：醉卧当风，使人发痦。"此亦指风邪乘于心脾而致中风、失音不语。

陈自明收录了三首中风失语方，兹分别介绍如下：神仙解语丹用于治疗风邪中心脾经而致言语謇涩，舌强不转，涎唾溢盛，以及疗淫邪搏阴，神内郁塞，心脉闭滞，暴不能言者。方由白附子（炮）、石菖蒲（去毛）、远志（去心，甘草水煮十沸）、天麻、全蝎、羌活、白僵蚕（炒）、南星（牛胆酿，如无，只炮）各一两，木香半两组成，诸药共为细末，煮面糊为圆，如梧桐子大，量入辰砂为衣。每服二十圆至三十圆，生薄荷汤吞下。防风汤治疗中风内虚，脚弱语謇者。方由石斛一两半，干地黄、杜仲、丹参各一两一分，防风、川芎、麦冬、桂心、川独活各一两，枣二枚组成，水煎服。竹沥汤用于治疗中风入肝脾，经年四肢不遂，舌强语謇者。方由威灵仙、附子、苦梗、蔓荆子、防风、枳壳、川芎、当归各等分组成，每服四钱，水一盏，竹沥半盏，姜三片，煎至八分，温服，日四服，忌茶。

（4）风痹手足不随

风、寒、湿三气合而为痹，其中风邪多者为风痹。诸阳之经皆起于手足而循行于身体，风寒之气客于肌肤而为痹。若妇人为风邪所侵，常表现为肌肤疼痛。若风寒之邪伤其阳经，则邪随其虚处而停滞，与血气相搏，血气运行迟缓，使机关弛纵，见风痹而手足不随。

三痹汤治疗血气凝滞，手足拘挛、风痹、气痹等病证。方由川续断、杜仲、防风、桂心、华阴细辛、人参、白茯苓、当归、白芍药、甘草各一两，秦艽、生地黄、川芎、川独活各半两，黄芪、川牛膝各一两，姜三片，枣一枚组成，水煎，于腹稍空时服用。《局方》加减三五七散治八风、五痹，瘫痪、口眼㖞斜，眉角牵引，项背拘强，牙关紧急，心中愦闷，神色如醉，遍身发热，骨节烦痛，肌肉麻木，腰膝不仁，皮肤动或如虫行者。风寒入脑，目旋晕转，有似舟船之上，耳内蝉鸣或如风雨之声。该方即系大三五七散，由山茱萸、干姜（炮）、茯苓（去皮）各三斤，附子（炮，去皮、脐，三十五个）、细辛八两组成，以上为细末，每服二钱，温酒调下，食前。

（5）中风自汗

妇人阴血易亏，风邪中表，荣卫失和，而致中风自汗证，表现为"不住发搐，口眼瞤动，遍身汗出"。治宜调和荣卫、发表散风、益阴养血，方如独活汤、续命煮散。独活汤治风虚昏愦不自觉知，手足弃纵，坐卧不能，或发寒热者，血虚不能服发汗药，以及中风自汗。方由川独活、羌活、人参、防风、当归、北细辛、茯神、半夏、桂心、白薇、远志、石菖蒲、川芎各半两，甘草三分，姜五片组成，水煎服。续命煮散治风气留滞，心中昏愦，四肢无力，口眼瞤动，有时搐搦，亡失津液，渴欲引饮者。本方能扶荣卫、去虚风。尤其适合于中风自汗及产后中风自汗者。方由防风、独活、当归、人参、细辛、葛根、芍药、川芎、甘草、熟地黄、半夏、远志、荆芥穗各半两，桂心七钱半，生姜三片组成，水煎温服。汗多不止者，加牡蛎粉一分半。

（6）妇人臂痛

对于妇人臂痛一证，陈自明认为包括两种情况：一种为双臂痛，常由肝虚，为风寒邪气留于血脉，客于经络，搏于筋，筋不荣则致妇人臂痛者，表现为筋脉挛急，不得屈伸，遇寒则剧，脉紧细。另一种为单侧臂痛不能举，或左或右，时复转移一臂，此由中脘伏痰，脾气滞而不行，痰气相搏，四肢皆属于脾，脾气滞而气不下，上攻于臂，则臂痛，其脉沉细。两种证候治疗方法分别介绍如下：

　　肝虚邪客证表现为臂痛，筋脉挛急，不得屈伸，遇寒加剧。治疗以养血柔肝、祛风散寒、通络止痛为法，宜服柏子仁圆、舒经汤。柏子仁圆出自宋代王贶《全生指迷方》，由柏子仁、干地黄各二两，茯苓、枳实、覆盆子、北五味、附子、石斛、鹿茸、酸枣仁、桂心、沉香、黄芪各一两组成，为细末，炼蜜为圆如梧桐子大，空心酒下三十圆。方中以柏子仁、酸枣仁、干地黄、覆盆子、北五味、石斛等酸甘之品，滋养肝肾之阴血，柔肝息风；附子、鹿茸、桂心、沉香等辛温之品以温阳散寒、行气通络止痛；黄芪益气固表。诸药合用，既滋阴养血治病之本虚，又温阳散寒祛风以治病之标实，同时益气固表以防邪之再次入侵。该方具有扶正祛邪、标本兼治之特点。舒经汤，又名五痹汤，治臂痛及腰下疾。方由片子姜黄四两，甘草、羌活各一两，白术、海桐皮、当归、赤芍药各二两组成，每服三钱，水煎温服。如腰以下疾，空心服；腰以上疾，食后服。

　　脾滞痰阻证表现为臂痛不能举，外连肌肉，疼痛时时走窜不易定。此证应以健脾、行气、化痰为治法，宜服茯苓圆、控涎丹等。茯苓圆由茯苓一两，半夏二两，枳壳半两，风化朴硝一两组成，上四味为末，姜汁煮糊为圆，如梧桐子大，生姜汤下二十圆，食后服。方中以茯苓、半夏健脾祛湿化痰，以枳壳行气导滞，朴硝攻逐胃脘积滞、停痰痞满以推陈致新。控涎丹主治痰涎伏于心膈，令人头痛不可举，或神意昏倦多睡，或饮食无味，痰唾稠黏，夜间喉中如锯声，多流唾涎，手脚重，腿冷，脾气脉不通等。方由甘遂、大戟、真白芥子各等分组成，共为细末，糊圆如梧桐子大，临卧淡姜汤吞下五七圆，如痰多者，可加至十圆。

（7）贼风偏枯

妇人劳伤血气，半身偏虚者，风邪乘虚而入，客于半体，则为偏风。随着风邪不断深入，使真气去，而邪气独留，风邪所犯半身血气衰损，不能荣养肌肤筋骨，则发为偏枯。陈自明认为：偏枯，"其状半身不遂，肌肉枯瘦，骨间疼痛，神智如常"。其发病原因在于人体阴阳偏亏，脏腑怯弱，经络空虚，血气不足，加之当风而坐，风邪乘虚而入所致。正如《素问·生气通天论》所云："汗出偏沮，使人偏枯。"陈自明将人体比作树木，偏枯正如树木或有一边津液不足而枯槁，然后被风所害；人之身体，或有一边血气不能荣养而枯槁，然后被风侵袭，道理是一样的。

《妇人大全良方·卷三·妇人贼风偏枯方论》中指出："舟行于水，人处于风。水能泛舟而亦能覆舟；风能养体而亦能害体。盖谓船漏水入，体漏风伤。"人体正气强盛时，风不能伤人，当人体气血不足时，虚邪贼风乘虚而入则成为致病因素。因此，陈自明提出"治之先宜养血，然后驱风，无不愈者"，并提出"医风先医血，血行风自灭"的治疗原则。收录了三首治疗中风偏枯的方剂，即大八风汤、增损茵芋酒、续断汤。

大八风汤治疗中风偏枯，失语，半身不遂，时复恍惚者。方由当归、杏仁、甘草、桂心、炮干姜各二两，五味子、升麻各两半，炮川乌、黄芩、芍药、独活、防风、川芎、麻黄、秦艽、石斛、人参、茯神、黄芪、紫菀各一两，大豆三两组成，水二盏，酒一合，煎至一盏，去滓温服。恍惚者，不用酒煎。方中以当归、芍药、川芎、人参、黄芪、甘草健脾益气养血，滋血之化源；五味子、石斛、独活等，滋补肝肾之阴，以防虚风内动；独活、防风、麻黄、秦艽祛风散邪。方中含有麻黄汤以发表散风，桂枝汤以调和营卫。该方药味繁杂，但始终以养血祛风为治疗重点。

增损茵芋酒是治疗半身不遂，肌肉干燥，渐渐细瘦，或时酸痛的药酒方。方由茵芋叶、川乌、石楠叶、防风、川椒、女萎、附子、北细辛、独活、卷柏、肉桂、天雄、秦艽、防己各一两，踯躅花、当归、生干地黄各二两，芍药一两组成，上药以酒二斗渍之。其浸渍时间各不相同，若冬季则需浸渍七日，夏季三日，春、秋季各五日。初次服用一合，逐渐增量，以知为度，并需"令酒气相续"。

续断汤治疗偏枯少血证。方由续断、当归三两，陈皮、芍药、北细辛各一两，生干地黄二两组成，上为粗末，每服五钱，以水煎服。若脏寒多利者，加熟附子一两。该方以四物汤去川芎加续断，滋阴养血、补益肝肾为主；配伍北细辛以散寒通脉；陈皮以健脾理气，防酸甘之品滋腻碍胃。诸药合用，体现了"养血以息风"的用药原则。

（8）偏风口喎

足阳明之筋上夹于口，其筋偏虚，若风寒之邪乘虚而入，损伤其筋，则可致口偏急不调，而令口喎僻，称为偏风口喎证。该病由体虚受风，风入于夹口之筋所致，因此，治疗应以祛风为主，兼以益气固表。陈自明收录的方剂有防风汤、深师续命汤等。

防风汤治猝然口喎斜，言语牵急，四肢如故，别无所苦者。方由防风一两，羌活半两，甘草一分组成，共为粗末，每服五钱，水煎去滓，入麝香一字，温服。方中防风、羌活皆入阳明经，其辛温之性可祛风散邪；风邪入于足阳明之筋，经络闭塞而见口喎，麝香其香芳烈，为通关利窍之上药，其辛香走窜，自内达外，则毫毛骨节俱开，给邪以出路；甘草甘温，防诸药耗散太过而伤正。诸药合用，则邪去而正安。

深师续命汤治中风口僻、口噤者。方由人参、防己、麻黄、芍药、川芎、甘草、黄芩、白术、桂心、炮附子、防风、生姜组成，水煎服。该方即《千金方》小续命汤去杏仁，加白术而成。本证是由风邪侵入足阳明筋所致，因此原方去调理肺气的杏仁，加调理脾胃的白术，更能直中病机。

（9）血风心神惊悸

心藏神，为诸脏之主，"妇人以血为基本"，妇女经孕产乳各生理阶段损伤阴血，加之生活调摄不当，导致气血化生不足，阴血不能涵阳，心神失养，则易致心神不宁、言语失常、失眠多梦等神志异常。若惊悸不止，日久更加耗伤气血，则变生恍惚、忧惧之病证。因此，治疗应以益气养血、镇心安神为主。陈自明收录治疗该病的方剂有茯神散、龙齿圆、朱贲琥珀散、宁志膏。

茯神散治疗妇人血风，五脏大虚，惊悸，可以安神定志。方由茯神（去木）、人参、龙齿（别研）、独活、酸枣仁（炒）各一两，防风、远志（去心）、桂心、细辛、白术各三分，甘草、干姜（炮）各半两组成，上为粗末，每服四钱，水盏半，煎至八分，去滓温服。龙齿丸治疗妇人血风上攻，心神恍惚，惊悸，眠卧不安者。方由龙齿（别研）、茯神各一两，朱砂（研）、人参、当归、天麻各三分，犀角屑、槟榔、防风、生干地黄各半两，远志（去心）、赤箭各一分，麝香一钱组成，上为细末，炼蜜丸如梧桐子大，每服二十丸，薄荷温酒下。朱贲琥珀散治疗妇人血风。方由琥珀（研）、没药（研）、木香、当归、芍药、白芷、羌活、干地黄、延胡索、川芎各半两，土瓜根、牡丹皮（去心）、白术、桂心各一两组成，上为末，每服一钱，水一盏，煎至七分，益酒三分，再煎少时，热服。宁志膏治妇人因失血过多，心神不安，言语失常，不得眠之证。方由辰砂、酸枣仁、人参、白茯神、琥珀各一分，滴乳一钱组成，共为末，和停，每服一钱。浓煎，灯心枣汤空心调下。方中用辰砂、琥珀重镇安神，酸枣仁、人参、白茯神益气养阴生血，滴乳（乳香）行气活血，灯心枣汤以清心安神。该方的组方配伍，再次体现了陈自明重视气血互生、协调阴阳的用药特点。

（10）风邪癫狂

妇人阴血常不足，气亦随血脱，常因气血虚而受外邪侵扰。妇人癫狂病，亦因气血虚感受风邪所致。陈自明认为："人禀阴阳之气而生，而风邪入并于阴则为颠，入并于阳则为狂。"癫证发作时，常表现为突然闷闷不乐，直视仆地，吐涎沫，口喎目急，手足撩戾，无知觉，良久方能苏醒。狂证发作时，常表现为狂躁不眠，不知饥饿，以高贤自居，自以为是，突然大笑，登高而歌，弃衣而走。该病的治疗宜祛风养血、宁心定志。方如防风汤治疗妇人风邪癫狂，或啼泣不止，或歌笑无度，或心神恐惧，或言语失常。方用防风、独活、秦艽、蛇蜕祛风安神；以茯神、人参、桂心、甘草益气养心安神；以远志（去心）、石菖蒲化痰开窍、安神定志；龙齿、石膏、牡蛎（煅）、禹余粮镇静降逆安神。诸药配伍，从祛风、益气、养心、化痰、镇静等多角度入手治疗。另一方用羚羊角屑、独活、远志、石菖蒲、防风各半两，茯神、石膏、麦冬、龙齿、白鲜皮各一两，人参、生干地黄各三分，共为粗末，水煎服。方中以龙齿、牡蛎重镇安神；狂怒皆出于肝经，且肝主疏泄，故以羚羊角屑凉肝息风；独活、防风、白鲜皮等祛风散邪；石菖蒲、远志、茯神化痰开窍、宁神定志；麦冬、人参、生干地黄益气养血以安心神。诸药合用，则风痰得消，气血渐足，心神得养，阴阳协调则病愈。

2. 妇人血风证

陈自明认为，妇人机体常处于血虚、血瘀状态，心血虚弱，肝血不足，可致血虚生风、生燥，肌肤失于荣养，可见血风隐疹瘙痒；或肝气郁结，气机不畅，以致气滞血瘀，不通则痛，而见血风身体骨节疼痛、白虎历节走痓；血虚失于荣养清窍，虚风上扰清窍，可导致头目眩晕、项筋强痛、头痛等病证。以上诸病证，均由血虚或血瘀导致风邪侵袭或虚风内生所致，统称为"血风证"。

（1）隐疹瘙痒

"妇人体虚，为风邪气客于皮肤，复逢风寒相折，则起风瘙隐疹。"（《妇人大全良方·卷四·妇人血风瘾疹瘙痒方论》）可见，气血不足，风邪侵袭，正邪交争于肌肤而致隐疹、瘙痒。该病以气血不足为发病基础，风寒邪气入侵为发病条件，为正虚邪侵、本虚标实之证。

陈自明根据隐疹颜色及发病特点区分病邪性质，借此确定治则治法。若寒湿客于肌肤，寒凝气滞，郁极化热，热结成疹，多为红色，称为赤疹，其特点是得天热则剧，取冷则瘥。赤疹属于郁热证，治疗宜清热凉血、祛风止痒。风邪侵袭于肌肤，与热相搏则发为白疹，其特点是"得天阴、雨寒则剧，出风中亦剧，得晴暖则减，着衣暖亦瘥也"（《妇人大全良方·卷四·妇人血风瘾疹瘙痒方论》）。白疹之脉当浮而洪，浮即为风，洪即为气，风气相搏，则生隐疹，身体瘙痒。白疹属于外风证。治疗宜疏风解表、养血止痒，方如人参荆芥散、消风散、四物汤加荆芥煎，或人参当归散，或逍遥散兼服导赤圆。以上诸方均以荆芥、防风等药疏风解表；风邪束表，郁久化热伤阴，故方中以生地黄、当归、芍药、川芎等滋阴养血、润燥息风。疏风与养血并举，体现了"治风先治血，血行风自灭"的治疗思想。"邪之所凑，其气必虚"，对风邪外侵所致的隐疹，陈自明常配伍人参、黄芪等益气之品，以扶正祛风。

若风疹瘙痒兼有大便不通，为凝滞热甚所致，宜于饭后服用皂角圆（皂角、干薄荷叶、槐角、青橘皮、知母、贝母、半夏、威灵仙、白矾、甘菊、牵牛子）泄热通便、化痰行气散结。若服用皂角圆后仍大便不通畅，可先服青木香圆（补骨脂、荜澄茄、槟榔、黑牵牛、木香）三两服，以"增水行舟"荡涤肠道后，再服前药即可取效。

陈自明将临床验证确有疗效的方剂收录入册，如初虞世治疗皮肤有风热，遍身生隐疹方（牛蒡子、浮萍等分，为细末，每服二钱，薄荷汤调下），方中以牛蒡子、浮萍清热祛风止痒，并以薄荷汤冲服以疏散风热、祛风止痒。治风气客于皮肤，搔之不已者，则用蝉蜕、大叶薄荷等分，研为细末，温酒调下。治妇人风痒、隐疹不止者，则用苍耳花、叶、子各等分，共为细末，用豆淋酒调下二钱。若痛痒严重，可用露蜂房、蛇蜕等分，研为细末，温酒调下一钱，每日二三服。由此可见，陈自明治疗风疹瘙痒常用疏散解表药，配伍养血滋阴、凉肝息风止痒药，从而达到扶正祛邪，标本兼治的目的。

寒湿之邪侵于肌里，入于肌腠，郁久化热之郁热证，治疗应以清热凉血、祛风止痒，或配伍化痰开窍、凉肝息风、温里散寒之品助邪发散。如：何首乌散治疗妇人血风，皮肤瘙痒，心神烦闷及血风游走不定等病证。方由何首乌、防风、白蒺藜、枳壳、天麻、僵蚕、胡麻、苋蔚子、蔓荆子各等分组成，共为细末，每服二钱，煎茵陈汤调下。方中以白蒺藜、僵蚕、蔓荆子、苋蔚子等凉肝息风，何首乌、胡麻滋阴养血以息风止痒，诸药以茵陈汤冲服，增强清热除湿之效，并引诸药入肝以滋阴息风。附子酒方治疗痛风、妇人血风、身上瘙痒等病证。方由生附子、皂角刺、黑豆组成，上药为末，以好酒二瓶慢火煨，候干至半瓶，却合作一处，蜜缚泥头，经二宿，每服一盏，温服。方中生附子味辛、甘，性大热，可回阳救逆，补火助阳，散寒止痛为君。皂角刺味辛性温，可消肿解毒杀虫为臣。二药均具有辛温发散、活血散寒之功，气血流通则郁热得散，可达"火郁发之"的效果。黑豆味甘性平，可活血利水、祛风解毒以助君臣疏通气血。同时，黑豆甘平入肾，可滋阴养血以息内风。该方为酒剂，亦利用了酒的辛温发散之性，以宣散郁热。诸药合用，可使郁热得散，内风得息，病痛自除。

（2）身体疼痛

妇人血虚，阴血不足以充盈血脉，肌肤、筋脉、骨节失于濡养，则致"不荣则痛"；血不养脉，络脉瘀滞则致"不通则痛"。导致疼痛的两种病因，常互相转化、互相促进，相兼为病。在治疗血风身痛时，陈自明常根据临床特点，将其分为以血虚为主者和以风扰为主者两类，治疗上分别采用养血以息风和祛风以调血两种治疗方法。

174

①以血虚为主

妇人阴血亏虚，风冷乘虚而入，身体骨节失于荣养而疼痛，此为本虚标实之证，以气血不足为本，风冷邪气外侵为标。气血亏虚，人之皮肤、肌肉、骨节失于滋养，则不荣而痛；外邪侵袭，邪气与正气交击，不通则痛，可见身体骨节疼痛、手足疼痛不可忍、筋骨疼痛等。治疗以滋阴养血为主，配以祛风散寒、行气止痛、活血化瘀等，方如芎䓖散、羚羊角散、通灵圆等。

芎䓖散治疗妇人血风，身体骨节疼痛，心膈壅滞，少思饮食者，方由川芎一两，赤茯苓、赤芍药、酸枣仁、桂心、当归、木香、川牛膝各三分，羌活、枳壳、甘草各半两组成，共为粗末，姜三片，水煎服。方中以酸枣仁、当归、川芎滋阴养血；枳壳、木香调畅气机；以羌活、川芎、桂心祛风散寒、胜湿止痛；以川牛膝、赤芍药活血化瘀；茯苓健脾化湿，以滋血之化源。诸药配伍，则气血同调，扶正以祛邪；风寒湿共治，邪气去则正安。

羚羊角散治疗血风证，伴有身体疼痛、手足无力、心神壅闷等症，方由羚羊角屑、酸枣仁、生干地黄、槟榔各一两，五加皮、防风、赤芍药、当归、骨碎补、海桐皮、川芎各三分，甘草半两组成，共为末，每服二钱，温酒调下。方中以酸枣仁、地黄、当归、芍药、骨碎补、川芎，滋补肝肾，养血以息风；羚羊角凉肝息风；五加皮、防风、海桐皮祛风胜湿；酒性辛温，可散风寒、通经络、止痹痛。诸药合用，共奏养血息风、散寒止痛之效。

通灵圆治疗男子、妇人手足痛风疼痛难忍者，方由白附子、僵蚕、全蝎、麝香组成，共为末，炼蜜为圆，温酒送服。方中白附子、僵蚕、全蝎，祛风定惊、化痰散结，以达通络止痛之效；麝香辛温，可开窍醒神，活血通经以止痛。

②以风邪为主

妇人体虚，感受风邪之气，风随血而行，淫溢皮肤，猝然掣痛，或疼痛游走无定处，称为走疰。风善行而数变，风邪走表，常游走不定，表现为身体疼痛无定处，骨节疼痛，抬举臂不起，行履不得，浑身麻痹，状如虫啮，昼静夜剧等特点。治疗以祛风通络、活血化瘀、通络止痛为法。陈自明选用漏芦散、四生圆、麝香圆、芍药知母汤、附子八物汤、独活寄生汤、小续命汤。

漏芦散治疗妇人血风，走疰疼痛，疼痛无有定处的病证。方中以桂心、防风、羌活、白芷发表散风、胜湿止痛；以漏芦、当归、牛膝、地龙、没药活血化瘀、舒筋通络止痛；甜瓜子散结消瘀、化痰排脓；虎胫骨（酥炙）、败龟（醋炙）祛风定痛、强筋健骨；以热酒调下，加强辛温发散之性。

四生圆治疗血风证，表现为骨节疼痛，臂不能抬举，足不能行走，并浑身麻痹等，方由白僵蚕、地龙、白附子（生）、五灵脂、草乌各等分组成。功能为活血祛风，通络止痛。

麝香圆治疗白虎历节，疼痛部位游走不定，状如虫啮，昼静夜剧，以及一切手足不测疼痛等病证，方由大八角川乌头、生全蝎、生黑豆、生地龙组成，共为细末，入麝香同研，糯米糊为丸如绿豆大，每服七丸，甚者十丸，夜卧时空腹以温酒送下。若服药后"微出冷汗一身"，病即瘥。

芍药知母汤出自《三因极一病证方论》，主治诸肢节疼痛，身体尪羸，脚肿如脱，头眩短气，温温欲吐等症，方由桂心、知母、防风各四两，芍药、甘草、麻黄各三两，附子三两组成，共为粗末，每服四钱，生姜五片，水煎去滓空心服。方中麻黄、桂心、附子、防风，以宣散表邪、疏通经络；知母、芍药、甘草酸甘化阴，以养阴息风。诸药合用，有宣有降，气血调畅，肌肤得养则痛痒自止。

附子八物汤治风历节，症见四肢疼痛如锤锻，疼痛难忍等，方以附子、干姜回阳救逆、散寒止痛；以人参、茯苓、白术、甘草、桂心益气温阳、健脾祛湿，共奏辛甘化阳、扶正以祛邪之效。其中桂心、芍药配伍，可调和营卫、缓急止痛。芍药、甘草配伍可酸甘化阴，具有滋阴养血之效，可防大量辛温之药燥热伤阴。

独活寄生汤功能祛风湿，止痹痛，益肝肾，补气血，最善治历节风之肝肾两虚、气血不足证。方由独活、桑寄生、续断、杜仲、北细辛、川牛膝、秦艽、茯苓、白芍药、桂心、川芎、防风、人参、熟地黄、当归各二两组成。方中以独活、桑寄生祛风除湿、养血和营、活络通痹为主药；熟地黄、牛膝、杜仲补益肝肾、强壮筋骨为臣药；当归、川芎、芍药补血活血；人参、茯苓、甘草益气扶脾，均为佐药，使气血旺盛，有助于祛除风湿；又佐以细辛搜风以治风痹，肉桂祛寒止痛；使以防风、秦艽，祛周身风寒湿邪。诸药合用，可谓标本兼顾，此为扶正祛邪之剂。

小续命汤，为祛风散寒之要方，可用于治疗白虎历节、疼痛难忍之病证。方由麻黄、防己、人参、黄芩、桂心、甘草、芍药、杏仁各一两，附子一枚，防风一两半，生姜五两组成，煎药时先煮麻黄三沸去沫，再纳诸药，分三服；以微出汗为度，不愈，继续服。方中麻黄、防风、杏仁、生姜开表泄闭，疏通经络而驱风邪外出；人参、甘草、附子、桂心益气温阳以扶正；川芎、芍药调气血，有助正气恢复；并取苦寒之黄芩，一以清泄风邪外扰、里气不宣所产生之郁热，一以缓方中诸药之过于温燥。以上诸药，共成祛风扶正、温经通络之剂。

③血风攻脾

脾象于土，为中州，其所化生水谷精微荣养肝、心、肺、肾，故称脾为后天之本。脾与胃为表里，脾主化谷纳食，胃为水谷之海，故"经言四时皆以胃气为本"。妇人血气不调，脏腑劳损，风邪冷气蕴蓄在内，攻于脾胃。脾胃既虚，为邪所乘，则不能运化水谷。水谷入胃，不归正化，则化生为水湿痰饮蓄积体内，而致恶心、呕吐、不欲饮食；有形痰浊阻滞气机，则见肠鸣、腹胀、腹痛；脾胃虚损，气血乏源，肌肤骨肉失于荣养，则全不思食、体瘦无力，进一步加重脾胃虚损。因此，陈自明提出，风冷邪气可致脾虚不欲食，为血风攻脾证，以健脾燥湿、温胃散寒、行气化痰为治法。方如草豆蔻散、神曲圆、椒红圆、进食散。

草豆蔻散治疗妇人血风冷气攻脾胃，症见呕逆、不思饮食。方以香砂六君子健脾燥湿、行气化痰；以草豆蔻仁、良姜、青皮燥湿除满、行气消积；以桂心、生姜辛温散寒，以枇杷叶清肺降气，二者辛开苦降，寒温并用，以达调畅气机之功。

神曲圆治疗妇人血风攻脾胃，腹胁气满，不思饮食等病证。方由白术、附子、枳壳、诃子、桂心、人参、木香、吴茱萸、陈皮各一两，苦梗、干姜各半两组成，共为细末，以酒煮神曲末二两，作糊为圆如梧桐子大。每服二十圆，空心，姜汤吞下。此方由附子理中圆加收敛、行气药化裁而来，共奏温中散寒醒脾之效。

椒红圆治疗妇人血风攻脾胃，脏腑虚冷，全不思食，脐腹多痛，体瘦无力等。方由椒红、沉香、附子、莪术、诃子、当归、白术各一两，良姜、白豆蔻仁、丁香各半两，麝香一分组成，共为细末，酒煮面糊如梧桐子大。空心，温酒下三十圆。

进食散出自《苏沈良方》，方由青皮、陈皮、粉草、良姜、桂心各一分，川乌、草豆蔻仁各三个，诃子五个组成，上药共为细末，每服一钱，姜二片，煎至七分温服。李潜评价该方谓："治脾胃虚寒，不思饮食，及久病人脾胃虚，全不入食者，只两服能食。"（《妇人大全良方·卷六·妇人血风攻脾不能食方论》）

（3）妇人头晕头痛

《内经》已认识到头晕头痛之疾与肝肾相关。在《素问·五脏生成》中记载："是以头痛癫疾，下虚上实，过在足少阴、巨阳，甚则入肾。徇蒙招摇，目眩耳聋，下实上虚，过在足少阳、厥阴，甚则入肝。下虚者，肾虚也，故肾虚则头痛。上虚者，肝虚也，故肝虚则头晕。徇蒙者，如以物蒙其首，招摇不定，目眩耳聋，皆晕之状。故肝厥头晕、肾厥头痛不同也。"可见，《内经》对头晕头痛之病因病机、临床表现及鉴别均有充分认识。陈自明继承《内经》之论，他认为："夫妇人风眩，是体虚受风，风入于脑也。诸脏腑之精，皆上注于目，其血气与脉并上属于脑也，循脉引于目系，目系急，故令眩也。"（《妇人大全良方·卷四·妇人虚风头目眩晕及心眩方论》）即妇人头晕目眩多因肝肾亏虚，风邪侵袭脑络所致。因此，风眩以精血不足为病之本，以风邪为病之标。此处之"风"包括内风和外风。若眩不止，风邪重的，可演变成癫疾。

眩晕病位虽在清窍，但与肝、脾、肾三脏密切相关。肝阴不足，或肝郁化火，致肝阳上亢则见眩晕兼见头胀痛、面潮红等症状。脾虚气血生化乏源，眩晕兼有纳呆、乏力、面色苍白等；脾失健运，痰湿中阻，眩晕兼见纳呆、呕恶、头重、耳鸣等；肾精不足之眩晕，多兼腰酸腿软、耳鸣如蝉等。

头晕头痛治则为补虚泻实，调整阴阳。虚证以肾精亏虚、气血衰少居多。精虚者填精生髓，滋补肝肾；气血虚者宜益气养血，调补脾肾。实证则以潜阳、泻火、化痰、逐瘀为主要治法。

肝风上扰证治疗宜凉肝息风治其标，滋阴养血治其本。方用钩藤散、蔓荆子散、四神散。钩藤散出自《本事方》，主治肝厥头晕，清头目。方由钩藤、陈皮、半夏、麦冬、茯苓、茯神、人参、甘菊花、防风各半两，甘草一分，石膏一两，生姜七片组成，水煎服。该方以凉肝息风、健脾化痰为主，配以清热泻火，主治肝风较盛之标急证。蔓荆子散，治妇人风眩，头目昏闷烦疼，言语謇涩，痰逆不下饮食者。方由蔓荆子、防风、羌活、川芎、羚羊角屑、枳壳、前胡、石膏、赤茯苓、麻黄、荆芥穗各三分，北细辛、甘菊花、白芷、藁本、旋覆花、甘草各半两组成，共为粗末，每服四钱，姜三片，水煎用。该方以凉肝息风、祛风胜湿、化痰开窍为主，配以降气化痰、发汗解表之法，主治肝阳化风、风痰上扰清窍之证。四神散，出自《九籥卫生方》，治妇人血风，眩晕头痛者。方由菊花、当归、旋覆花、荆芥穗各等分组成，上为细末，每服一钱，水一盏，葱白三寸，茶末一钱，煎至七分，通口服。该方以菊花清肝热，当归养血柔肝，荆芥穗、葱白祛风散邪，旋覆花降气化痰。诸药合用，主治肝风上扰之头晕头痛。

肝肾阴亏证治宜滋阴补肾，方用川芎散，主治肝肾阴亏、虚风上越之风眩头晕。方由小川芎、山药、白茯神、甘菊花、人参各半两，山茱萸一两组成，上为细末，无时候服，酒调二钱，日三服。

痰浊内阻证治宜降浊祛风化痰。方用川芎当归散、七生圆、芎辛汤。川芎当归散由川芎一两，当归三分，羌活、旋覆花、华阴细辛、蔓荆子、防风、石膏、藁本、荆芥穗、半夏曲、干地黄、甘草各半两组成，上粗粉，每服三钱，水一盏，姜三片，煎至七分，去滓温服。七生圆治疗男子、妇人八般头风及一切头痛，以及痰厥、肾厥、饮厥，伤寒、伤风头痛不可忍等病证。方由川乌、草乌、南星（三味并生、去皮）、半夏、川芎、石膏、白芷等分组成，上为细末，研韭菜自然汁，圆如梧子大，每服七圆，加至十圆，嚼生葱，茶送下。芎辛汤主治病证同七生圆，但发热者除外。方由生附子、生乌头、南星、炮干姜、北细辛、川芎各一两，甘草三分组成，上研为末，每服四钱。水二盏，姜七片，茶牙少许，煎至六分去滓，食前温服。若脾胃虚寒者，去茶牙。

肾虚证可见头痛筋挛，骨重少气，哕噫腹满，时惊，不嗜卧，咳嗽烦冤，其脉举之则弦，按之石坚。由肾气不足而内著，其气逆而上行谓之肾厥头痛，治宜温肾化痰，方用玉真圆与硫黄圆。玉真圆由石膏、半夏各一两，硫黄二两，硝石一分组成，上研令停，生姜自然汁打糊圆，如梧桐子大，生姜汤下三十圆。硫黄圆治头痛不可忍，或头风年深、暴患，无所不治，服此除根。方由硝石一两，硫黄二两组成，研令极细，滴水圆如指头大，空心，蜡茶清嚼下。《百一方》云：中暑者，以冰水服之，下咽即洒然。治伤冷，以艾汤下。

风寒证可见头痛连齿，时发时止，连年不已，此由风寒中于骨髓，留而不去。脑为髓海，故头痛，齿亦痛，谓之厥逆头痛。治宜祛风散寒、通络止痛，方用白附子散（由麻黄、乌头、南星各半两，白附子一两，全蝎五枚，辰砂一分，麝香一钱，白姜一分组成，为细末，酒调一字，去枕卧少时），灸曲鬓穴。可灸七壮，左痛灸左，右痛灸右。

除口服药物、针灸治疗外，陈自明还收录了头痛的外治方法。用生芦菔汁（即萝卜汁）一蚬壳，仰卧注鼻中，左痛注左，右痛注右，或两鼻皆注。亦可数十年患，皆一注而愈。硝石、人中白、脑子等分，研令极细，用一字搐入鼻中，治疗头风痛不可忍者。

（4）妇人项筋强痛

陈自明认为妇人项筋强痛"疗之似易而实难"，各类方书中缺乏该病的记载，即使提到，亦缺少详细论述。究其原因，项筋强痛常作为其他疾病的伴发症状存在，因此，陈自明检阅方书，从中收集治疗该病的方药，辑录成篇。妇人项筋强痛证的部分内容，已详述于"妇人中风证"，本篇只做补充。

陈自明认为，"夫颈项之处，乃属足太阳膀胱之经"，肾与膀胱相表里，治疗上常二者兼顾。若挫枕转项不得者，与三五七散、追风散，仍与急风散搽项上。追风散治年深、日近偏正头疼，又治肝脏久虚，血气衰弱，风毒之气上攻，头痛，头眩，目晕，心忪烦热，百节酸疼，脑昏目痛，鼻塞声重，项背拘急，皮肤瘙痒，面上游风，状若虫行，以及一切头风。妇人血风攻疰，头目昏痛等。方由川乌、防风、石膏、川芎、甘草、荆芥穗、白僵蚕各一两，天南星、羌活、天麻、地龙、白附子、全蝎、白芷各半两，草乌、没药、乳香、雄黄各一分组成，上为细末，每服半钱，入好茶少许同调，食后及临卧服。常服清头目，利咽膈，消风化痰。急风散由草乌头三两，生黑豆一分，丹砂一分，麝香一分组成，上为细末，研令停，酒调涂痛处。

若因被风吹，头目昏眩，太阳并脑俱痛，项背筋脉拘急，可与蝎附散、都梁圆。蝎附散治一切风邪头痛，痰涎壅盛，呕逆恶心，口吐清水，暗风眩晕，眼见黑花，牙关紧急，口眼㖞斜，面目瞤动，头项拘急，肩背引疼，耳痒目昏，四肢麻木；沐头、浴出，暴感风邪，头目昏痛，两太阳穴疼，以及头风久治不愈，乍差乍发，服药无效者。方由附子、川乌、麻黄、僵蚕、南星、防风各三钱，雄黄、朱砂、全蝎各钱半，白芷、藁本各半两组成，上为细末，每服半钱，葱茶调下，食后服。都梁圆以香白芷为细末，炼蜜圆如弹子大。每服一圆，多用荆芥点蜡茶细嚼下，食后常服。只干嚼下亦可，都无所忌。此药大治中风眩晕，妇人产前产后乍伤风邪，头目昏重及血风头痛，服之令人目明。

《妇人大全良方·卷四·妇人项筋强痛方论》记载："许太学治项筋强痛，不可转侧者，宜服木瓜煎。"方由宣木瓜二个，没药二两，乳香一分组成，上二味纳木瓜中，用盖子合上，竹签定之，饭上蒸三四次，烂，研成膏子，每服三匙。生地黄汁半盏，无灰上醠二盏和之，用八分盏热暖化膏子服。陈自明亲自验证该方神效，并附验案为证。

【医案举例】

有人患此病（项筋强痛，不可转侧），自午后发，黄昏时定。余曰：此患必先从足起。经言十二经络各有筋，唯足下少阴之筋自足至项。大抵筋者，肝之合也。日中至黄昏，天之阳，阳中之阴也。又曰：阳中之阴，肺也。自离至兑，阴旺阳弱之时。故《灵宝秘法》云："离至乾，肾气绝而肝气弱。"肝肾二脏受阴气，故发于是时。余授此方（木瓜煎），三服而愈。

按：本案用木瓜煎治疗项筋强痛之疾，三服而愈。陈自明根据经络循行，结合子午流注理论分析，该病应从肝肾求治。木瓜、生地黄汁即为滋养肝肾阴之专药，加之乳香、没药芳香疏通经络，故服之即效。

（5）妇人腰痛

妇人腰痛是指因外感内伤或挫伤导致腰部气血运行不畅或失于濡养，引起腰脊或脊旁部位疼痛为主要症状的一种病证。

陈自明提出："夫肾主于腰，女人肾脏系于胞络。若肾气虚弱，外感六淫，内伤七情，皆致腰痛。"（《妇人大全良方·卷四·妇人腰痛方论》）可见，腰痛的病因包括外感、内伤两大类。外感腰痛是因感六淫邪气，外邪痹阻经脉，气血运行不畅而致脉络不通则痛，总离不开湿邪为患。内伤腰痛多因情志失调、饮食不节、房劳过度，导致气滞、痰浊、瘀血阻滞、气血不畅而致不通则痛；或气血不足、肾精亏虚，腰府失于濡养、温煦，内伤不外乎肾虚。从病证性质来看，外感多属实证，内伤多属虚证或虚实夹杂。

对于妇人腰痛的治疗，陈自明继承前人之论，主要从风、寒湿、虚损、气滞四方面论治，其中虚损以肾虚为主。其治法用药分述如下：

若风寒湿邪气乘虚侵犯腰背则致腰痛，以风邪为主者则称为风腰痛。治疗以疏风散寒、通络止痛，以小续命汤（由麻黄、桂枝、防风、防己、杏仁、黄芩、人参、甘草、大枣、川芎、白芍、大附子、生姜组成）加桃仁、杜仲。方中麻黄、防风、杏仁、生姜开表泄闭、疏通经络而驱风邪外出；人参、甘草、附子、桂心益气温阳以扶正；川芎、芍药调气血，有助正气恢复；取苦寒之黄芩，一以清泄风邪外散、里气不宣所产生之郁热，一以缓方中诸药之过于温燥；共成祛风扶正、温经通络之剂。治风寒湿痹腰痛时加桃仁、杜仲，以增强通络补肾之效。

寒湿邪气所致的腰痛，常见腰部冷痛重着，转侧不利，静卧不减，阴雨天加重。治疗应散寒祛湿、温经通络，治以五积散（由白芷、川芎、炙甘草、茯苓、当归、肉桂、芍药、半夏各三两，陈皮、枳壳、麻黄各六两，苍术二十四两，干姜四两，桔梗十二两，厚朴四两组成）加桃仁。

若劳伤肾气虚弱，风冷客于胞络，正邪交争，常见腰脚疼痛，应以补肾强筋为主，配伍祛风、散寒、除湿之品。选方如青娥圆、神应圆、酸枣仁散、骨碎补散等。青娥圆由胡桃（去皮、膜）二十个，蒜（熬膏）四两，补骨脂（酒浸，炒）八两，杜仲（去皮，姜汁浸，炒）十六两组成，上为细末，蒜膏为圆。神应圆由威灵仙（去土）二十两，当归、肉桂（去粗皮）各十两组成，上为末，以酒煮面糊为圆，如梧桐子大。酸枣仁散由酸枣仁、川牛膝、当归各三分，羌活、川芎、桂心、防风、木香、海桐皮、杜仲、附子、草薢、川续断、粉草各半两组成，共为粗粉，每服四钱，姜三片，水煎温服。骨碎补散由骨碎补、草薢、川牛膝、桃仁、海桐皮、当归、桂心、槟榔各一两，赤芍药、附子、川芎各三分，枳壳半两组成，上为粗末，每服三钱，姜三片，枣一个，水煎食前热服。

气机不畅，郁滞于腰间则致气滞腰痛，治疗宜行气散寒止痛，方如神保圆，方由木香、胡椒、干蝎、巴豆组成，共为细末，入巴豆霜调匀，汤释蒸饼，圆如麻子大，朱砂为衣，每服三粒。该方除治疗腰痛外，还可治心膈痛，需以柿蒂、灯心汤下。若腹痛，则以柿蒂、煨姜煎汤下；若血痛，则以炒姜醋汤送下；或肾气胁下痛，则以炒茴香酒送下；若大便不通，则以蜜汤调槟榔末送下。诸气当中，以膀胱气、胁下痛最难治，只有此药可使病除。

3.妇人热证

（1）热劳

热劳，即虚劳病之呈现热象者，病名首见于《圣济总录·热劳门》。《金匮翼·卷三·热劳》曰："热劳者，因虚生热，因热而转虚也。"

热劳之证由气血壅滞于脏腑，热毒积蓄不得宣通所致，陈自明曰："夫妇人热劳者，由心肺壅热伤于气血，气血不调，脏腑壅滞，热毒积蓄在内不得宣通之所致也。"（《妇人大全良方·卷六·妇人热劳方论》）症见心神烦躁，颊赤头痛，眼涩唇干，四肢壮热，烦渴不止，口舌生疮，神思昏沉，多卧少起，饮食无味，举体酸疼；或时心忪，或时盗汗，肌肤日渐消瘦，身热，盗汗，或口舌生疮等。

陈自明提出该病治疗宜补其阴，使阴与阳齐，以平衡阴阳为原则，治宜养阴益气、清热除蒸。收录黄芪散、半夏散、猪肚圆、秦艽散等方随证治疗。黄芪散用于治疗脾胃虚弱，升降失调，气滞血瘀导致的妇人热劳证，表现为赢瘦、四肢烦疼、心躁口干、不欲饮食等，方由人参、黄芩、当归各三分，北柴胡两半，黄芪、地骨皮、赤茯苓、麦冬、生地黄、赤芍药各一两，甘草一分组成，每服四钱，姜五片，水煎去滓温服。半夏散治疗妇人热劳，烦渴口干，体瘦无力，四肢疼痛；或时寒热，痰逆呕吐，不思饮食等病证，方由半夏、知母、苦梗、人参、赤茯苓、秦艽、赤芍药、麦冬、乌梅肉各半两，鳖甲（酥炙）、北柴胡、黄芪各一两，大腹皮三分，甘草一分组成，诸药共为粗末，每服四大钱，水一盏半，生姜三片，煎至七分，去滓温服。猪肚圆治疗妇人热劳赢瘦等病证，方由北柴胡、赤茯苓、人参、黄芪各一两，黄连三两，地骨皮、木香各半两，桃仁、鳖甲各一两半组成，共为细末，用好嫩猪肚一枚，净洗，将药末入猪肚内以线缝合，蒸令烂熟，于砂盆内研如膏，圆如梧桐子大，食前粥饮下三十圆，午食前再服。秦艽散治疗血经有热、月脉凝滞、五心烦倦等病证，方由麦冬、秦艽各一两，生地黄、当归各半两，地骨皮、郁金、苏木各一分组成，共为细末，每服一钱半，红花少许，同煎，温服。若经脉调畅则不用红花。服药期间忌饮酒、食用热性食物。此方可长期服用。

（2）妇人客热

妇人客热是指表现为上焦胸膈之间虚热，口燥心烦，手足壮热的病证。妇人一生，阴血损耗过多，常处于阴血亏虚的状态。"夫妇人有气血阴阳，脏腑虚实。实则生热，虚则受邪。邪热加人，阴阳冷热自相乘也。"(《妇人大全良方·卷六·妇人客热方论》) 阴血亏虚则易生内热，正虚邪侵，外感热邪更易侵袭阴虚之体。因此，内外热邪相引而致妇人热病。

妇人客热证以"热"为因，其治疗应以祛除热邪为主。内热宜滋阴清热，外热宜发表散热，二者常需配伍应用，方如麦门冬散、犀角散、黄芪散。

麦门冬散治妇人客热，四肢烦闷疼痛，不下饮食。方由麦冬、北柴胡、赤茯苓各一两，羚羊角屑、赤芍药、桑白皮、黄芪各三分，生干地黄、甘草各半两组成，共为细末，每服四钱，姜三片，水煎去滓温服。犀角散治妇人客热，四肢烦闷疼痛，不下饮食。方由犀角屑、赤芍药、地骨皮、红花、甘草各半两，北柴胡一两，黄芪一两半，麦冬、人参、枳壳、赤茯苓各三分组成，每服四钱，姜三片，水煎去滓服。黄芪散治妇人客热，心胸壅闷，肢节烦痛，不思饮食。方由生干地黄、黄芪各一两，犀角屑、甘草、瓜蒌子仁、黄芩各半两，人参、茯神各三分组成，共为细末，每服二钱，淡竹叶五片，水煎温服。

（3）妇人寒热

陈自明指出："经云：阳不足则先寒后热，阴不足则先热后寒。"若妇人劳伤过度，气血虚弱，则致阴阳两虚，阴阳交争，虚实不调，表现为寒热如疟，即为妇人寒热证。

妇人寒热证为阴阳两虚之证，治疗以补虚泻实、协调阴阳为原则。《妇人大全良方》收录了治疗该病证的四首方剂。兹分别介绍如下。

地骨皮散治疗妇人血风气，体虚，发歇寒热等病证，方由北柴胡、地骨皮各一两，桑白皮、枳壳、前胡、黄芪各三分，白茯苓、五加皮、人参、甘草、桂心、白芍药各半两，生姜三片组成，水煎去滓温服。

生地黄散治疗妇人血气不调，或时寒热，体痛，不思饮食等病证，方由生干地黄、北柴胡各一两，羌活、木香、桂心、防风各半两，酸枣仁、羚羊角屑、白芍药、白术、黄芪、川牛膝、白茯苓、当归、枳壳各三分，姜三片组成，水煎去滓温服。

柴胡散治疗妇人寒热体瘦，肢节疼痛，口干心烦，不欲饮食等病证，方由北柴胡、黄芪、赤茯苓、白术各一两，人参、地骨皮、枳壳、生干地黄、苦梗、桑白皮、赤芍药各三分，鳖甲（炙）二两，麦冬三两，甘草半两，姜三片组成，水煎去滓温服。

荆芥散治疗时气风温，寒热瘴疟，往来潮热等病证，方由陈皮、麻黄、香附子、甘草各一两，荆芥穗、厚朴各二两，草果仁三个，川白芷、桂心各半两组成。

综观以上四方，方中以柴胡、麻黄、桂心、羌活、芍药、甘草等疏风散热、调和营卫；以地骨皮、桑白皮、干地黄等清热泻火、滋阴清热，共逐虚实之火；黄芪、人参、茯苓、甘草益气健脾、固表实卫；五加皮、川牛膝等祛风湿、补肝肾、活血脉；柴胡、荆芥、防风等助阳升发，枳壳、前胡、厚朴等降气化痰，协调升降。诸药合用，寒热并用，升降协调，共达补虚泻实、协调阴阳之目的。

（4）寡妇寒热如疟

"寡妇之病，自古未有言者。"寡妇，即丧夫之妇，与师尼类似，其体质具有自身特点，陈自明总结其治疗规律，并在《妇人大全良方》中列出"寡妇寒热如疟方论"，寡妇之身，"独阴无阳，欲男子而不可得""既处闺门，欲心萌而不遂，至阴阳交争"。即所欲不遂，情志抑郁，气滞血瘀，阴血暗耗，阴阳失调，常见闭经、白淫、痰逆、头风、膈气痞闷、面黯、瘦瘠等病证。

陈自明收录许叔微以生地黄圆治师尼寒热证之验案，说明寡妇之寒热多为阴血不足，阳气偏亢之证，该病的治疗以滋阴清热、凉血活血为主。

方用生地黄圆，由北柴胡、秦艽、黄芩各半两，生地黄二两，赤芍药一两组成，共为细末，炼蜜如梧桐子大，乌梅煎汤下三十圆，日三服。方中以生地黄滋补肝肾之阴；乌梅汤酸甘以敛肝柔肝；赤芍药、黄芩清肝经之郁热；柴胡、秦艽以疏肝散郁。诸药合用，肾水得养，虚火得清，气畅血行而阴平阳秘。

【医案举例】

许学士云：有一师尼，患恶风体倦，乍寒乍热，面赤心烦，或时自汗。是时疫气大行。医见寒热，作伤寒治之，大小柴胡汤杂进，数日病剧。余诊视之曰：三部无寒邪脉，但厥阴肝脉弦长而上鱼际，宜服抑阴等药。余制此方，治之愈。（《妇人大全良方·卷六·寡妇寒热如疟方论》）

按： 此案为陈自明转载的许叔微治师尼寒热证验案。此案中患者表现为恶风体倦，乍寒乍热，面赤心烦，或时自汗。正值时疫流行，诸医按常理推断，均以伤寒少阳病论治，相继给予大柴胡汤、小柴胡汤治疗，病情反而加重。许叔微详诊其脉，见"三部无寒邪脉，但厥阴肝脉弦长而上鱼际"，此脉象提示阴虚阳亢，治疗宜滋阴降火。遂创制生地黄圆，服后则愈。

4. 妇人伤寒

妇人伤寒是由于寒邪或者风邪侵袭人体后产生的以发热恶寒，四肢拘急，口燥舌干，经脉凝滞，不得往来为主要表现的病证。《伤寒论》据脉证论治伤寒病，如脉紧无汗名伤寒，宜麻黄汤；脉缓有汗为伤风，宜桂枝汤；热病脉洪大，胃热谵语宜承气汤下之；中暑脉细弱，热盛津伤宜白虎汤。陈自明认为男子与妇人体质不同，风寒之邪侵袭人体后，其证亦不同。男子主气，女子主血，因此，他提出"男人调其气，妇人调其血"的治疗原则，治疗妇人伤寒，应在调血基础上祛风散寒。

妇人以血为基本，以冲任之脉盛于血室，才能月事以时下，血室不蓄，气血调畅，阴阳和谐。若冲任不足，风寒之邪侵袭，正邪交争，血室凝结，

188

月水不通，气血凝滞于胞宫，阴阳失调则月水不能依时而下。因此，论治妇人伤寒应关注其月水变化。

伤寒伴气口紧盛时，宜用下法；人迎紧盛时，宜用汗法；若妇女左关浮紧时，不可攻下，当发其汗以救血室，使荣卫得和，则津液自通，病随汗出而解。陈自明引证："仲景云：妇人伤寒，经水适断，昼日明了，暮则谵语，如见鬼状，此为热入血室。无犯胃气及上二焦。"无犯胃气及上二焦，是指病邪尚未入里，亦不在肺卫之表，故不可用攻下法和发汗法，宜用小柴胡汤和解。

妇人伤寒若失治而致热邪入于阳明，则见中焦燥热津伤，气血升降失常，治当针刺期门以调畅气血升降；热邪不解，灼伤肝肾之阴，阴虚热盛，热入血室，血蓄胞宫，可见昼夜谵语喜忘，小腹满，小便利等症，治以抵当汤以破瘀泄热。

治疗妇人伤寒，除谨遵《伤寒论》经旨外，陈自明还收录了众多治疗妇人伤寒的方剂，如：桂枝红花汤治疗妇人伤寒，发热恶寒，四肢拘急，口燥舌干，经脉凝滞，不得往来者。方由桂枝、芍药、甘草、红花、姜、枣组成，即桂枝汤加红花。以桂枝汤解表调和荣卫，借红花活血化瘀之力以助桂枝温通经脉，使邪随汗而解。黄芩芍药汤治疗妇人伤寒证，症见口燥咽干，腹满不思饮食。该方主治伤寒入里化热伤阴之证。方以黄芩清热，白芍药、生干地黄清热滋阴，白术助脾之运化以恢复气之升降。若仍有恶寒者，可加生姜以解表散寒，而无助热伤阴之虑。当归汤治妇人伤寒阴阳两虚证，症见喘急烦躁，或战而作寒。此当用和解之法，方以柴胡、木通和解少阳、调畅气机；白术、人参、甘草、五味子益气养阴以固本；以赤芍药、当归行气活血、疏通血脉；生姜、大枣调和营卫。诸药合用，邪去正复，气机调畅而诸症自除。泻心三黄汤治疗妇人伤寒六七日，胃中有燥屎，大便难，烦躁谵语，目赤，毒气内闭，上下不通者。方由川大黄、鼠尾黄芩、鹰爪黄连等分组成，水煎服。方中以大黄通腑泻热；以黄芩、黄连清热解毒，泻肺胃之火。该方服后"取微利为度"。若伴有目赤睛疼者，宜加茯苓、嫩竹叶以泻肝之余气。干地黄汤治疗妇人伤寒瘥后，仍有烦躁、便干等症者，此为遗热。方由干地黄一两，大黄、黄连、黄芩、柴胡、白芍药、甘草一两半组成。以大黄、黄芩、黄连清肺胃余热，取大便溏利为度；以柴胡辛凉宣散、疏利表邪，以微汗出为度；上药合用，使邪热从表、从下而解。汗、利均可伤阴，加之热病日久，必有阴伤，故方中以地黄、白芍养阴清热。诸药合用，余热得清，阴伤得复，诸症自除。青竹茹汤治妇人伤寒未愈，郁热之气上冲心胸，症见手足拘急搐搦如中风状。方由栝楼根二两，淡青竹茹半升组成。方中以栝楼根清热泻火、生津润燥；以竹茹清热降逆。二药合用，津生火降，虚风自止。当归白术汤治妇人伤寒，寒邪伤及脾肾阳气，症见小腹急痛，腰胯疼，四肢不任，举动无力，发热者。方由桂枝、白术、当归、甘草、芍药、人参、黄芪各一分，生附子一个，生姜半两组成。阳虚寒凝，不通则痛，方中以生附子、桂枝、生姜温阳散寒、通络止痛；脾主四肢，阳虚则举动无力，以人参、白术、黄芪、甘草益气升阳；桂枝、白芍调和营卫。诸药合用，阳气充足，祛邪有力，营卫调和，则汗出而解。

5.妇人咳嗽

咳嗽是由于机体虚弱，外受风寒湿热邪气导致肺气上逆作声的一种病证。

（1）病因病机

妇人咳嗽均因正虚邪侵所致。肺为四脏之华盖，内统诸脏之气，外合于皮毛，若肺气亏虚，寒热风湿邪气侵袭，邪气自皮毛而入于肺，内外合邪则发作咳嗽。

（2）辨证论治

寒热风湿所致咳嗽表现不同，诊治亦有区别，需以脉象变化作为判断依据鉴别治疗。"其脉浮而弦者，起于风；濡而弱者，起于湿；洪而数者，起于热；迟而涩者，起于寒。风者散之，湿者燥之，热者凉之，寒者温之，虚者补之，未有不安者也。"（《妇人大全良方·卷六·妇人咳嗽方论》）

黄芪散治虚中有热，咳嗽脓血，口苦咽干。方由黄芪四两，甘草二两组成，共为细末，汤点一二钱服。又收录一方，甘草一两，黄芪六两，名为黄芪六一汤。

蛤蚧圆治妇人咳嗽不止，渐成劳气。方由蛤蚧一对，紫菀、款冬花、鳖甲、贝母、皂荚子仁各一两，杏仁一两半组成，共为细末，炼蜜圆如梧桐子大，每服二十圆，淡姜汤吞下。

含化圆治肺热久嗽，身如炙，肌瘦，将成肺痿者，方由枇杷叶、桑白皮、款冬花、木通、紫菀、杏仁各等分，大黄减半组成，共为细末，炼蜜圆如樱桃大，食后夜卧含化一圆。

贝母汤出自《普济本事方》，治疗诸嗽久不瘥者。方由贝母（生姜汁浸半日）、北五味子、黄芩、干姜、陈皮各一两，半夏、桑白皮、桂心、北柴胡各半两，木香、甘草各一分，杏仁七个组成，生姜二片，水煎服。若热者，干姜减半，北柴胡加一半。

定喘汤治丈夫、妇人远年近日肺气咳嗽，上气喘急，喉中涎声，胸满气逆，坐卧不安，饮食不下证，以及肺感寒邪，咳嗽声重，语言不出，鼻塞头昏者。方由半夏曲、明阿胶、甘草各钱半，罂粟壳半两，北五味子、桑白皮、麻黄、人参各一分，姜三片，乌梅半个组成，水煎去滓，渐渐温服，食后临卧服。

陈自明收集沧州李官人"补肺汤"，又名清金汤，所治症状同定喘汤。

方由罂粟壳二两，人参、粉草各半两，陈皮、茯苓、杏仁、白术、明阿胶、北五味子、桑白皮、薏苡仁、紫苏茎各一两组成，上为末，姜三片，枣两枚，乌梅半个，水煎服。陈自明在方中加入百合、贝母、半夏曲、款冬花各一两，效果更佳。

金不换散治男子、女人肺胃虚寒，久嗽不已，喘促满闷，咳嗽涎盛，腹胁胀满，腰背倦痛；或虚劳冷嗽，咳唾红痰；及一切喘咳疾患。方由罂粟壳半两，杏仁、甘草各三钱，枳壳四钱，姜三片，乌梅半个组成，水煎，食后，临卧渐渐热服。

《古今录验》橘皮汤为治疗春冬伤寒，秋夏冷湿咳嗽，喉中作声，上气不得下，头痛方。方由陈皮、紫菀、麻黄、杏仁、当归、桂心、甘草、黄芩各等分组成，水煎去滓热服。

【医案举例】

乙卯年七月，仆尝治一妇人咳嗽不已，服诸药无效，渐成劳瘵。求余诊之。六脉濡弱。以愚考之，此是血弱，又因忧戚太过而成斯疾。合用当归等药治之必愈。遂先用《古今录验》橘皮汤，空心服苏子降气汤，后用金钗煎、熟地黄圆、当归圆调理得安。(《妇人大全良方·卷六·咳嗽用温药方论》)

按：此案为久治不愈之妇人咳嗽。陈自明诊其脉，六脉濡弱，考虑此证为血弱，加之忧戚太过而成。治疗应用当归调理气血。遂先用橘皮汤、苏子降气汤、金钗煎等理气化痰、宣肺止咳；待气机调畅、痰浊得化之后，再与熟地黄圆、当归圆以益气养血润肺，调理而愈。

综上可见，陈自明治咳嗽常用干姜、桂心、细辛等辛温之品，他指出："经曰：微寒为嗽，寒甚为肠癖。古人治嗽，未有不本于温药，如干姜、桂心、细辛之属。以寒气入里，非辛甘不能发散。"(《妇人大全良方·卷六·妇人咳嗽用温药方论》)

6. 妇人痰证

痰证，泛指痰浊之邪滞留于体内所致病证。痰与饮常相兼发病，《金匮要略》有专篇论述。《诸病源候论》则记述了寒痰、热痰等痰证。陈自明认为妇人痰证"由脏腑风冷，水饮停积于胸膈所成也"。人皆有痰，少者不能为害，多则成患。胸膈有痰饮，渍于五脏，则令人眼晕、头眩、头痛。根据痰饮因、证和部位的不同，痰证可分为风痰、寒痰、湿痰、燥痰、热痰、虚痰、实痰、气痰等病证。

（1）病因病机

痰之病因分为外感五邪，即寒、暑、燥、湿、风。因五邪而得者，得风为风痰，得寒为寒痰，得冷为冷痰，得热为热痰，得暑为暑痰。内伤七气，即喜、怒、忧、思、惊、恐、恚。因七气所伤者，多因妇人情性执着，气机不调，郁结而成。

（2）辨证论治

饮食水谷入胃，经脾胃运化转输，"清则运为精华，浊则凝为痰饮"，因此，痰饮之化生与肺之宣肃、脾胃之运化、肝之疏泄、肾之温润等功能密切相关。治疗应以调畅肺、脾、肝、肾之气机，顺气化痰为基本方法，根据风、寒、热、郁等不同兼证而辨证施治。

①风痰

旋覆花汤治妇人风痰，呕逆不下饮食，头目昏闷。方由旋覆花、枇杷叶、川芎、北细辛、藿香、桂心、枳壳、前胡、人参、羌活、半夏各半两，甘草、羚羊角、赤茯苓各三分组成，上为粗末，每服三钱，姜三片，水煎温服。天南星圆治妇人风痰，心膈壅滞，方由天南星、白附子、皂荚仁、半夏曲各一两，晋矾半两组成，上为细末，以酒煮面糊圆如梧桐子大，每服十圆，生姜、薄荷汤吞下。

②热痰

柴胡半夏汤主治痰热头痛，利膈，除烦闷，手足烦热，荣卫不调，肢节拘倦，身体疼痛，嗜卧少力，饮食无味；兼治五嗽、痰癖。方由柴胡八两，半夏三两半，人参、甘草、黄芩、麦冬各三两，白术二两组成，上为粗末，每服五钱，姜五片，枣一枚，水煎服。

③寒痰

金沸草散治伤寒中脘有痰之证，症见壮热头痛，筋紧急，时发寒热。方由荆芥穗四两，半夏、甘草、北细辛各一两，赤茯苓二两，前胡、旋覆花各三两组成，共为细末，生姜五片，枣一枚，水煎热服。

瓜蒂散所治证类似桂枝证，症见头不痛，项不强，寸脉微浮，胸中痞硬，气上冲喉咽，不得喘息，属于痰在胸中之证。治疗当因势利导，选择吐法。方由瓜蒂、赤小豆各半两组成，二药共为细末，配豆豉，先渍，后煮作稀糜，取汁，温、顿服。若未吐，再少少加量，以"得快吐乃止"。另外，陈自明强调："诸亡血、虚家不可与之。"（《妇人大全良方·卷六·妇人风痰方论》）

④痰饮

大半夏汤治痰饮及脾胃不和，方由半夏、白茯苓、生姜各一分组成，上为粗末，作一服。每遇膈间有寒痰，以水二盏，煎至一盏，临卧温呷。如有热痰，加炙甘草一分。如脾胃不和，去甘草，加陈橘皮一分同煎。此即二陈汤加减。妇人多心胸嘈杂之证，究其根源，多为痰作祟。陈自明认为，痰"皆血、液、泪、汗变成"。胃气虚冷则致心下汪洋，嘈杂肠鸣，多唾，口中清水自出，胁肋急胀满痛，不欲食，脉沉迟弦细。治疗宜益气健脾、行气燥湿化痰。方用旋覆花汤，由旋覆花、北细辛、橘红、桂心、人参、甘草、苦梗、白芍药、半夏各半两，赤茯苓三分组成，上为粗末，每服四钱，姜七片，水煎服。

⑤郁痰

四七汤治疗喜怒悲思忧恐惊之气结成痰涎，状如破絮，或如梅核在咽喉之间，咯不出，咽不下；或中脘痞满，气不舒快；或痰涎壅盛，上气喘急；或因痰饮中节，呕逆恶心等证。上述诸证均因妇人易受情志刺激而气机郁滞，痰浊内生，遂致气填胸臆，或如梅核上塞咽喉，甚者满闷欲绝。治疗宜化痰顺气，首选四七汤，方由紫苏叶二两，厚朴三两，茯苓四两，半夏五两组成，上为粗末，每服四钱，姜七片，枣一个，水煎服。间以香附子药，"切不可谓紫苏耗气，且谓新产气血俱虚不肯多服"。若因思忧过度，小便白浊，用此药吞青州白丸子极妙。

7. 妇人鼻衄

鼻衄是临床常见的一种病证，因鼻腔病变引起，或全身疾病引起的血从鼻孔流出的病证。

（1）病因病机

主要由于肺、胃、肝火热偏盛，迫血妄行，以致血溢清道，从鼻孔流出而成；亦有少数由肾精亏虚或气虚不摄所致者。陈自明认为，妇人鼻衄是"由伤动血气"所致，或因生热气逆，或因怒气上逆，迫血流溢入于鼻而成。并指出，若妇人产后出现鼻衄则"不可治"。

（2）辨证论治

①辨证内服治疗

"肺开窍于鼻"，足阳明胃经起于鼻之交頞中，下循鼻外侧，因此，肺胃热盛是导致鼻衄的常见原因，清热凉血则是治疗鼻衄的基本方法。根据具体病情，陈自明常配合滋阴、降逆、温经等不同方法。

以单用白茅花汤或捣生白茅根治疗鼻衄，"饮之立止"，可见其神效。白茅根，性寒凉、味甘，能清血分之热，而不干燥、不黏腻，故凉血而不虑其积瘀。甘寒而多脂液，虽降逆而不同于苦燥之品，具有止渴生津之性，可清涤肺胃肠间之伏热，可治疗消谷燥渴之症。该药能通淋闭，治尿血下血，尤善治妇女血热妄行导致的崩中淋带等。以白茅根治鼻衄正是其清泄肺胃之专长。

刺蓟散治妇人鼻衄，血流不止。方由刺蓟二两，桑耳、乱发灰、艾叶各一两，生地黄二两，蒲黄两半组成，共为细末，每服二钱。粥饮调下。

伏龙肝散治疗男子、妇人五脏结热，吐血、衄血等病证。方由伏龙肝、生地黄各一斤，竹茹一升，芍药、当归、黄芩、川芎、桂心、甘草各二两组成，先煮竹茹，竹茹汤纳药煎煮，分三服。

②辨证外治用药

除内服药物外，陈自明还记录了治疗鼻衄的外治方法。具体如下：

"取生葱心塞鼻中即定。"陈自明指出，该方法用后血立止。此处用生葱正取其辛温发散，可散寒通阳、化瘀止血之功，针对的是寒凝血瘀出血证。

釜底墨，性温，具有温中止血之效，可用于阳气不足（虚寒），气虚失摄导致的出血证；乱发灰，具有收敛止血、化瘀利尿等作用，具有止血不留瘀的特点，可用于治疗各种出血证；龙骨末，可收敛止血。因此，陈自明常根据病证治疗需要，将以上药物吹入鼻中止血，均能取得良好效果。

8. 妇人吐血

吐血是指血从口中吐出，病证名首见于《金匮要略·惊悸吐衄下血胸满瘀血病脉证并治》。

（1）病因病机

妇人吐血"皆由脏腑伤损所致"。因"妇人以血为基本"，故经、孕、产、乳各个生理阶段均会消耗阴血。血外行于经络，内荣于脏腑，"若伤损气血，经络则虚。血行失于常理，气逆者吐血。又怒则气逆，甚则呕血；然忧思、惊恐、内伤气逆上者，皆吐血也"（《妇人大全良方·卷七·妇人吐血方论》）。因此，外感、饮食、情志等因素损伤肺、胃、肝等脏腑，均可导致气机上逆而吐血。若素嗜辛辣炙煿，饮食不节，以致积热蕴结于胃，复因感受外邪或伤食以致郁而化火，灼伤胃络，胃气上逆而致吐血。七情内伤，肝气郁结郁而化火，肝火上犯损伤胃络，迫血上行致吐血。劳倦过度或久病体虚，脾气虚弱不能统血，血溢经外上逆吐血。

（2）辨证论治

吐血多因热伤胃络，或脾虚失摄，或胃络瘀阻等导致血不循经，溢于脉外而成。临证需分辨虚实，实证多由于热（胃热及肝火），虚证多属于脾气虚弱。治以清热、泻火、降逆、凉血止血，或益气摄血为大法。忌用升散燥热，以免血随气火上逆而加重出血。

①阳乘于阴证

"如阳乘于阴，血得热则流散，经水沸溢，宜服凉药以解之。"因此，阳乘于阴之吐血证应治以清热泻火、降逆止血。陈自明收录的同名为鸡苏散的两首方剂，均为治疗"阳乘于阴"的妇人吐血证。两方区别在于，热势的强弱程度不同。一方为治疗妇人吐血不止方，但表现出"虚损气逆"之象，方由鸡苏叶、黄芩各一两，当归、赤芍药各半两，伏龙肝、阿胶各二两组成。方中以鸡苏叶降气止逆；以黄芩、赤芍药清热凉血、活血化瘀；当归、阿胶养血活血、滋阴润燥；伏龙肝入脾胃经，温中燥湿，止呕止血。另一方治疗妇人吐血不止，兼有"心烦昏闷"者，方中除用鸡苏叶、黄芩、当归、伏龙肝、阿胶之外，加用刺蓟、生地黄、羚羊角屑、茜根、麦冬等药以增强滋阴清热、凉血活血之力；再以黄芪、甘草益气健脾以助脾统血；煎煮时加生姜、竹茹以清热化痰止呕。第二方清热之力明显增强，用于治疗热势重，伴有烦躁、昏闷的吐血证。

陈自明收录了《千金翼方》中治疗难治性吐血的"神验效方"，方由地黄汁半斤，生大黄末一方寸匕组成。先煎地黄汁三两沸，再调入大黄末，分三次服。方中取地黄汁清热解毒、凉血止血；生大黄末清热泻火、凉血解毒。二药均为寒凉之品，据药性分析，本方主治热毒所致吐血。另一首治疗热毒上攻导致妇人吐血不止的方剂，由生藕汁、刺蓟汁、生地黄

汁、生姜汁、白蜜组成。以生藕、刺蓟、地黄汁清热凉血止血；以生姜汁
降逆止呕；白蜜和服用时"调炒面尘"，均为顾护脾胃、补中缓急之效。
诸药合用，既可清热解毒止血，又不致过寒伤及脾胃，其组方精当可见
一斑。

　　凡吐血、衄血属于阳乘于阴，血热妄行者，均可服四生圆而愈。方由
生荷叶、生艾叶、生柏叶、生地黄组成，方中生地黄甘寒入肝，清热滋阴，
使热除血凉而止；侧柏叶性寒入肝、肺经，凉血止血；荷叶清凉入肝、胃
经，轻清解热以止血；艾叶入肝经，止血力专，且艾叶性温，可防诸药寒
凉之性凝滞气血。诸药配伍可加强止血之效，为清热凉血止血之经典方剂。

　　犀角地黄汤治疗内有瘀血之出血证，表现为鼻衄、吐血，伴面黄、大
便黑等。方由芍药、生地黄、牡丹皮、犀角屑组成。方中以犀角屑、生地
黄清热凉血以止血，以芍药滋阴养血，以牡丹皮清热凉血、活血化瘀。若
热势重，可加黄芩以加强清热之力。

　　②阴乘于阳证

　　"如阴乘于阳，所谓天寒地冻，水凝成冰，宜温服药以暖之。"（《妇人
大全良方·卷七·妇人吐血方论》）因此，阴乘于阳之吐血证应治以温阳散
寒、温经止血。

　　干姜甘草汤治心肺经寒而呕血者，方由甘草、干姜各半两组成，《局
方》理中汤亦可取得良效。这正是《养生必用方》中提到的阳虚出血证。
"凡吐血，须煎干姜甘草汤与服，或四物、理中汤亦可，如此无不愈者。"
并告诫医者，阳虚出血证，若"服生地黄、竹茹、藕汁，去生便远"。可
见，详辨阴阳的重要性。

　　陈自明治疗阳虚吐血证，常单用伏龙肝一味，或者桂心末一味取效。
正因伏龙肝性温，可温中止血；桂心辛温，可温阳散寒之效。

　　综上所述，陈自明治疗妇女吐血病证，既取法于先贤的理论和经验，

又能在实践中独立思考，有所变通和创新。宋代治疗吐血，世人或有宗北宋名医初虞世治法者，但初氏治吐血不喜用竹茹、生地黄、藕汁等药。陈自明指出："不可押泥此说，如阳乘于阴，血得热则流散，经水沸溢，宜服凉药以解之。大黄、犀角、生地黄、生艾、藕汁岂能无效？如阴乘于阳，所谓天寒地冻，水凝成冰，宜温服药以暖之。干姜、肉桂岂能无功！学者更宜思之。"从他所拟订"鸡苏散"方的配伍遣药，可以看出他立方的深意。方以鸡苏为君，在古方治血证中不多见。按鸡苏即《神农本草经》之水苏，又有香苏、野紫苏、龙脑薄荷等名[①]。功用略同紫苏，然较温于紫苏，其性主降，具有疏风理气、止血消炎的作用。《名医别录》用治吐血、衄血等证，治"吐血"亦用作首选药。

9. 妇人便秘

《妇人大全良方》中，有四卷专门论述妇人便秘。现择其要者介绍如下：

（1）病因病机

①津亏血少

妇人疾病有其自身的特点，由于妇人以血为本，经、孕、产、乳都耗伤阴血，使机体处于阴血不足的状态。《灵枢·五音五味》曰："妇人之生，有余于气，不足于血，以其数脱血故也。"由于津血同源，阴血亏损较多，势必会造成津液的虚少。因此，陈自明认为，妇人便秘的内因，多是由于肠道内津液亏耗，即"无水行舟"。

②邪壅肠道

六淫邪气侵袭人体，邪结于肠道导致气机不畅，痰浊、血瘀壅阻肠道，

① 余瀛鳌.《妇人良方》鸡苏散及其临床治验［J］.河南中医.1984,（5）: 28.

加重气机郁滞，则"无力行舟"，而见大便秘结。在外因的致病邪气中，陈自明尤其重视风邪，他认为："风气行，津液燥，故秘……秘与利皆出于风。"（《妇人大全良方·卷八·妇人风入肠间或秘或利方论》）

综上所述，妇人便秘主要是由肠道津血亏虚、邪壅肠道所引起的。

（2）辨证论治

基于上述认识，陈自明在治疗此病时主要采取养血生津、通利肠道气机的方法。

①重视养血生津

妇人自身生理特点决定了其津血易亏而难生，在治疗妇人便秘的过程中，常选用一些养血生津的方药。例如：治疗一般性的血虚便秘，《局方》四物汤加青皮是其常用方；对于阴血虚导致的便秘，阿胶是他经常选用的药物。在外感邪气方面，陈自明认为风邪是导致便秘发生的重要病因。他在治疗风秘时，配伍祛风行气药，如枳壳、蒺藜、苏子等。其中枳壳，《日华子本草》中记载其："除风明目及肺气水肿，利大小肠。"《开宝本草》载其："主风痒麻痹……消胀满，大肠风，安胃，止风痛。"这些药物既能祛风又可以行气，对于风邪壅阻肠道导致的便秘有较好疗效。

②倡用润肠调气药

妇人便秘多由肠道津液亏少，气机阻滞肠道而引起的。因此，陈自明在收录诸多治疗便秘的方中，也多选用润肠理气通便的药物。他常选用的润肠通便药物有麻仁和杏仁。《伤寒明理论》论曰："《内经》曰：'脾欲缓，急食甘以缓之。'麻仁、杏仁润物也。《本草》曰：'润可去枯。'脾胃干燥，必以甘润之物为之主。"《药品化义》记载："麻仁，能润肠，体润能去燥，专利大肠气结便闭……大肠闭结不通，不宜推荡，亦不容久闭，以此同紫菀、杏仁润其肺气，滋其大肠，则便自利矣。"由此可知，麻仁和杏仁在滋润肠道津液方面是常用的配伍组合。陈自明常选用的调气药，主要有枳壳、杏仁、木香、诃子等。《妇人大全良方·卷八·妇人大便不通方论》引用初虞世的话说："余历观古人用通药,率用降气等药。盖肺气不降,则大肠不能传送,以杏仁、枳壳、诃子等药是也。"肺与大肠相表里,肺气降则大肠之气也降,通过调理肺的气机,可以起到治疗大便秘结的作用。在调理气机的药物中,陈自明尤其重视枳壳。《本草纲目》中指出:"枳壳利肠胃……诸方治下血痔痢,大肠秘塞,里急后重,又以枳壳为通用。"枳壳亦入肺经,可调理肺与大肠的气机而改善便秘。

③反对滥用攻下

陈自明强调,治疗便秘一定要慎用大黄。在他收录的治疗大便秘结的方中,只有四个方子中使用了大黄。在通神散方中明确大黄应用指征:"热而实者方可投此药。"可见陈自明对攻下药的使用十分谨慎。他认为,妇人大便秘结多是由于肠道津血亏损引起的,如果滥用攻下药荡涤大便,虽可取一时之快,却耗损气血津液,导致便秘的进一步加重。"每至大便秘燥,即以驶药荡涤之,既走津液气血,大便随手愈更秘涩,兼生它病。"(《妇人大全良方·卷八·妇人大便不通方论》)故陈自明在治疗便秘时慎用攻下药。反观现在临床上有一些女性便秘患者,她们由于饮食和生活习惯的原因导致大便干结或者大便不通畅,经常选用一些包含诸如大黄、番泻叶、芦荟等的攻下药。这些药物虽然可以暂时解决便秘的问题,但长期使用都会导致对肠道津血的损伤,久而久之便秘更加严重,而且更加难以治疗。陈自明在其论述中,载有一例由滥用攻下药而导致患者死亡的病案,并在案后告诫说:"古人服药,尤所谨重,不若今人之轻生。故举此以戒后人。"

④应用蜜煎导法

陈自明针对一些不能服用汤药治疗的患者,选用直肠给药的方法,即张仲景的蜜煎导法,他选用好蜜五合,用慢火熬制,待蜜硬化后再冷却,然后取出捻成拇指大小的形状，放入直肠中，以通为度。现在临床上常用的通便药物是开塞露，但这种药物的副作用也是显而易见的。由于开塞露是通过刺激肠壁引起排便反射来帮助排便，如果经常使用，直肠被刺激越频繁，它的敏感性就越差，一旦适应了该药物，直肠将不再有反应，特别是大便干结且量少的患者，长期依赖开塞露，排便会更困难。另外，开塞露易造成肠壁干燥，经常使用会引起习惯性便秘。陈自明使用的这种直肠给药方法，通过增加肠道津液通利大便，不会产生很强的刺激性，更不会有依赖性。

综上所述，陈自明论治妇人便秘形成了自己独有的发病学观点和处方用药思路，这些宝贵的经验，不仅可以用于治疗妇人便秘，对于其他杂病中出现的便秘，同样具有实用价值。

二、外科临证经验

《外科精要》是较早以"外科"命名的痈疽专著。全书分上、中、下3卷，卷上主要论述痈疽的病因病机、治则治法、处方用药方面的概论、论述痈疽灸法等；卷中涉及痈疽的辨证和调护；卷下言及外敷麦饭石膏、神异膏等治疗痈疽，以及备述痈疽常见并发症的治疗及善后等。

（一）痈疽的诊断经验

1.痈疽分类

陈自明根据伍起予《家传》中的记载，认为痈疽根据发病特点和发病部位不同，可分为二十余种类型，其中发于体表四肢者有瘭发、瘤发、石发、岩发、蜂巢发、莲子发、椒眼发、连珠发、竟体发、手发、足发、穿当发、须痈，瓜瓠发；发于体内及脏腑者有肠痈、脑发、背发、眉发、腮颔发、肺痈、肾痈、奶痈、脐痈、臀发、腿发等。

2. 辨外发与内发

"初发疽时，一粒如麻豆大，身体便发热，生疽处肉亦热，肿大而高，多生疼痛，破后肉色红紫，此为外发。"(《外科精要·卷中·察疽发有内外之别》)外发之疽，虽然疮面大若盆碗，来势较急，只要用药有理，则"百人百可活"。

"如初发疽时，不拘大小，身体无热，自觉倦怠，生疽处亦不热，数日之间，渐渐开大，不肿不高，不疼不痛，低陷而坏烂，破后肉紫色黑，此为内发。"内发之疽，虽然疮面较小，但病人在疽未发现之时，脏腑已溃烂，因此内发之疽常"百人百不救"。虽有神仙之药，亦付之无可奈何。

由上可知，陈自明通过辨别外发和内发的不同，判断疾病的轻重和预后，从而帮助医生认清所治疾病。

3. 辨大小深浅

在《外科精要》中，陈自明提出了痈、疽的诊断依据和方法，即根据其大小、浅深来区别痈与疽。

根据大小区分痈与疽。"疖者节也，痈者壅也，疽者沮也。""一寸至二寸为疖，二寸至五寸为痈，五寸至一尺为疽，一尺至二尺为竟体疽。"(《外科精要·卷中·痈疽发背分表里证论》)同为六腑之气不和所生的痈疖，"大者为痈，小者为疖"。由上可见，陈自明严格按照尺寸大小来区分疖、痈、疽。

根据位置的浅深区别痈与疽。痈多由六腑之气血壅滞所致，位置较为表浅；疽多由五脏气血运行不畅所致，位置较深。

根据阴阳属性和预后区分痈与疽。痈多表现为阳证："若初发肿臀便高者，势虽急而毒气却浅，盖散越于表，此乃六腑不和为痈，其证属阳，虽急而易疗。"疽多表现为阴证："若初发至微如粟粒，甚则如豆许，与肉俱平，或作赤色，时觉痒痛，痒时慎勿抓破，其证乃五脏不调为疽，属阴，

盖毒气内蓄已深，势虽缓而难治。"因其受病的阴阳、浅深、缓急有别，故
"全借医者精察，随证治之"，若医者"毫厘不差，则疾无不愈"。反之，倘
若不能分辨清楚，则多致危殆。(《外科精要·卷中·辨痈疽发背阴阳浅深
缓急治法》)

4. 辨阴阳与脏腑

（1）辨别阴阳

从整体来说，痈疖属阳，疽属阴。痈的特点是：脉浮数而洪紧，发热，
心烦，口渴，饮食正常；主要是由于六腑不调，气血壅滞而成，发病位置
较为轻浅。疽的特点是：脉沉细而伏或者沉紧而数，不发热，但觉烦躁，
身体沉重疼痛，情绪不佳，胸膈痞闷，饮食欠佳；主要是由于五脏不和所
致，发病位置较深。

陈自明曰："凡痈疽之候，先须明辨阴阳之证，更当诊其脉与外证，以
为权衡。"(《外科精要·卷中·辨痈疽发背阴阳浅深缓急治法》)痈证，脉
"浮数而洪紧"，常伴有身热烦渴，饮食无味。此乃"六腑不和"所致，属
阳证。故其势虽急，投以凉剂，亦多能活。疽证，则脉"沉细而伏，或沉
紧而数"，初发之疮很小，或无疮头，身不发而内躁，体重烦疼，情绪不
乐，胸膈痞闷，食不知味，或恶闻食气。此为"五脏不调"所致，属阴证。
其势虽缓而其治反急，稍有不慎则不治。

（2）辨别脏腑

陈自明继承了华佗关于脏腑痈疽定位的经验，他认为凡是发于咽喉或
者舌上的痈疽，属于心之郁毒，因心开窍于舌，在舌上的病变属心。凡
是发于皮毛上的痈疽，属于肺的蓄毒，因肺其华在皮，皮毛的病变属于肺
所主。发于肌肉上的痈疽，属于脾的蓄毒，因脾主四肢肌肉，肌肉的病变
都归属于脾。发于骨髓上的痈疽，是肾的蓄毒，因肾主骨生髓，骨髓的病
变都归肾所主。通过这样的定位方法，把身体每一部分的痈疽都与脏腑联

系起来，有利于准确辨证和精确用药。

5. 分轻重缓急

由于患者的体质、痈疽的阴阳属性不同，其对人体的危害亦不同。在辨证和治疗时，应该分清病变的不同阶段和轻重缓急。初起肿胀比较明显，突然发病者，大多是由于六腑不和，气血散越于表而形成，其病势看起来比较急迫，但是毒气不深，病情较轻浅，若治疗及时得当，很快即可痊愈。所谓："痈疖则属腑，故发之浮而浅，其势虽急而缓。"而对于初起无肿胀，外形窄小，周围皮肤发痒作痛者，常由五脏不和，气血深蓄于内，毒气郁留较深而成，病情较重较急，治疗应该迅速准确，否则就容易出现危险之变，所谓："疽则属脏，毒气内蓄之深，势虽缓而反急。"

6. 辨有脓无脓

辨别痈疽是否成脓，是确立治疗方法的前提和基础。单凭问诊和局部望诊不够全面。陈自明认为触诊为判断成脓与否的关键。欲知有脓无脓，以手掩之，"凡痈疽，以手按之，若牢硬，未有脓也。若半软半硬，已有脓也。又按肿上，不热者为无脓。热甚者为有脓，宜急破之。"(《外科精要·卷中·看验赤色重灸防蔓论》)陈自明的这一观点，对后世影响很大。如元代齐德之在《外科精义》中说："凡疮疽肿大，按之乃痛者，脓深也；小按之便痛者，脓浅也；按之不甚痛者，未成脓也。若按之即复者，有脓也；不复者，无脓也。"清代高秉钧亦说："凡刺痈肿，须认有脓无脓。用手按之，手起而即复者有脓，手起而不即复者无脓。"这些都是在陈自明触诊辨脓的基础上发展完善起来的。直至今天，触诊仍然是临床上判断痈疽成脓与否的重要手段。

7. "五善七恶"说

痈疽发病快，变化迅速。遇到痈疽患者，医生必须迅速判断出疾病的发展趋势和预后，以采取必要的治疗和预防措施。经过长期临床经验的积累，陈自明明确了痈疽的发展规律，提出了"五善七恶"说。

"善"是指疾病的发展趋势、预后较好。"五善"分别是：运动灵活，饮食正常；实热而大小便涩；内证和外部表现一致；所发痈疽部位的肌肉颜色好坏分明；对证用药后，机体的反应和药物的作用相一致。其中"五善见三则善""若五善并至，则善无以加"。说明如果出现"五善"的情况则病情比较轻浅，易治而且易愈，常规方法即可治愈。

"恶"是指疾病的发展趋势不好，预后差，如果治疗不及时、不适当就会发生危险的变化。"七恶"是指：口渴、喘息，精明眼角向鼻，大小便失禁；气息绵绵无力，脉濡，与疾病的表现相反；目中不了了，精明内陷；痈疽还未溃破，肌肉就已经发黑而且内陷；痈疽溃破后，肌肉出现青黑色，筋脉腐烂，骨骼也出现黑色；痰多；呕吐。"七恶见四必危"，表明疾病发展过程中只要出现四种恶证，则病势凶险，预后差，治疗相对困难。陈自明基于临床经验，指出："恶证既备，百家方论，皆莫能救，唯有骑竹马法灸之，可以夺人之危于将死之际。"（《外科精要·卷中·辨痈疽发背阴阳浅深缓急治法》）陈自明认为只有用骑竹马法灸才可挽回性命。

陈自明曾多次论及"五善七恶"，用于说明痈疽病情的轻重、预后的善恶以及治疗方法和难易程度。陈自明还指出了痈疽患者的生死形证：凡是痈疽发背透膜者，痈疽还未溃破，肌肉已经内陷，且颜色出现青黑色；嘴唇发黑，大小便秽浊难闻者，喉咙溃破，疽入腹入囊者，皆是不能治疗的形证。

（二）痈疽的治疗方法

陈自明治疗痈疽的常用方法包括灸法、烙法和内服法。

1. 灸法应用经验

（1）灸法的理论基础

通过分析陈自明治痈疽的医案可知，其应用灸法主要依据以下两方面作用。

①疏通气血

五脏六腑功能失常，气血不畅，风毒内乘，气血壅塞于局部而造成痈疽。艾灸可疏通气血、消散痈疖。艾叶味辛、苦，性温，具有理气血、逐寒湿、温经、止血、安胎的作用。《名医别录》记载其"主灸百病"；陶弘景亦指出"捣叶以灸百病，亦止伤血"。因此，艾灸可宣通气血，气血调和则痈疽消散。灸法适用于痈疽的不同阶段，对于未溃痈疽和已溃痈疽均有疗效。此外，陈自明指出："大抵人年四十七已上，最宜灸，此其背永无痈疮之苦。"（《外科精要·卷上·灸法论要引证辨惑论》）人到四十七岁以后，气血流通较差，用灸法可以促进血液循环，预防痈疽的发生。

②祛毒泄热

艾灸可宣泄痈疽毒气，给邪气以出路。即陈自明所言："法当自外以火艾引泻毒气，使之散越于外。"（《外科精要·卷上·痈疽备论》）艾灸治痈疽，既能益气扶正以祛邪，又能引邪外散，使毒气不至于内攻脏腑，引起其他变证。灸法的运用正是"外用火毒，以宣内毒"的具体体现。

（2）灸法的作用特点

陈自明善用灸法，其作用特点如下：

①温经散寒

人体正常生命活动有赖于气血畅通，气行则血行，气止则血止，血在经脉中流行，完全依赖"气"的推动作用。各种致病因素，如"寒则气收，热则气疾"等，都影响气血的运行，变生百病。气温则血滑，气寒则血涩，即气血的运行有遇温则行、遇寒则凝的特点。凡是一切气血凝涩导致的疾病均可用温通药以达行气活血之效。《灵枢·刺节真邪》中指出："脉中之血，凝而留止，弗之火调，弗能取之。"《灵枢·禁服》亦云："陷下者，脉血结于中，血寒，故宜灸之。"灸法正是应用其温热刺激，达到温经散寒、助气行血的目的。

②行气通络

经络为气血循序运行的通路，其外布于体表肌肉、骨骼，内联脏腑。若遇风、寒、暑、湿、燥、火等外因的侵袭，人体或局部气血凝滞，经络受阻，即可出现肿胀疼痛，甚至肢体功能障碍。此时，在某一特定的穴位施灸，可以起到调和气血，疏通经络，平衡阴阳的作用。临床上可用于疮疡疖肿、冻伤、扭挫伤以及内科疾病的治疗。

③扶阳固脱

人生赖阳气为根本，得其所则人寿，失其所则人夭，故阳病则阴盛，阴盛则为寒、为厥，或元气虚陷，脉微欲脱。正如《素问·厥论》所云："阳气衰于下，则为寒厥。"阳气衰微则阴气独盛，阳气不通于手足，则手足逆冷。当此之时，大病危疾，出现阳气衰微，阴阳离决等症，用大炷艾灸，能祛除阴寒，回阳救脱。《伤寒论》指出："少阴病吐利，手足逆冷……脉不至者，灸少阴七壮。""下利，手足厥冷，烦躁，灸厥阴，无脉者，灸之。"说明凡出现呕吐、下利、手足厥冷、脉弱等阳气虚脱的急危重症，如用大艾炷重灸关元、神阙等穴，可达扶阳固脱之效。

④升阳举陷

阳气虚弱不固可致气虚下陷，临床上常见于脱肛、阴挺、久泻久痢、崩漏、滑胎等病证。《灵枢·经脉》云："陷下则灸之。"故气虚下陷，脏器下垂之症多用灸疗。痈疽后期，溃破成脓，疮口不敛，此为气血亏虚、肌腠失养所致，若用灸疗可起到益气温阳、升阳举陷、敛疮生肌等作用，使气畅血行，腠理固密，机体恢复正常。

⑤拔毒泄热

历代有不少医家提出热证禁灸。如《圣济总录》指出："若夫阳病灸之，则为大逆。"近代不少针灸教材亦把热证定为禁灸之列。但古代文献中亦有

"热可用灸"的记载。灸法治疗痈疽，首见于《内经》，将灸法作为痈疽病证的一个重要治法。《千金方》进一步指出灸法对脏腑实热有宣泄的作用，该书对热毒蕴结所致的痈疽及阴虚内热证的灸治做了论述，如记载："小肠热满，灸阴都，随年壮。"又如："肠痈屈两肘，正灸肘尖锐骨各百壮，则下脓血，即差。""消渴，口干不可忍者，灸小肠俞百壮，横三间寸灸之。"朱丹溪认为，热证用灸乃"从治"之意。《医学入门》则阐明热证用灸的机理："热者灸之，引郁热之气外发，火就燥之义也。"《医宗金鉴·痈疽灸法》指出："痈疽初起七日内，开结拔毒灸最宜，不痛灸至痛方止，疮痛灸至不痛时。"总之，灸法既能散寒，又能以热引热，使热外出。

⑥培补脾肾

灸法通过其温通作用，在特定的部位施灸，可以起到温补脾肾，强壮元阳，祛病延年的作用。我国古代医家早就认识到预防疾病的重要性，并提出了"治未病"的思想，而艾灸除了有治疗作用外，还有预防疾病和保健的作用，是防病保健的方法之一，古代文献多有记载。早在《内经》就提到"在犬所啮之处灸三壮，即以犬伤法灸之"，以预防狂犬病。《千金方》有"凡宦游吴蜀，体上常须三两处灸之，勿令疮暂瘥，则瘴疠温疟毒气不能着人"的记载。说明艾灸能预防传染病。《针灸大成》提到，灸足三里可以预防中风。灸疗可温阳补虚，灸足三里、中脘，可使胃气常盛。因胃为水谷之海，荣卫之所出，五脏六腑，皆受其气；胃气常盛，则气血充盈；命门为人体真火之所在，为人之根本，关元、气海为藏精蓄血之所，故艾灸上述穴位可使人胃气盛、阳气足、精血充，从而加强身体抵抗力，病邪难犯，达到防病保健之功。

（3）艾灸的具体方法

陈自明收集的灸法很多，他主要使用取穴艾炷灸，并明确指出每穴所需灸的壮数。

①常用灸法

陈自明认为应用范围最广的是"骑竹马灸法"和"隔蒜灸法"。

骑竹马灸的适应证十分广泛，可用于痈疽、发背、发脑、发腰、发腿、或者发于四肢的多种疾病的治疗，而且疗效显著，"不问男女，一见有此疾者，皆可即便用此法灸之，无不安愈"（《外科精要·卷上·骑竹马灸法》）。骑竹马灸的具体操作方法如下：首先取穴，先量取病人肘横纹至中指尖的距离，男取左臂女取右臂，然后令人骑上竹杠，从其骶尾骨尖上再量取病人先前的肘横纹至指尖的距离，在此处做记号，这个记号处两边各一寸的位置就是所取穴位，在两穴行灸即为骑竹马灸。陈自明还规定了所灸的壮数，即"两穴各灸五壮或七壮止，不可多灸"。陈自明充分肯定了该灸法的临床疗效，他指出："不问痈生何处，并用此法灸之，无不愈者……可以起死救危，有非常之效，屡试屡验矣。"（《外科精要·卷上·骑竹马灸法》）为何选用此穴施灸？《素问·至真要大论》曰："诸痛痒疮，皆属于心……荣气不和，逆于肉理，乃生痈肿。荣者，血也，心能行血，心滞则血为之不行，故逆于肉理，而生痈肿。"可见，痈疽的发生与心经不畅、气血瘀滞有关，陈自明认为此穴是心脉所过，在此处施灸可使瘀滞的心火流通，气血调畅，防治痈疽。

对于疽证的治疗，陈自明最常用隔蒜灸法。疽属于阴，而蒜味辛温，辛能散之，再加艾灸的热力，能使毒邪快速消散。因此，他常用此法消散恶肿，并指出"大抵用葫（蒜）善法，若有赤肿紫黑，或有恶肿，葫法施治，可谓至妙。"（《外科精要·卷上·蒜饼施用分其轻重》）陈自明对隔蒜灸法做了详细说明："以蒜钱贴于疽顶尖上，以热艾炷安于蒜钱上灸之，三壮一易蒜钱。若灸时疼痛，要灸至不痛，初灸时不痛，要灸至痛，然后止，大概以百壮为准。"（《外科精要·卷上·论隔蒜灸得效须先知庶使预前有备》）使用灸法应该掌握一个度，即在不痛处灸至痛，在痛处灸至不痛，或者灸至痒。

②取穴定位

灸法治疗痈疽有固定的穴位，只有正确选穴、精确定位，才能取得最佳施灸效果。陈自明常用的施灸穴位和取穴方法介绍如下。

骑竹马灸穴定位法：令患者以肘平放于桌上，竖臂腕要直，用一篾条自臂腕中曲处横纹，男左女右，贴肉量起，直至中指尖尽处截断为则，不量指甲。然后用竹杠一条，令患者脱衣，正身骑定，前后用两人扛起竹杠，令患者脚不着地，又令二人扶之，不能使患者弯腰。再将前所量臂篾，从竹杠坐处，尾骨尽处，直贴脊背，量至篾尽处为则，用墨笔点定，此只是取中，并不是灸穴。用薄篾作则子，量病患中指节，相去两横纹为则（拇指同身寸），男左女右，截为一则。就前所点记处两边，各量一则，尽处即是灸穴。骑竹马灸穴为心经所过之处，灸此穴可使心火流通，心脉条畅，有利于宣毒泄热，疮疡愈合。该穴可用于治疗发背脑疽，肠痈牙痛，四肢下部一切痈疽、疔疮、鱼脐、鬼箭、瘰疬等，或胸腹不测、风瘅肿瘤、紧硬赤肿、恶核瘰疬发奶等多种疾病。

热腑穴定位法：从背脊骨第三骨下陷中两旁，相去同身寸各一寸五分即热腑穴。此穴能宣泄背上诸阳热气，促进气血流通，背上两穴可灸七壮止。常用于背部痈疽的治疗。

足三里穴定位法：位于外膝眼下四横指，胫骨边缘。该穴属于足阳明胃经，是强壮身心的常用穴。常灸足三里有调理脾胃、补中益气、通经活络、疏风化湿、扶正祛邪的作用。陈自明认为，灸此穴既可补益脾胃，扶正祛邪，还可以引热下行，祛毒排脓，可用于全身各部分痈疽的治疗。

③灸法要求

陈自明指出，在使用灸法时应该做到"二痛"和"二不痛"。具体来说就是当施灸部位起初疼痛时，在施灸的过程中应当灸至其不痛；当施灸部位起初不疼痛时，应当灸至其疼痛。只有这样才能保证气血畅通、排毒泄热的功效。

当痈疽患处在施灸时疼痛者，皆属于热毒聚集之处，气血经络受阻，不通则痛，因此，在施灸时应灸至其不痛，通则不痛，表明气血宣通，热毒渐散；而当痈疽患处在施灸时不疼痛者，皆属于毒气内陷，病人昏倦，患处恶腐结聚，感觉功能较差，因此初灸多不觉疼痛，在施灸时应当灸至患处疼痛，只有患者感觉到疼痛时，才说明此处气血来复，毒气外散，然后再继续施灸多壮，以致其患处不痛为止。陈自明指出："痒者灸至不痒，痛者灸至不痛，仍服追毒排脓，次乃外敷消肿，内外兼治。""痈疽不可不痛，又不可太痛，闷乱不知痛者，为难治。"（《外科精要·卷上·灼艾当识痛痒二证论》）

（4）艾灸的适应证

灸法可调畅气血、宣毒泄热，适用于任何外科疾病的初期阶段，如痈疽、发背、发脑、发鬓、发须、发颐、发肋、发腰或发于四肢，或妇人奶痈等，相当于现代外科中的疖、指（趾）感染、急性乳腺炎、褥疮、狭窄性腱鞘炎、肱骨外上髁炎、骨关节炎、慢性前列腺炎、骨结核、血栓性浅静脉炎、腹股沟斜疝、痔、直肠脱垂、鸡眼等疾病。

陈自明指出，疾病较轻浅时，单用药物就可以消除；疾病较重时，单纯使用药物很难起效，使用灸法可达药物所不能及的作用。陈自明曰："治初生痈疽发背，神效灸法，累试有验。"他还指出灸法对于四肢末端的痈疽效果较好，其曰："患于肢末之处，毒愈凝滞，药难导达，艾灸之功为大。"（《外科精要·卷上·痈疽灼艾痛痒论》）

（5）艾灸的禁忌证

头面部的痈疽不宜使用灸法，头为诸阳之会，艾灸会引动体内阳气上聚，导致痰涎脓血并起上攻于头部，加重病情。另外，若灸法运用不当，还容易烫伤皮肤，影响容颜，因此，陈自明不主张在头面部使用灸法。对于脑疽和项上的痈疽疔毒，他认为可在足三里穴和气海穴施灸，然后渐服凉膈化血之药，即可治愈。也可使用骑竹马灸法，引毒气归下。

【病案举例】

甲戌年，疡医常器之，诊太学史氏之母云：内有蓄热，防其作疽。至辛巳六月，果背胛微痒，疮粒如黍，灼艾即消，隔宿复作。用膏药覆之，晕开六寸许，痛不可胜，归咎于艾。适遇一僧，自云病疮甚危，尝灸八百余壮方苏。遂用大艾壮如银杏者，灸疮头及四傍各数壮，痛止，至三十余壮，赤晕悉退。又以艾作团，如梅杏大者四十壮，乃食粥安寝，疮突四寸，小窍百许，患肉俱坏而愈。（《外科精要·卷上·灸法要论》）

按：此为灸法治痈疽验案。由此案可见，灸法治痈疽，必须遵循如下原则，做到"灼艾之法，必使痛者不痛，不痛者痛，则其毒随火而散。否则，非徒无益，而又害之"。

2. 烙法应用经验

烙法，是通过金属器械，烙烫病变局部组织，以治疗疾病的方法。有单纯烙烫患处，也有用手术器械先行割除赘生物等，再行烙烫的。主要适用于外科及皮肤疾病，如体表较小的赘疣、息肉，尖锐湿疣，肛管直肠息肉等病变。陈自明使用烙法治疗痈疽有很好的疗效。当痈疽疮疖已熟透而未溃脓时，用铁制品烙于患处，得脓水流出则愈。

（1）适应证

烙法适用于痈疽疮疖脓成而未溃之时；如果脓未成而使用烙法过早，则耗损气血、损伤肌肉、疮口溃而不愈。因此，在使用烙法之前应当审明痈疽的生熟、脓成的多少。

（2）应用方法

使用烙法首先应当选好工具，陈自明认为使用平圆头烙铁最好，此种烙铁在刺破痈疽时，孔穴通透，及时拔出烙铁，所刺针孔也不易闭合，能保证脓出透彻。刺入痈疽的深度宜浅不宜深，宜从痈疽下方横入脓疮，不可直入；待脓流尽后，用细牛膝根刮去粗皮，塞入所刺破的疮口中，留少许于疮口外；然后再用嫩橘树叶和地锦草少许捣制成膏，敷于疮上，可起到凉血止痛，促进恶血常流，加速伤口愈合的作用。

　　陈自明还记载了一种蛭针法，用于初发痈肿，无论老幼少壮，皆可使用。具体方法是：先用湿的泥土敷于疮的顶部，待疮上有一处先干者，就是疮的正顶，然后用一笔管置于疮的顶部，将马蜞（本草名水蛭）放入笔管内，频繁用冷水灌入笔管内，使马蜞吮吸其顶，脓血出毒散尽则疮愈。

3. 内服法应用经验

　　陈自明所用内服方，主要为他收集的诸家效验方。现列举效果显著、使用方便的验方如下：

（1）神仙追毒丸

　　又名圣授丹，或神仙解毒万病丸。能解一切毒，如被狐狸毒、鼠莽毒、恶菌、河豚毒、食疫死牛马肉毒，或蛇犬恶虫所伤。又治痈疽发背，以及疗治鱼脐疮，治诸风隐疹、赤肿瘤等。方由文蛤（一名五倍子）三两，山慈菇二两，千金子（一名续随子）一两，红牙大戟一两半，麝香三钱组成。以上诸药，除千金子、麝香外，其余三味为细末，却入研药令匀，用糯米煮浓饮为丸，分为四十粒，每服一丸，研生姜薄荷汁，井华水研服，干薄荷浓煎汤，冷磨服亦佳。服用后若出现腹泻，服用温白粥则可止住。陈自明亲身验证此药神效，云："凡人居家或出入，不可无此药。"（《外科精要·卷中·论医者贪利更易前方》）

（2）转毒散

　　治发背痈疽，不问浅深大小，利去病根则免传变。方由车螯（又名昌娥，紫背光厚者）一两，甘草一分，轻粉半钱组成。上为细末，每服四钱匕，浓煎瓜蒌酒调下，五更初服，转下恶物为度。若无效，再用瓜蒌一个去皮，酒一碗煎至一盏，调一服，甚者不过二服。要须熟视其势，若大瘕骤，则急服之，效在五香连翘汤之上；但稍缓者，只服五香连翘汤。若急切急服，神仙截法。

（3）神仙截法

治痈疽发背，一切恶疮等，预服此药，可使毒气不内攻，可保无虞。方由真麻油一斤，银器内煎数十沸，倾出，候冷。上用无灰酒两碗，浸入油内约五大盏，然后温热油汤，稍热后立即服下，在一天之内用完上述麻油。可治疗痈疽发背，一切恶疮，即使得病数日，也可以采用此方法。

（4）秘传连翘汤

方由连翘、升麻、朴硝各一两，玄参、芍药、白蔹、防己、射干各八分，大黄一两三钱，炙甘草半两，杏仁八十个组成。以上诸药，除杏仁、朴硝外，研为粗末，却入杏仁、朴硝末令匀，每服三钱，水一盏二分，煎至八分，去滓空心服，利下恶物为效。由此方药物组成可知，在痈疽初期毒邪较盛时应用为好。

（5）脑疽灸法与急救

陈自明指出，脑疽为外科疾病中的急重病证，在治疗上一定要把握准确，如一旦治疗失当则毁人性命。其言："凡脑疽及项已上有痈疽疖毒，断不可用大蒜钱子就疽顶上灸之，灸之则引其气一上，痰涎脓血并起上攻，倾人性命，急于反掌。"（《外科精要·卷上·脑疽灸法》）

急救法：急灸足三里、气海穴，乃渐渐服凉胸膈化血之药，人可小安。足三里可灸五壮；气海穴可灸二七壮或三七壮。亦可以骑竹马穴法灸之。

对于脑疽、咽喉生疽，在陈自明之前皆认为是不治之证，损人性命无数。而陈自明灸法治疗，引毒气归下，不使其攻于脑部，然后渐渐服用凉血解毒之品（五香连翘汤、漏芦汤、五香汤去大黄加人参黄芪犀角、国老膏、万金散，皆可服用），人皆能得救。

陈自明指出，在使用上述方药治疗时，应当以利下恶物为度。这样才可散尽毒邪，不使其继续危害人体。

（三）重脾保心调整体

陈自明治疗痈疽，主要有以下三个特点：整体论治，内外兼顾；重视脾胃，兼调气血；保护心气，预防危证。

1.整体论治，内外兼顾

陈自明认为，痈疽的发生虽然在局部，但它是五脏六腑气血阴阳变化的反映。因此，他治疗痈疽时十分重视从整体论治，而不是仅仅局限于病变局部。这也是对中医整体观的一种诠释。他认为，在治疗痈疽时应该秉承辨证论治的原则，初起毒热之邪亢盛时应当外用灸法宣热拔毒，痈疽溃破之后应当内服药物排脓止痛，后期脓尽痛止后，再内服药物生肌敛疮，补养气血。他认为，虽然有很多方法治疗痈疽，但这种先外用灸法排毒，后用药物调理的次序不应改变，并需要根据患者病情的变化不断调整用药方案。由此可见，他十分重视审证求因，根据患者的症状及其整体变化辨证论治。

（1）慎用针刀

陈自明对于针刀的运用十分谨慎。他认为，痈疽成脓欲溃破时，用替针丸刺破疮头，让脓自行流出即可，不必妄用针刀。痈疽所形成的脓液外流本身对气血有所损耗，若再使用针刀割破肌肉会进一步耗损人体气血，而气血亏虚不利于后期疮口愈合。因此，陈自明不主张使用针刀。他明确指出："痈疽能杀生人，若医疗合法，脓溃肿消，不用针刀，肌肉不坏则生死人，倘不候熟溃，而妄以针刀破之，谓之生杀人，诚实如此，切宜谨守。"（《外科精要·卷下·详审候熟溃脓戒用针刀说》）

（2）重视灸法

陈自明善用灸法治痈疽已如前述。《外科精要·卷上》有百分之九十的篇幅论述灸法的应用，可见他对灸法的重视程度。尤其指出："大抵人年四十七已上，最宜灸，此其背永无痈疽之苦。"（《外科精要·卷上·灸法论要引证辨惑论》）

2. 重视脾胃，兼调气血

陈自明治疗痈疽，十分重视脾胃的作用。如外治法中，足三里穴灸法即体现了重视脾胃的思想。

脾胃为后天之本，气血生化之源，人体的生命活动与脾胃有着密切关系。《素问·灵兰秘典论》曰："脾胃者，仓廪之官，五味出焉。"故脾胃功能正常，则气血化生有源；如脾胃损伤，则气血化生不足，不能濡养机体。脾主四肢肌肉，故四肢肌肉的病变多是由脾胃异常引起。而痈疽的病变多发于四肢肌肉上，因此，痈疽的治疗也多从脾胃论治。

脾胃强弱直接影响痈疽的预后。如："动息自宁，饮食知味，一善也。""不能下食，纳药而呕，食不知味，二恶也。"（《外科精要·卷中·形证逆顺务在先明》）可见，能否进食既体现了脾胃强弱，又直接影响痈疽的预后。

《外科精要·卷下》专列"调节饮食兼平胃气论"，陈自明在此论中系统地阐明了重视脾胃的学术思想。他认为："大抵病疮毒后，焮热痛楚，心气烦壅，胸膈妨闷，不能饮食，所以患疮毒之人，须借饮食滋味，以养其精，以助其真，不日可补安全。"由此可见，他治疗痈疽时对脾胃的重视程度。痈疽疮毒形成和发展过程是对精血的损耗，而脾胃为后天之本，气血生化之源，补益脾胃即可达到益气生血的目的。《素问·阴阳应象大论》曰："形不足者，温之以气，精不足者，补之以味。"因此，通过健运脾胃能够保证充足的精气血供应，精气血充足则正气旺盛、祛除痈疽毒气。所谓："脾为仓廪之官，胃为水谷之海，主养四旁，须用调理，进食为上。"如果脾胃虚弱，不足以运化饮食水谷，扶养正气，正气不足，无以抗邪，恶毒之气内攻脏腑，难以调护。因此，陈自明主张在痈疽疮毒发展的任何阶段都要顾护脾胃。例如，痈疽初起使用李氏五香连翘汤（乳香、木香、沉香、丁香、连翘、射干、木通、桑寄生、独活、真麝香、黄芪、升麻、甘草），方中以黄芪、升麻、甘草，健脾益气、升阳举陷。又如，由五香连翘汤加减变化的五香汤，去大黄加人参、黄芪、犀角屑。在清热的基础上加入人参、黄芪，则健脾补气的力量更强。再如，治疗痈疽热盛燉中作渴疼痛的神秘陷脉散（黄芪、人参、川当归、川芎、赤芍药、粉草、地骨皮、五加皮、忍冬叶、橘红、乳香、没药），方中黄芪与人参配伍，大补中气；清心内固金粉散（辰砂、白茯苓、人参、绿豆粉、雄黄、甘草、朴硝、白豆蔻仁、脑子、麝香），方中人参、白茯苓、甘草、白豆蔻仁的配伍；清膻竹叶汤（生地黄、黄芩、芍药、人参、知母、粉草、白茯苓、川升麻、黄芪、栝楼根、麦冬），方中人参、白茯苓、升麻、黄芪、甘草等，均从健脾护胃论治。对于痈疽后期脾胃虚弱，饮食欠佳，气逆于上者，用降气健脾的参苓顺气散（乌药、白茯苓、真紫苏子、人参、青皮、白术、白芷、炙甘草）和茯苓开胃散（白茯苓、枳壳、炙甘草）。服用上两方后，病人能进饮食，痈疽即可快速痊愈。

上述诸方可见，陈自明常用的健脾补气药组合有：黄芪、人参；黄芪、炙甘草。他创制的黄芪六一汤（绵黄芪六两，粉草一两）具有健脾益气之效。"常服此药，终身可免痈疽之疾。"可见黄芪配甘草是治疗痈疽的常用组合，黄芪是必不可少之药。

在顾护脾胃的同时，陈自明还注意调理气血。痈疽产生的根本原因，是由于气血瘀滞或者气血虚损，因此，治疗宜补益气血。如"疽疾将安及七八分，便当服加料十全大补汤，以补气血，每日当与排脓内补十宣散相间服"（《外科精要·卷下·疽疾将安当补气血》）。由此可见，在痈疽后期应当补益气血。特别是痈疽溃破脓流出后，更要补益气血。陈自明认为，脓液依赖于气血充养，一旦痈疽溃破后，脓液流出体外，对气血是一种损耗。因此，他选择了四首方剂补益气血，分别是：加味十全汤（黄芪、地黄、当归、川芎、人参、白茯苓、白芍药、炙甘草、桂心、乌药、白术、橘红、五味子），人参内补散（芍药、黄芩、茯苓、炙甘草、桂心、人参、麦冬、当归、熟地黄、木香），神效托里散（黄芪、忍冬叶、当归、炙甘草），排脓内补十宣散（人参、当归、生甘草、川芎、黄芪、防风、厚朴、桔梗、白芷、薄桂）。从以上方剂可以看出，痈疽后期的治疗不仅要顾护脾胃，还需补益和流通气血。

3. 保护心气，预防危证

痈疽是由蓄毒内壅引起的，若调治得当，蓄毒排出体外，则病愈；若调治不当，蓄毒内攻脏腑，则可形成变证，在传变的过程中，陈自明认为蓄毒最易传心。《素问·至真要大论》病机十九条中说："诸痛痒疮，皆属于心。"一旦痈疽之毒传心，则变生急危重证。如果不使用药物宣泄热毒，致使热毒内传心经，则导致咽喉口舌生疮，进一步产生变证、坏证，难于治疗。因此，陈自明治疗痈疽时，主张提前截断毒邪传变路径。他用以下两种方法可以防止蓄毒传变至心。一是使用灸法。骑竹马灸法所选穴位是心经所过，在此穴位施灸可以使心火流通，痈疽之毒外出，疾病痊愈。灸法使用得当可起死救危。二是使用内服药物。陈自明选择了诸多防止痈疽传变至心经的方药。如内托散，又名护心散（绿豆粉、乳香，用浓煎生甘草汤调下），凡是痈疽一到三日之内，都可服用此方，服用十余付即可免除变证。生甘草具有清热解毒之功，用浓生甘草水调服绿豆和乳香，可以使毒气外出，防止毒邪传入脏腑。如果痈疽发病在四到五日以上，则不宜再服此药。还有一方，即五香汤去大黄加人参黄芪犀角屑（木香、沉香、乳香、丁香、人参、黄芪、犀角屑、麝香、甘草）。方中五味香药可以行气散血，祛除毒邪；配入犀角屑可保护心经气血不受损伤，促进机体康复。犀角屑咸寒，归心、肝、胃经，可清心、凉血、解毒。心为君主之官，主明则下安，即陈氏所言："盖心志内定，精神不散，饮食如常，毒不内攻，其疮易溃，不妄针药，自不害人。"心神不受毒气侵袭，能尽君主之职，脏腑协调则可调畅气血、祛除毒邪。

（四）痈疽的治疗特色

陈自明治疗痈疽有其特点，可总结为：初起攻邪，后期补虚；擅用香药调气祛邪；重视外治，剂型多样；饮食起居，综合调护。

1. 初起攻邪，后期补虚

痈疽初起是由热毒内发，郁于体表，因此在痈疽初起应该宣散蓄毒、清解郁热。宣散蓄毒，用骑竹马灸和隔蒜灸即可。清解郁热，则选择寒凉药物和辛味药物配合使用。如痈疽初起服用的五香连翘汤、秘传连翘汤、漏芦汤、《千金》漏芦汤、清膻竹叶汤等。方中诸如辰砂、黄芩、连翘、射干、大黄等清热解毒药物居多，另外再加用一些辛味药，升散蓄毒。蓄毒外出，内热得清，则气血通畅，痈疽不易传变。痈疽后期毒邪已去，脏腑气血已受损伤。因此，后期调治多偏于补虚。如痈疽后期所选用的方剂有加减八味丸方、五味子汤、加味十全汤、人参内补散、排脓内补十宣散、参苓顺气散。综观这些方药，或是补脾胃以生气血，或是直接补益气血。

综上所述，陈自明在痈疽初起偏于攻邪，用药多寒凉；后期偏于补虚，用药多温补。

2. 擅用香药，调气祛邪

陈自明治疗痈疽的显著特点是擅用香药。在唐朝时香药大量传入我国，人们逐渐发现香味药有行气活血的作用。陈自明即利用香药行气活血之功效，广泛运用香药治疗痈疽，如木香、沉香、乳香、丁香、麝香、藿香等。并阐释其理曰："凡痈疽皆缘气滞血凝而致，宜服诸香，盖香能行气通血也。"陈自明引伍起予之言："夫气血闻香则行，闻臭则逆。"(《外科精要·卷中·古人用香药调治有理论》)陈自明明确指出，气血遇香味药则血行流利而不瘀滞，气血遇臭味药则气血逆行。而痈疽多由气血失和，荣气不行，积聚在腠理肌肉之间，聚集而成，然后再受外界邪气侵袭或者体内郁毒外发而成疮化脓。因此，应用香味药可以畅通气血，消除凝滞，达到治疗痈疽的目的。除此之外，香味药还具有醒脾悦脾的功能，"饮食之中，调令香美，益其脾土，养其真元，可保无虞"。(《外科精要·卷中·古人用香药调治有理论》)可见，陈自明重视调理脾胃，脾胃健运则气血化生有源，此时选用香味药，可谓一举两得。

3. 重视外治，剂型多样

在治疗外科疾病时，陈自明常用的外治剂型有膏剂、洗剂、散剂。

在膏剂中，常用麦饭石膏方（又名鹿角膏）治疗发背，各种痈疽，效果神奇。方由煅成白麦饭石细末二两，白蔹末二两，鹿角灰细末四两组成。其曰："麦饭石膏治背疽之疾，神妙莫比。"但药材真假及修制是影响疗效的重要因素，医者不可不知。所谓："古方所载，用药修制，略而不详，则其间药材不真，修制苟简，是自致其无验，非方之误也。""若研得不细，涂得极痛；若细而嫩，大能止痛，收口排脓。"(《外科精要·卷下·论麦饭石膏治效辽绝》)可见药物炮制粗细不同，效果迥异。因此，陈自明对其选材和修治方法做了细致的描述："其石颜色黄白类麦饭团者是，如无此石，只寻旧面磨近齿处，石不限多少，用炭火煅至红，以好酽米醋淬之，如此煅淬十次方行，却碾为末，重罗去粗者，取细末入乳钵内，用数人更迭，研五七日，要如面样，极细为妙。"(《外科精要·卷下·论麦饭石膏治效辽绝》)

神异膏方（露蜂房、全蛇蜕、玄参、绵黄芪、黄丹、麻油、杏仁、男子乱发），治疗发背痈疽，诸般恶毒疮疖，效如神。还有家传治疗痈疽效果较好的血竭膏方（川当归、白芷、大黄、黄连、黄柏、木鳖子、皂角、汉椒、苦参、杏仁、露蜂房、乳香、没药、血竭、虢丹、男子乱发），治疗发背痈疽，诸般恶毒疮疖。

陈自明对上述两方的制作要求极为严格，特别是对熬制神异膏方的火候要求更高，其曰："熬制此膏极难于火候，须耐烦看火紧慢。"（《外科精要·卷下·论神异膏功用》）

常用的洗剂有治疗一切痈疽肿痛坏死，消除毒气，祛除恶肉的猪蹄汤（香白芷、生甘草、老羌活、露蜂房、黄芩、赤芍药、川当归），还有洗药猪蹄汤、洗药神硝散。应用洗药，主要是为了祛除毒气，配合膏药消除死肌。

常用的散剂有圣效散（黄柏、穿山甲、槟榔、木香、鸡肶胵）和蚣蝎散（赤足蜈蚣、生全蝎、木香）。用散剂的主要目的，是为了配合膏药祛除毒气、生肌收口。

陈自明认为，外科膏丹丸散剂型，在选药和熬制的过程中一定要仔细，否则其疗效较差或者没有疗效。其指出："俾精制修合，尽取十全之功……若能精择药材，精用修制，胜用他药，收功多矣。"（《外科精要·卷下·论麦饭石膏治效辽绝》）由上可知，陈自明治疗痈疽，外用药物剂型多样，以实现综合治疗而收佳效。

4. 饮食起居，综合调护

痈疽虽多发于肌肤表面，但其发病却是机体阴阳气血盛衰的反映，与患者的饮食、作息习惯等密切相关。因此，在日常生活中，应注意饮食习惯、居处环境和日常调护，尤其在痈疽治疗期间，更应注意调护，如应保持良好的心态，劳逸结合，调畅情志；不可过劳，过劳则损耗机体气血，亦不可过怒，过怒则机体气血逆乱。痈疽患者必须注意改变不良饮食生活习惯，禁食腌制品、油炸品、煎炙品、酒类和牛肉、羊肉、鸡肉、鹅肉、鱼肉等食物，因为这些食物不易消化，损伤脾胃，壅滞气机，郁而生热，诱发痈疽或使痈疽加重。陈自明建议痈疽患者食用香味食物，香能醒脾悦胃，促进脾胃运化，气血化生充足则利于痈疽治愈，如豆蔻仁等。在居处环境上，人们应保持房间和衣物的干净整洁，"屋内常令洒扫洁净，焚好香气"，室内可摆放一些带香气的物质，如艾叶等。因为香类物质，一可以起到室内消毒的作用；二是痈疽病人闻香可以促进体内气血的运行，香则气顺，使气血流畅，易得安愈。另外，医生应当尽心调护，勤心体察病人，对其多加爱护，给患者治愈的信心。

（五）病证举例

发背，是中医外科常见的疮疡重证。或为外感风湿热毒，或因内伤情志、劳损精气、恣食厚味等，致使脏腑蕴毒、经络壅遏、营卫不和，最终气血凝聚肌表，郁而化热，血肉腐败而发病。其发病部位较深，且因背部肌肤厚而坚韧，脓液更难以排出。同时，五脏俞皆在背，其血气经络周流于全身，痈疽发背多发于诸脏俞穴处，毒气极易内攻五脏，最终导致严重的内陷变证。灸法治疗是艾火拔引郁毒，透通疮窍，使内毒有路而外发，轻者使毒气随火而散，重者拔引郁毒，通彻内外。灸法治疗发背，早灸为佳，不拘壮数，以痛为度，不废针药。常用灸法主要包括隔蒜灸、明灸和桑枝灸。蒜，味辛温有毒，主散痈疽，隔蒜灸能假火势以行药力，多用于赤肿紫黑毒甚者。明灸，即直接灸法，将艾灶直接放于患处，用于顽疾痛发之证。若患者畏惧灸法，可做成小艾灶，灸多亦有效。若发背疮大如碗，可将艾遍敷在疮上施灸。桑枝灸，主要用于疮毒坚而不溃，溃而不腐，新肉不生，疼痛不止者。此外，尚有特殊灸法，如骑竹马灸法等。灸法于发背一病虽有奇功，然亦有所禁忌，如头项、腰部禁灸，七恶禁灸。

陈自明

后世影响

一、历代评价 🐦

陈自明所著《妇人大全良方》是一部列症广、论述详、内容丰富而实用的妇科专书，也是我国第一部较为系统、完整的妇科学专书，受到后世广泛关注，为后世妇产科学的发展奠定了基础。

《四库全书总目提要》称："案妇人专科，始唐昝殷《产宝》，其后有李师圣之《产育宝庆集》，陆子正之《胎产经验方》。大抵卷帙简略，流传亦鲜。自明采摭诸家，提纲挈领，于妇科证治，详悉无遗。"

明代王肯堂称："《良方》出而闺阃之调将大备矣！"（《女科证治准绳·自序》）

《图书集成》引《抚州府志》对陈自明记载道："字良甫，临川人，精于医。以李师圣、郭稽中所著《产育》《宝庆》诸集，纲领散漫而无统，节目简略而未备，医者不能深求遍览。乃采摭诸家之善，附以家传验方，编辑成书，凡八门，门数十余体，总二百六十余论，论后列方，是为《大全良方》。金坛王太史肯堂为《证治准绳》，女科全用是书。"（《中国历代医家传录》）

清代萧壎在《女科经纶·凡例》中对《妇人大全良方》给予高度评价："医籍甚富，妇科书殊少专家，《灵》《素》《难经》无论矣。汉唐以下，即如《金匮玉函经》，妇人病仅得三卷，证亦缺略；《千金》于妇人为首，有方证而无论；巢元方《病源》，妇人证稍详其论，而偏于风冷。唯临川陈良甫，集昝殷备之《产宝》、李师圣之《产论》、杜荍之《宝庆》，又益以二百六十余论，为《良方大全》，堪称女科胜览。近得薛立斋按论为十六种，冠王宇泰《准绳》、武叔卿《济阴》，又从而羽翼之。"

从上述后世评价来看，《妇人大全良方》因其成书之早、内容之全、体例之善、传布之广而成为妇产科学的经典之作。

在外科方面，明代薛己评价《外科精要》曰："虽以疡科名其书，而其治法，固多合外内之道，如作渴、泄泻、灸法等论，诚以有发《内经》之微旨，殆亘古今所未尝道及者，可传之万世而无弊也。"陈自明辨治痈疽从整体出发，认识到痈疽为脏腑寒热虚实、气血盛衰在局部的反映，治疗重视"内外合治"，对丰富外科理论体系具有重要意义，其治病思路为后世医家沿用。另外，陈自明倡导的外科临证不能只拘泥于热毒内攻而专用寒凉克伐之剂的思想，对于后世外科临床的发展具有切实的指导意义。

二、学术传承

（一）妇科传承

《妇人大全良方》按照分门列病，依病设论，以论类方，方后间附验案举例的体例编写而成。其医论部分多袭自《太平圣惠方》《三因极一病证方论》《千金方》《褚氏遗书》《养生必用方》《全生指迷方》等综合性方书，以及《产宝》《女科百问》《产育宝庆集》等妇产科专书；医方则广求于《局方》《太平圣惠方》等通行方书，得自家传、访求的效验秘方；所附医案有些可能为原方所附，大部分则是著者行医亲历的验案。

《妇人大全良方》引用不少古代医经医著，其中有些已为佚书。如《梅师方》《救急方》《必效方》《斗门方》《古今录验》《小品方》等，为后世保存了重要的妇科文献资料。这又是陈自明在文献学上所做的贡献，非常值得重视。

《妇人大全良方》系统总结了南宋以前中医妇产科发展的成就，是一部具有里程碑意义的杰作，其经典地位得到历代医家的肯定。后世一些影响很大的妇科专著，如明代王肯堂的《女科证治准绳》、武之望的《济阴纲目》几乎完全承袭了其体例，并引述了其中大部分内容；清代萧壎的《女科经纶》、沈金鳌的《妇科玉尺》等书，对《妇人大全良方》也是大量征引。《妇人大全良方》对其后的妇产科专著而言，成了绕不开的丰碑，其格局框架对后世妇产科专著的体例结构发挥着持续的影响，也使其学术思想得以充分渗透。因此，《妇人大全良方》确立了中医妇产科学的体系规范。

（二）外科传承

1. 学派传承

陈自明在外科方面做出了杰出的贡献。在陈自明之前，早有"疡医"一科，但历来或称为痈疽，或称为疮肿、发背、瘰疬等，各就病名称之，并无统一的外科之称。有其名并有其书者，自南宋伍起予《外科新书》开始。但此书内容很少，纲领未全，仅有一卷，传其经验。陈自明在此基础上，把痈疽、疮肿、发背、瘰疬等所有参见到有形诸外、有形病灶的疾病均汇集于一科，统称为外科，使中医临床的一个重要分支学科得以正名并健康发展。因此，陈自明所著《外科精要》在中医外科学术发展史上具有重要的地位。

《外科精要》在理论上上溯《内经》，开明宗义指出："经云：诸痛痒疮疡，皆属于心火。"（《外科精要·卷上·疗发背痈疽灸法用药》）并及《诸病源候论》《千金方》《三因极一病证方论》等。对华佗、初虞世、马益卿等医家的成就，亦择要摘录。尤其对同时代名医李嗣立、伍起予、曾孚先等人的学说详加叙述。正如陈自明所说："采撮群言，自立要领，或先或后，不失次序。其中重复繁文者削之，取其言简意尽。纲领节目，整然不繁，庶几览者，如指诸掌，虽不能尽圣人之万一，使临病之际，便有所主。"（《外科精要·自序》）这充分体现了陈自明著书立说的目的和价值所在。

自 20 世纪五六十年代，南京中医外科学者 [①] 提出外科学术流派划分为正宗派、全生派、心得派之后 [②]，得到了中医外科界的普遍共识。按三派分法，陈自明应属外科"正宗派"。

"正宗派"，以陈实功的《外科正宗》为代表，其基本思想是："注重全面掌握传统外科理论和技能，临证每以脏腑经络为辨证纲领，治疗内外并重，内治长于消补托，外治讲究刀针手法。" [③] "正宗派"的学术思想基本与陈自明外科思想一致。如陈实功的"论病立足整体""审证首辨阴阳"等观点，均与陈自明的学术观点完全一致。但与中医内科学术流派比较，外科学术流派各医家之间的师承关系并不明显，无法与刘河间、朱丹溪等学派的紧密程度相比，理论水平和学术特色也远逊于内科诸学派，主要是学术思想倾向相同，文献内容之间有着某种传承关系。因此，陈自明在一定程度上可谓外科"正宗派"之鼻祖。

刘桂荣等 [④] 认为外科学至明清时期发展到鼎盛成熟阶段，形成了许多学术流派，如薛己派、正宗派、全生派、金鉴派、心得派等，即外科五大学派。其中"薛己派"以薛己为代表，主张以内治为主的学派。特点是托里以内消，在表宜汗，在里宜下，在荣卫以和解，溃后以止痛、生肌为主要治法；强调调理脾胃、从气血着手。而薛己的外科学术思想深受陈自明《外科精要》的影响，并著有《校注外科精要》，发展了《内经》"治病求本"思想，临证治病时以治本为原则。因此，陈自明的《外科精要》可以说是"薛己派"形成的理论基础。

---

① 南京中医学院外科教研组.外科辨证论治的基本法则［J］.江苏中医，1959，（4）：5-8.

② 刘再朋.试谈中医外科学派之特色［J］.江苏中医，1963，（1）：11-12，21.

③ 黄煌.明清中医外科流派琐谈［J］.辽宁中医杂志，1983，（5）：28-29.

④ 刘桂荣，李成文，戴铭.中医学术流派概说［J］.中医药学报，2013，41（6）：1-4.

2. 医家传承

在外科学方面，受陈自明影响较深的医家，有汪机、陈实功。

汪机在其外科代表著作《外科理例》中，论述外科疾病时常引用陈自明《外科精要》的论点。如："精要曰：灸法有回生之功，信矣，大凡蒸灸，若未溃则拔引郁毒，已溃则补接阳气，祛散寒邪疮口自合，其功甚大。尝治四肢疮疡气血不足者，只以前法灸之皆愈。疗毒甚者，痛则灸至不痛，不痛则灸至痛，亦无不愈。"由此可知，陈自明强调"整体辨治、重视气血、善用灸法"的外科治疗思想对汪机影响较深。

汪机继承了陈自明治疗痈疽重视灸法的思想，特别是对骑竹马灸和隔蒜灸十分推崇。汪机在论述隔蒜灸法时说："治毒者必用隔蒜灸……大概蒜用大者，取其散毒有力。"在论述骑竹马灸时，取穴方法和陈氏完全一致，并且认为："诸项灸法皆好，唯骑竹马灸法尤为切要。"由此可知，汪机对疮疡病的辨治思路深受陈自明的影响。

陈自明治疗疮疡擅用香药的特点，对后世亦产生了重要影响。汪机的《外科理例》中，继承了陈自明重视运用香药的思想。其在该书卷一"论气血喜香恶臭"中，明确指出："凡血气闻香则行，闻臭则逆，饮食调令香美，益脾土，养真气，疮疡或为秽气所触，可用香药熏之。"他在治疗外科疾病时也常用香药，如乳香、白胶香、藿香、木香等。

明代外科名家陈实功，亦深受陈自明的影响。其所著《外科正宗》多宗陈自明之论，临证以脏腑、经络、气血为辨证纲领。内治以消、托、补为主，内外治并重，论病详尽，治法精当，论述结合作者多年的临证心得体会，理论与实践相结合，实用价值大，对外科临床实践有重要指导意义。他非常重视灸法在治疗痈疽疮疡等疾病中的应用。陈实功评价灸法："诚为疡科首节第一法也，贵在乎早灸为佳。"

三、后世发挥

（一）妇科发挥

　　陈自明在妇科方面的学术思想对后世影响较大。其中，明朝医家薛己专门对其《妇人大全良方》进行校注，并参以己见有所发挥。此外，明代医家王肯堂的《女科准绳》，武之望的《济阴纲目》，也深受其影响。

1. 薛己

　　明代薛己对《妇人大全良方》做了全面的校注，完成《校注妇人大全良方》。《校注妇人大全良方》的特点是，在每论之前先对陈自明原论做一概述，接着以"愚按"为标志，阐述薛己的个人见解，或附以病例。因此，校注本不仅保存了陈自明对妇产科疾病诊治的部分精华，还可以看到薛己对陈自明妇科学术的发挥。两书内容多有相互补充、印证之处。例如：第一卷十六论的"带下方论"中，陈自明虽论及主治方剂，却无病例。《校注妇人大全良方》则补充了六个医案，将不同证型的带下病例，编入了论治体系，使内容更加完善。

　　薛己在继承陈自明"妇人以血为基本"思想的同时，又重点阐释了脾肾在妇科的重要性。因此，其在选方用药时，对陈自明的选方有删减，突出了自己的遣方用药思路。例如：薛己经常选用补中益气汤、四君子汤、六君子汤、六味丸、八味丸治疗妇科疾病，由此可以看出薛己在陈自明重视气血的基础上更加强调重视脾肾的特点。又如：在"月水不调论"中，陈自明指出，月水不调是由"风邪乘虚客于胞中，而伤冲任之脉，损手太阳少阴之经"所致。薛己在其基础上，把月水不调的病因更加细致地进行分类，指出"先期而至者，有因脾经血燥，有因脾经郁火，有因肝经怒火，有因血分有热，有因劳役火动。过期而至者，有因脾经血虚，有因肝经血少，有因气虚血弱"等。由此可见，薛己在气血关系的失调上更加重视脾（胃）对气血的影响，所以他在选方用药上也多以调理脾胃为主。"盖血生于脾土，故云脾统血，血病当用苦甘之剂，以助阳气而生阴血也。"（《校注妇人大全良方·调经门》）

2. 王肯堂

王肯堂在《女科准绳》序中说："《良方》出而闺阃之调将大备矣。然其论多采巢氏《病源》，什九归诸风冷，药偏犷热，未有条分缕析其宜不者。近代薛己新甫，始取《良方》增注，其立论酌寒热之中，大抵根据于养脾胃、补气血，不以去病为事，可谓救时之良医也。第陈氏所葺多上古专科禁方，具有源流本末，不可昧也；而薛氏一切以己意芟除变乱，使古方自此湮没。余重惜之。故于是编，务存陈氏之旧，而删其偏驳者，然亦存什之六七而已。"可见，王肯堂既继承了陈自明的学术思想，又有所发展。

《女科准绳·卷一·治法通论》中，所选择的方药和治法，皆是从调理气血的角度确定的：①养血：选方为四物汤、芎归汤。王肯堂使用四物汤加减变化方治疗妇科疾病，比陈自明使用更为广泛。②抑气：选方为蒲黄黑神散、异香四神散（又名四神汤）。其中，四神汤可以调理妇人室女血气不调，胎前产后诸疾。"盖女人以气血为主，殊不知因气先不调，然后血脉不顺，即生诸证，故以此方调气而调血。"（《女科准绳·卷一·治法通论》）。③抑气养血：选方莪术散、玉仙散。④理气活血消积：选方济阴丹。⑤理气行血：选方皱血丸。⑥理气和血：选方加味五积散。⑦养血润燥：选方卷柏丸。⑧温经涩脱：选方小白薇丸、白垩丹。⑨温经养血：选方琥珀泽兰煎。⑩温经理气和血：选方内灸散。⑪和血温经：选方胜金丸。⑫温经理气：选方沉香煎丸。以上十二法是王肯堂治疗妇人疾病的通法。而他所选择的这些方药，大多也出自《妇人大全良方》。由此可知，陈自明的气血理论对王肯堂有较大的影响。

3. 武之望

明代武之望编撰的《济阴纲目》，以《内经》《难经》《金匮要略》《脉经》等经典著作相关论述为"纲"，以宋、元、明诸医家著作为"目"，广征博引编撰而成。其中，《妇人大全良方》的诸多论述也被收录其中。可见，陈自明的学术思想，对武之望编撰此书有重要的影响。

《济阴纲目》在论述妇人疾病时，先引《妇人大全良方》对此疾病的认识，再列述后世医家对此疾病的理解和认识。武之望论述妇科疾病治疗，也多是从调理气血、健脾益气的角度选药组方。例如：在崩漏门中论述崩中时，先引《妇人大全良方》对妇人崩中的论述："《良方》论曰：妇人崩中，由脏腑伤损冲任，血气俱虚故也。冲任为经脉之海，血气之行，外循经络，内荣脏腑，若无伤损，则阴阳和平，而气血调适；若劳动过多，致脏腑俱虚，而冲任之气亦虚，不能约制其经血，故忽然暴下。或由阴阳相搏，为热所乘，攻伤冲任，血得热则流散，甚者至于昏闷。其脉数疾，小为顺，洪大为逆，大法当调补脾胃为主。"由此论可知，武之望确定了治疗崩漏的大法为补益气血、调补脾胃，选用荆芩四物汤、解毒四物汤、大补芪归汤、升阳止血汤和益胃升阳汤等。

综上所述，陈自明治疗妇科疾病重视调和气血、补益脾胃的学术思想，对武之望具有相当的影响。

4. 万密斋

明代万密斋在《万氏女科》中着重发扬了陈自明行气疏肝的主张，指出："调经专以理气补心脾为主，胎前专以清热补脾为主，产后专以大补气血行滞为主，此妇人科调治之大略。"将理气作为调经的首要治则，使此法得以推广。

综上所述，《妇人大全良方》是宋以前妇产科理法方药的集大成之作，对妇产科理论体系的建立和发展起到了举足轻重的作用，对后世医家具有深远影响。

（二）外科发挥

陈自明在外科方面的成就，对后世中医外科学的发展，亦具有相当大的影响。如：明代医学家薛己对他有高度的评价，认为陈自明的《外科精要》是"诚有以发《内经》之微旨，殆亘古今所未尝道及者"。后世医家对陈自明外科学术多有发挥，如：朱丹溪有《外科精要发挥》，惜其书已佚；明代汪机著《外科理例》时，亦多采陈氏之说；王肯堂的《疡医准绳》则几乎把陈氏之说全部辑录了。由此可见陈自明对外科学发展的深远影响。

综上所述，陈自明幼承家学，刻苦钻研中医经典，博采众长，形成了独特的妇产科、外科理论及病证诊治体系，其学验俱丰，最终成为一代名医。妇科方面，他提出"妇人以血为基本"的妇人体质学说；提出"妇人阴血亏虚"的发病特点，并指出"妇人血亏易郁""妇人产后多虚与瘀"；在治疗上，提出"男子调其气，女子调其血"，治疗妇人病以"补""通"为纲法；治妇人病重视调理气血，同时重视脾胃、固护冲任；用药偏温，喜用风性药，通过临床验证，收集妇人病"通用方"。胎教方面，他提出"外象内感"说，强调"逐月养胎"。外科方面，他提出"毒邪致病，气血壅滞，热毒内发"的外科发病观，倡导整体论治、内外合治，健运脾胃，顾护心气以防危证，重视灸法，善用香药。陈自明明确了"五善七恶"对痈疽预后的影响；阐述了治疗痈疽的原则，介绍了使用灸法的独特经验。陈自明在妇科和外科疾病诊治方面，均取得了卓越的成就，对后世医家产生了广泛而深远的影响。尤其是在妇科方面，所著《妇人大全良方》成为一部不朽的巨著，构建了中医妇产科学的体系框架，使妇产科从此在中医学领域中成为一门独立的学科，并在此基础上不断发展、完善、成熟，为人类健康事业做出了卓越的贡献。

陈自明

参考文献

著作类

[1] 宋·陈自明著，王咪咪整理.妇人大全良方［M］.北京：人民卫生出版社，2006.

[2] 宋·陈自明著，外科精要［M］// 盛维忠校注.陈自明医学全书.北京：中国中医药出版社，2007.

[3] 田代华整理.黄帝内经素问［M］.北京：人民卫生出版社，2005.

[4] 元·朱震亨撰，施仁潮整理.格致余论［M］.北京：人民卫生出版社，2005.

[5] 元·齐德之撰，胡晓峰整理.外科精义［M］.北京：人民卫生出版社，2006.

[6] 明·李梴编撰，田代华整理.医学入门［M］.北京：人民卫生出版社，2006.

[7] 明·薛己著，木燕子校注.薛氏医案［M］.北京：中国医药科技出版社，2011.

[8] 明·王肯堂辑，臧载阳点校.证治准绳·女科［M］.北京：人民卫生出版社，2014.

[9] 明·汪机著.外科理例［M］.北京：中国中医药出版社，2010.

[10] 清·叶天士撰，苏礼等整理.临证指南医案［M］.北京：人民卫生出版社.2006.

[11] 清·吴谦编，郑金生整理.医宗金鉴·中册［M］.北京：人民卫生出版社，2006.

［12］清·萧壎著，郭瑞华点校.女科经纶［M］.北京：中医古籍出版社，1999.

［13］清·沈又彭，等.沈氏女科辑要笺疏［M］.太原：山西科学技术出版社，2010.

［14］裘沛然，丁光迪.中医各家学说［M］.北京：人民卫生出版社，1992.

［15］王琦.中医体质学［M］.北京：中国医药科技出版社，1995.

［16］白安宁，卫璇，刘静，等.中医妇科理论与临床［M］.北京：中医古籍出版社，1995.

［17］夏桂成.不孕不育与月经周期调理［M］.北京：人民卫生出版社，2000.

［18］张玉珍.中医妇科学［M］.北京：中国中医药出版社，2002.

论文类

［1］柯新桥.略论"治风先治血，血行风自灭"［J］.辽宁中医杂志.1982，（11）：6-8.

［2］杨卓寅.江西十大名医谱［J］.江西中医药.1983，3：57-60.

［3］王大鹏.《妇人大全良方》对中医妇产科的贡献［J］.黑龙江中医药.1983，（4）：45-46.

［4］黄煌.明清中医外科流派琐谈［J］.辽宁中医杂志.1983，（5）：28-29.

［5］余瀛鳌.《妇人良方》鸡苏散及其临床治验［J］.河南中医.1984，（5）：28.

［6］王咪咪.浅析《妇人大全良方》与《校注妇人良方》之异同［J］.湖北中医杂志.1984，（5）：36-37.

［7］王光辉，亓逢君.陈自明《妇人大全良方》优生学术思想探讨［J］.山

东中医杂志.1984,（6）：7–8.

[8] 谢兴生.陈自明的针灸学术思想探析［J］.江西中医药.1988,（3）：42–43.

[9] 段光堂.学博于百家 术精于实践——陈自明《妇人大全良方》评述［J］.上海中医药杂志.1991,（2）：32–34.

[10] 尹国有.略论陈自明在痈疽证治上的成就［J］.河南中医.1995,15(2)：80–81.

[11] 谢德聪.陈自明《妇人良方》论治崩漏的特色［J］.福建中医学院学报.1998,8（3）：40–42.

[12] 周俊兵.宋元时期我国外科学的重大成就［J］.南京中医药大学学报.1999,15（3）：308–310.

[13] 杨昆蓉.陈自明外科治疗特色之简析［J］.中国自然医学杂志.2000,2（1）：41–42.

[14] 徐长化.关于古方中桂心的探讨［J］.中国医药学报.2001,16（2）：8–10.

[15] 刘青林,吴积华,刘天骥.浅析《外科精要》的学术贡献［J］.中医文献杂志.2001,（4）：19–20.

[16] 罗英.《妇人大全良方》的胎教思想浅析［J］.黑龙江中医药.2003,（4）：4–5.

[17] 谭抗美.《妇人大全良方》临床应用体会［J］.新中医.2003,35（7）：68–68.

[18] 李昆,滕晓东.宋代产科学的成就与特色［J］.山东中医药大学学报.2004,28（5）：363–364.

[19] 陈丽云.《妇人大全良方》妇科疾病诊治特色［J］.上海中医药大学

学报 .2005，19（3）：11–13.

［20］王光辉，王琦 . 谈《妇人大全良方》的主要学术成就［J］. 长春中医
学院学报 .2005，21（3）：4–5.

［21］顾漫 . 陈自明《外科精要》版本考略［J］. 中华医史杂志 .2007,37(1)：
34–37.

［22］张梅 .《妇人大全良方》治疗月水不通学术思想探微［J］. 甘肃中
医 .2008，21（4）：5–6.

［23］杜耀战，张慧珍，郭林芝 .《妇人大全良方》论乳痈［J］. 世界中西
医结合杂志 .2008，3（9）：506–507.

［24］都修波 . 中医胎教学说探讨［J］. 中医研究 .2009，22（2）：12–14.

［25］喻国华，陈建章，邹来勇 . 盱江医家陈自明《外科精要》的学术特点
探析［J］. 中医文献杂志 .2010，（6）：35–36.

［26］杨明，王波 .《妇人大全良方》中陈自明妊娠护理思想探析［J］. 环
球中医药 .2010，3（3）：222–223.

［27］李永健，邸若虹 .《外科精要》学术特点［J］. 河北中医 .2011,33(1)：
117–118.

［28］闫石，刘桂荣 . 陈自明治疗妇人便秘遣方用药探讨［J］. 山东中医杂
志 .2011，30（4）：224–225.

［29］张越平，阮氏水 . 从《妇人大全良方·胎教门》看中医胎教学［J］.
天津中医药 .2012，29（6）：606–607.

［30］相宏杰，闫石，刘艳辉，刘桂荣 . 陈自明治疗月水不通的用药特点探
析［J］. 世界中西医结合杂志 .2013，8（3）：287–289.

［31］相宏杰，闫石，刘艳辉，刘桂荣 . 陈自明应用灸法治疗痈疽经验探析
［J］. 四川中医 .2013，31（9）：30–31.

《中医历代名家学术研究丛书》医家名录

（总计 102 名，以医家出生时间为序）

汉晋唐医家（6名）

张仲景　王叔和　皇甫谧　杨上善　孙思邈　王　冰

宋金元医家（19名）

钱　乙　刘昉　陈无择　许叔微　陈自明　严用和
刘完素　张元素　张从正　成无己　李东垣　杨士瀛
王好古　罗天益　王　珪　危亦林　朱丹溪　滑　寿
王　履

明代医家（24名）

楼　英　戴思恭　刘　纯　虞　抟　王　纶　汪　机
薛　己　万密斋　周慎斋　李时珍　徐春甫　马　莳
龚廷贤　缪希雍　武之望　李　梴　杨继洲　孙一奎
吴　崑　陈实功　王肯堂　张景岳　吴有性　李中梓

清代医家（46名）

喻　昌　傅　山　柯　琴　张志聪　李用粹　汪　昂
张　璐　陈士铎　高士宗　冯兆张　吴　澄　叶天士
程国彭　薛　雪　尤在泾　何梦瑶　徐灵胎　黄庭镜
黄元御　沈金鳌　赵学敏　黄宫绣　郑梅涧　顾世澄
王洪绪　俞根初　陈修园　高秉钧　吴鞠通　王清任
林珮琴　邹　澍　王旭高　章　楠　费伯雄　吴师机
王孟英　陆懋修　马培之　郑钦安　雷　丰　张聿青
柳宝诒　石寿棠　唐容川　周学海

民国医家（7名）

张锡纯　何廉臣　陈伯坛　丁甘仁　曹颖甫　张山雷
恽铁樵